Gezond genieten met Sonja!

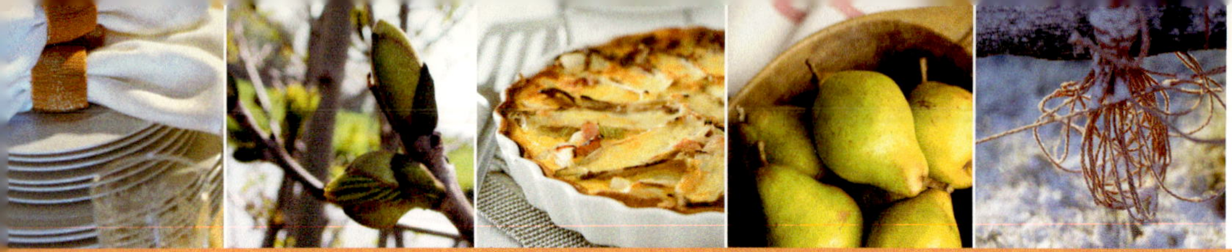

Inhoud

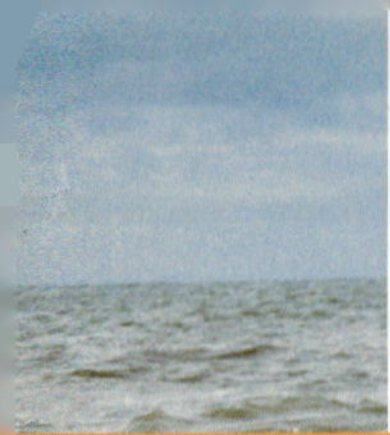
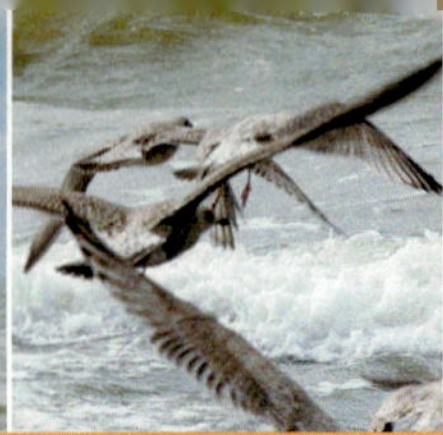
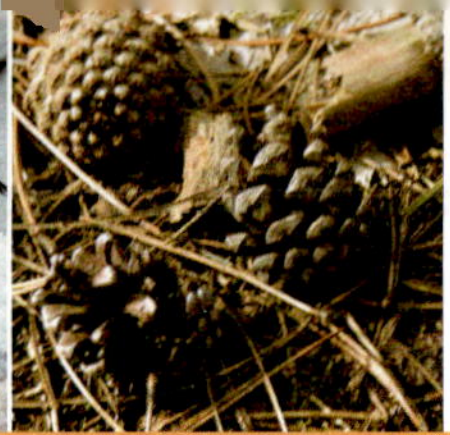
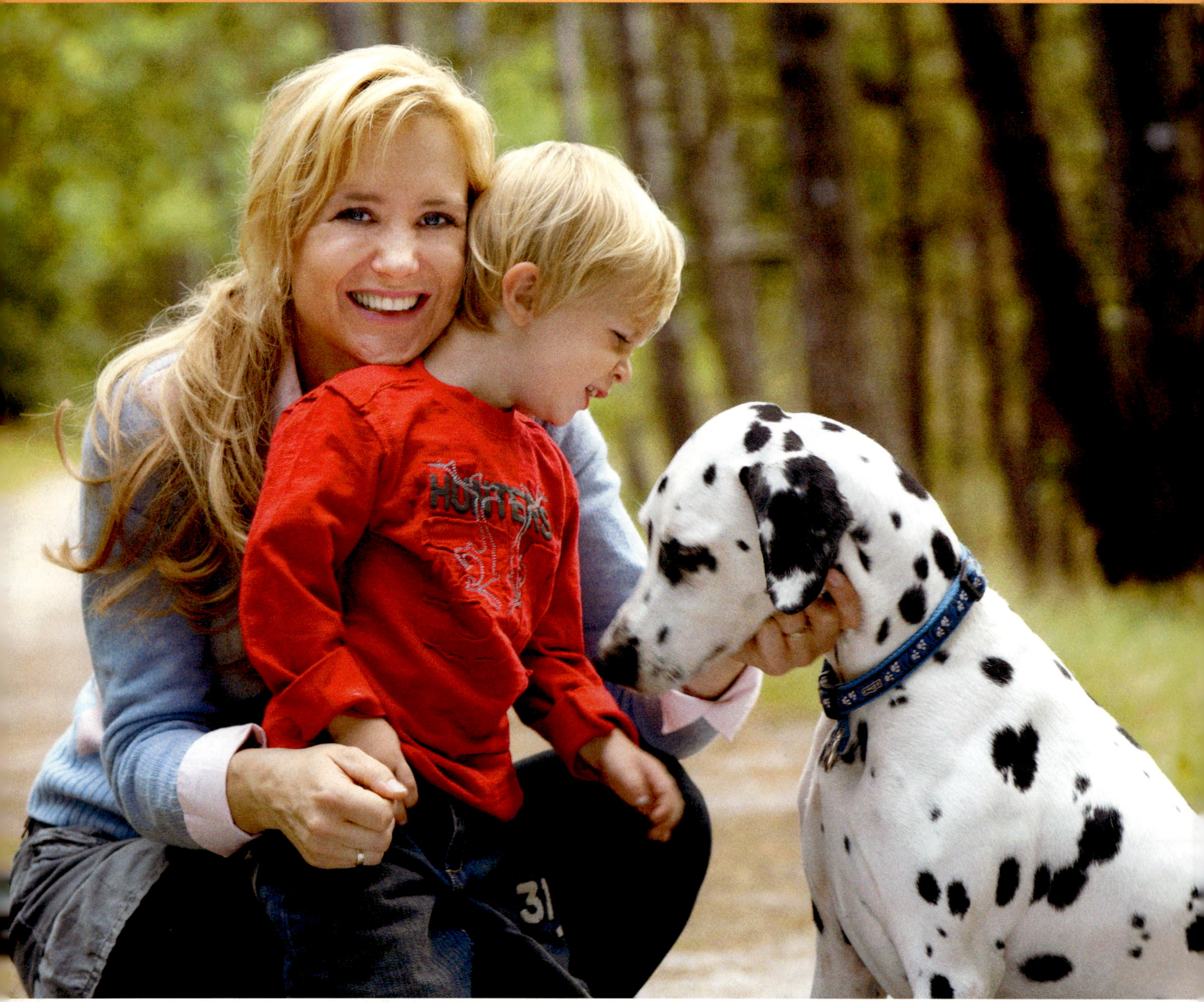

Voorwoord

'Hou vast wat je hebt bereikt'

Een lekkerbek zoals ik leest nog steeds in bladen over alles wat met eten te maken heeft. Met een kopje thee op de bank kan ik me verheerlijken aan al die lekkere recepten.

Ik zocht vaak recepten uit om klaar te maken voor speciale gelegenheden. Vol enthousiasme stortte ik me op de vreemde ingrediënten en aparte bereidingswijzen. Het proeven van alles vond ik heerlijk, al die verschillende smaken in mijn mond. Helaas had ik niet altijd mazzel en ging er vaak het nodige mis. De soep te flauw, de risotto te snotterig en mijn dessert véél te zoet. In dit boek heb ik al mijn plezier gestopt waarbij het woord genieten voorop staat. Genieten is voor mij: koken voor familie en vrienden, met een glas wijn erbij en urenlang filosoferen aan een gedekte tafel.

Na al dat tafelen moet ook ik gewoon weer mijn ritme oppakken met mijn eigen weekmenu's. Daarom in deze uitgave veel nieuwe weekmenu's, verantwoorde feestdiners en natuurlijk de motivatietips om op gewicht te blijven.

Ik wens je veel kookplezier!

Sonja.

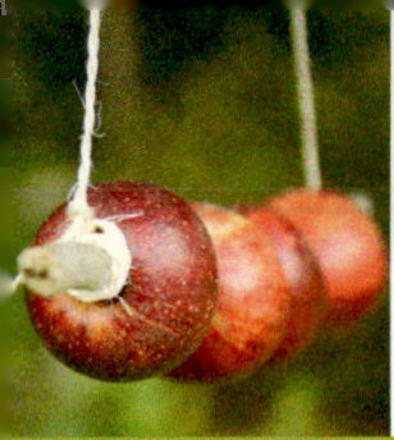

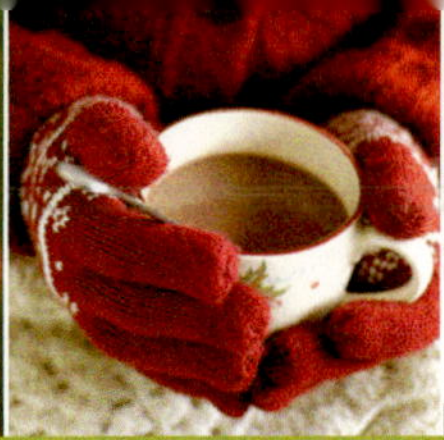

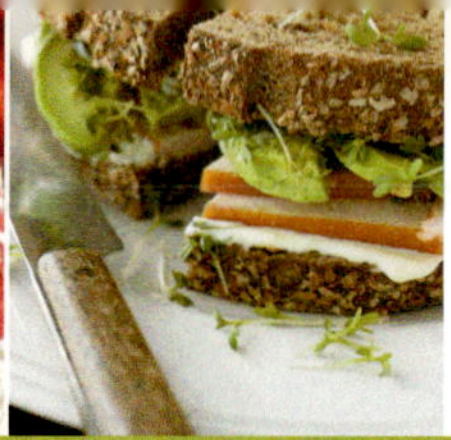

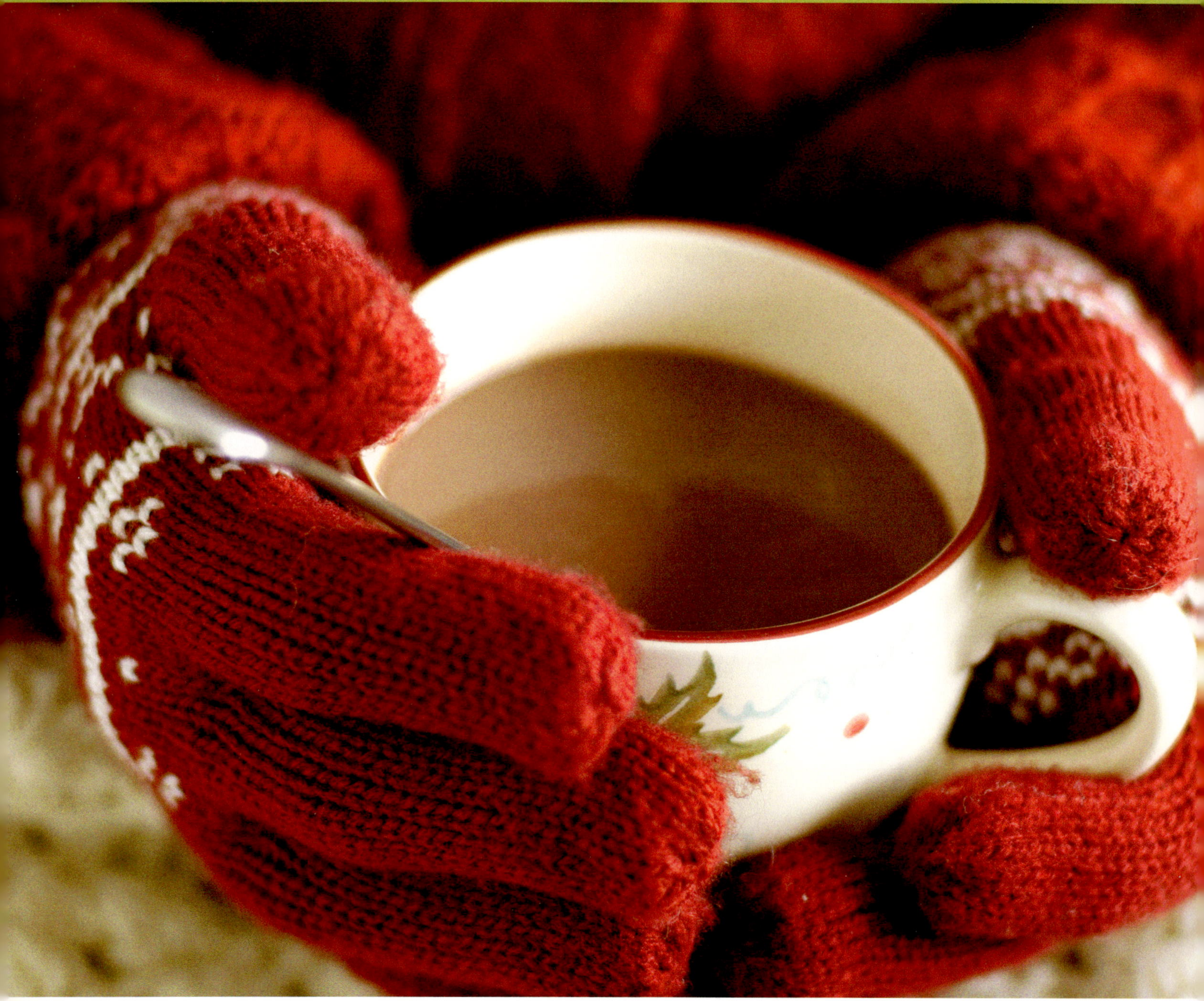

Inleiding

'Bij een gezond leven hoort ook genieten'

De titel 'Gezond Genieten met Sonja' heb ik met een duidelijke reden gekozen. Want in deze uitgave - de meest complete tot nu toe - heb ik veel aandacht besteed aan die speciale momenten dat je met vrienden en familie aan tafel zit. Natuurlijk staan gezelligheid en genieten dan voorop, en heb je geen zin om lang in de keuken te staan. Daar zijn mijn recepten op aangepast en zo kun je zelfs met de feestdagen met een feestelijk, lekker en niet te moeilijk te bereiden menu voor de dag komen.
Wat terugkomt zijn acht nieuwe weekmenu's en veel nieuwe recepten. Bovendien kun je bij elk gerecht zien hoeveel calorieën het bevat per portie.
Dat je beslissing om af te vallen je leven drastisch kan veranderen, lees je in de boeiende verhalen uit de praktijk. Op mijn site www.sonjabakker.nl kun je bovendien zien hoe de mensen uit deze verhalen voor het Sonjabakkeren eruit zagen. Zo'n voor en na foto is voor iedereen de perfecte stimulans om door te zetten.

HOOFDSTUK 1

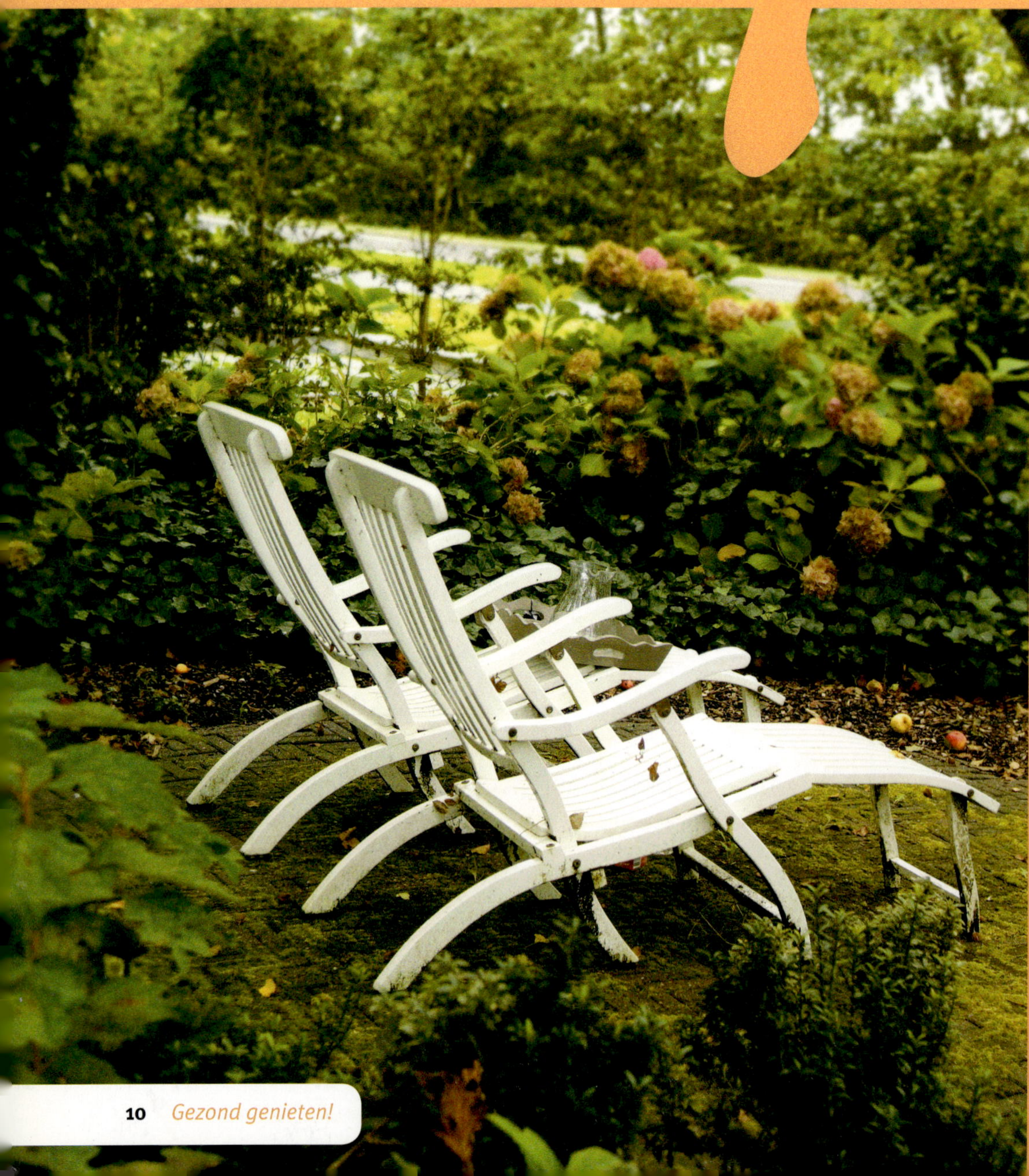

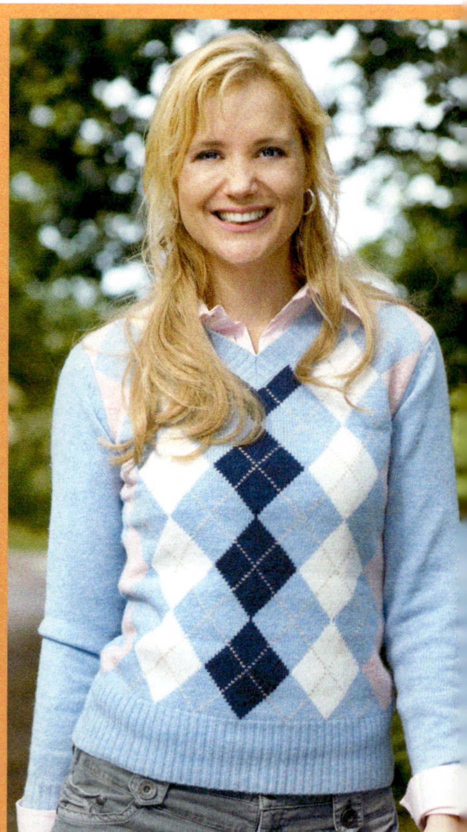

Zó werkt de Sonja Bakker-methode

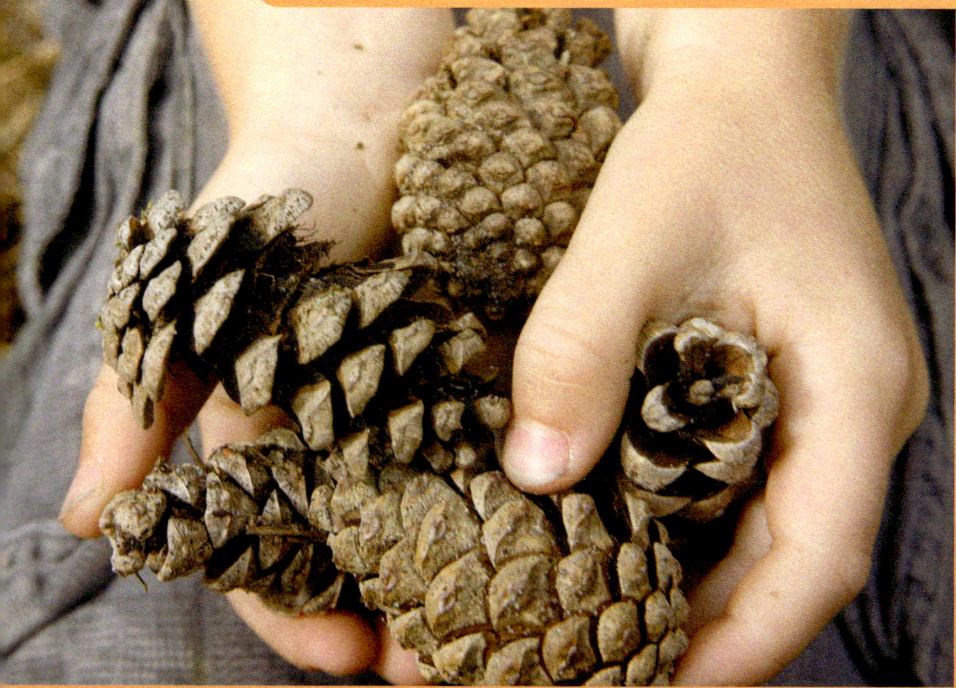

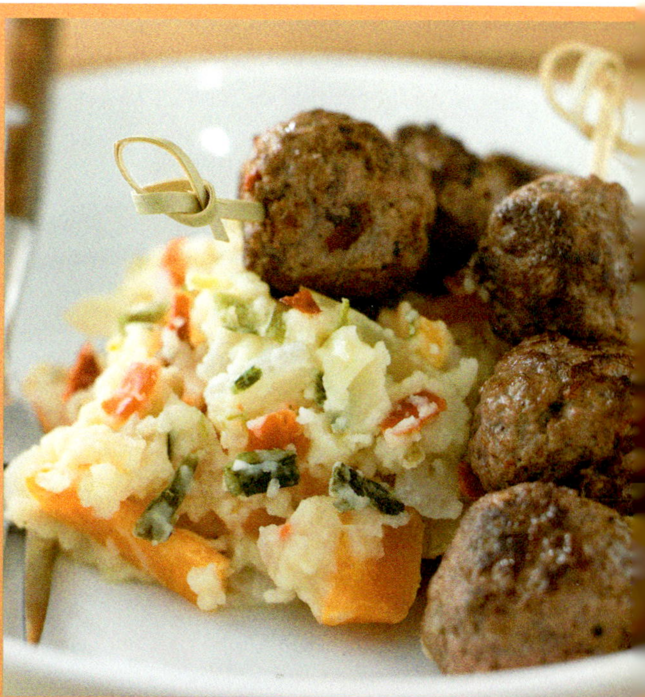

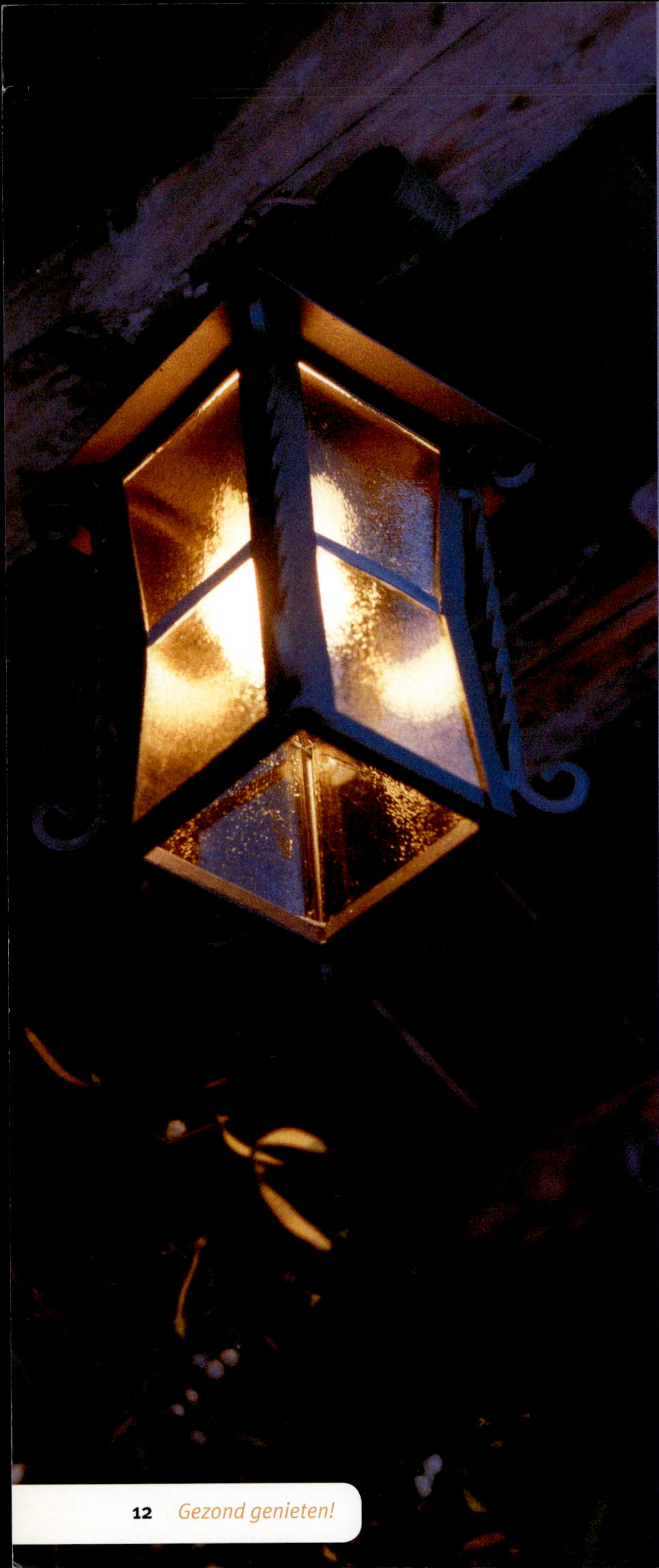

Voor wie de Sonja Bakker-methode helemaal nieuw is, volgt hieronder een verkorte uitleg waarmee je meteen aan de slag kunt. Wil je over bepaalde onderwerpen meer weten? Kijk dan op www.sonjabakker.nl of raadpleeg 'Bereik je ideale gewicht!'

Bij de Sonja Bakker-methode gaat het om:

VARIATIE Door variatie toe te passen, krijg je alle voedingsstoffen binnen. Ook zorgt variatie voor een betere stofwisseling.

HOEVEELHEDEN Door de voorgeschreven porties weet je dat je voldoende binnenkrijgt maar niet te veel.

COMBINATIES Omdat de combinaties van de menu's zijn uitgebalanceerd, heb je minder trek.

EENVOUD Door de weekmenu's uit te schrijven kun je van tevoren boodschappen doen en kom je minder in de verleiding. Je weet waar je aan toe bent.

GROENTE EN FRUIT Door de weekmenu's goed te volgen krijg je juist genoeg groente en fruit binnen die je veel energie opleveren.

SIMPEL EN LEKKER De recepten zijn zo eenvoudig te maken dat iedereen het kan. Het geeft plezier in de keuken.

GEZONDHEID Wie Sonjabakkert gaat op een verantwoorde manier met zijn voeding om. Dit is bevorderlijk voor je gezondheid. Wanneer je dus op een gezonde manier afvalt, verdwijnen vaak klachten zoals een te hoog cholesterol, last van gewrichten, kortademigheid enz.

RESULTAAT Wanneer je goed de weekmenu's volgt, ben je van resultaat verzekerd. Mannen vallen gemiddeld 1,5 kilo per week af en vrouwen tussen de halve en 1,2 kilo per week.

LEEFWIJZE Eten moet je elke dag om in leven te blijven. Het gaat er om de juiste keuze te maken en vooral te genieten van die keuze!

Het samenstellen van de weekmenu's

Gezonde voeding is een voorwaarde om slank te worden en te blijven. Een goed basismenu met de nodige variatie, helpt je dat doel te bereiken. Dit boek bevat acht weekmenu's. Deze weekmenu's zijn helemaal uitgeschreven. Dat maakt het volgen van dit dieet makkelijk en effectief.
En er is geen enkel bezwaar om na acht weken weer van vooraf aan te beginnen, maar je kunt dan ook een keuze maken uit een van de vele nieuwe recepten achter in dit boek!
Bij het samenstellen van de weekmenu's is met het volgende rekening gehouden:

- Het bevat alle voedingsstoffen om gezond te blijven eten. Dat wil zeggen: voldoende melkproducten, fruit, vlees (of vervanging), groenten, brood en crackers en een beetje olie en vet. Op deze manier krijg je voldoende eiwitten, koolhydraten, vetten en mineralen binnen.
- Het dieet heeft veel variatie. Je kunt met dit dieetprogramma in principe alles eten, alleen is de hoeveelheid bij sommige gerechten en voedingsmiddelen beperkt.
- De weekmenu's moeten een basis vormen voor een nieuwe voedingsgewoonte waarmee je een leven lang op gewicht kunt blijven.

De basisregels

In hoofdstuk 2 komt het eerste weekmenu aan bod. Om een goed resultaat te bereiken, moet je de volgende regels volgen:

- Bak altijd (dus ook vlees en vis) in olijfolie of Bak & Braad, dit is plantaardig en is goed tegen een te hoog cholesterol. Ook is het verstandig om een anti-aanbakpan te gebruiken. **Tip:** gebruik Bak & Braad van Bertolli of Becel multi Bak & Braad.
- Drink altijd 2 liter water per dag naast je andere warme of koude dranken. Thee mag je onbeperkt drinken en probeer koffie te beperken tot maximaal drie kopjes per dag. Beperk het gebruik van zoetjes tot maximaal acht per dag.
- Lightdranken zijn toegestaan, maar nooit meer dan vier glazen per dag.
- Weeg het avondeten altijd goed af. Meer groente opscheppen mag altijd, maar natuurlijk zonder sausjes.
- Je mag de dagen met elkaar verwisselen; het is maandag en je volgt de dinsdag. Het is niet toegestaan om bijvoorbeeld het ontbijt van de maandag te gebruiken en de lunch van de dinsdag en het diner van de donderdag. De dag is één geheel, dus volg altijd de gehele dag.
- Alle dressings onder de 250 kilocalorieën, per honderd ml zijn toegestaan.
- De magere juszakjes zijn een aanrader als je magere jus gebruikt. Maak een juszakje altijd aan met water.
- Achter in het boek vind je een aantal recepten die je kunt gebruiken voor de afwisseling van het avondeten. **Let op:** doe dit pas na de vijfde week.

Onthoud dat het lichaam zes tot acht weken nodig heeft om krachtig te worden en om minder behoefte te hebben aan snoepen en snacken. Weet dat als je stopt met je favoriete voedsel je daar eerst een hevige behoefte aan kunt krijgen. Dit gevoel duurt hoogstens een week.

Waarom deze producten?

Als voedingsdeskundige moet je onafhankelijk blijven. Ik heb geen afspraken met fabrikanten van producten om daar reclame voor te maken. Van de merken die ik noem heb ik zelf vastgesteld dat ze voldoen aan mijn verwachtingen. Een voorwaarde is ook dat ze in de meeste supermarkten te verkrijgen zijn en de prijs speelt ook een rol. Natuurlijk mag je ook andere merken gebruiken, maar vergelijk dan de gegevens op etiketten goed met de producten die ik je aanraad.

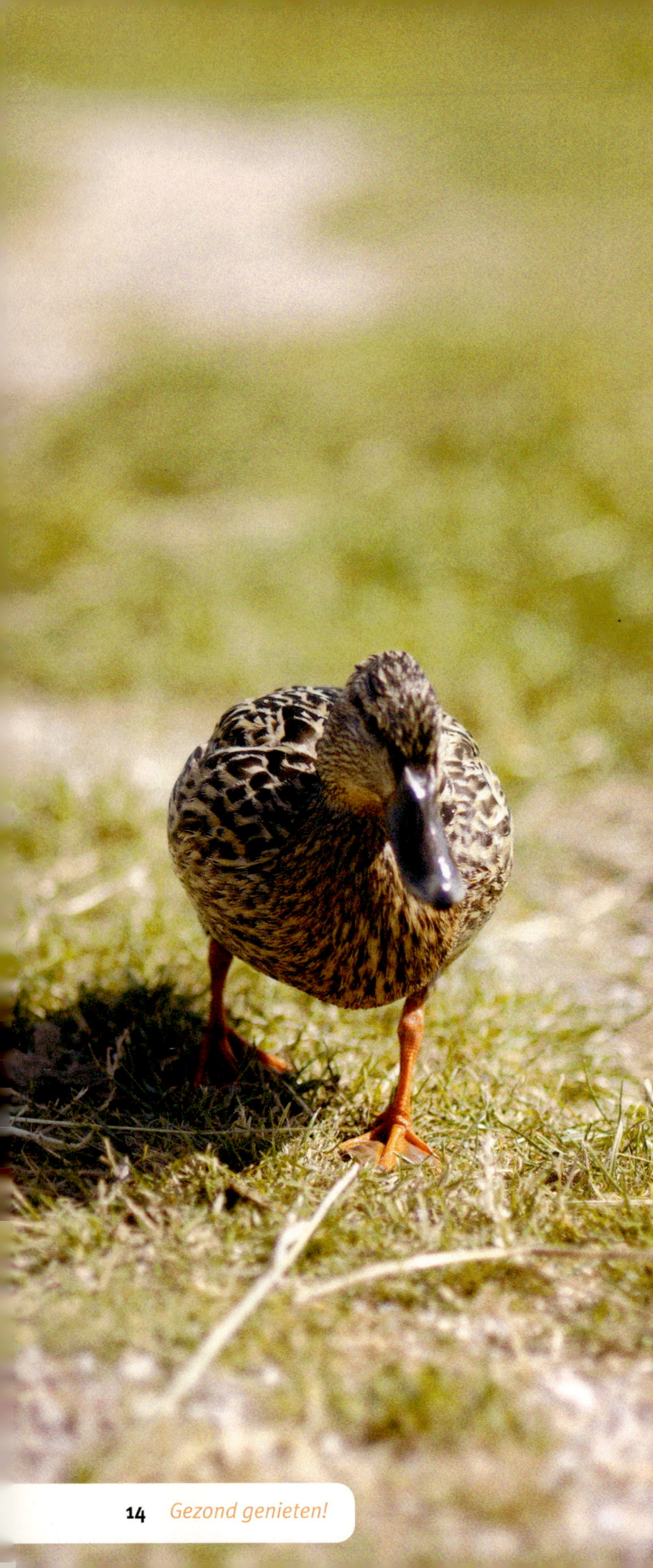

Mijn schema

Het geeft een extra stimulans wanneer je je vorderingen bij het afvallen noteert. Het geregeld bekijken van de resultaten geeft je inzicht in het proces. Wanneer je resultaat een keer tegenvalt zie je dat het in een eerder stadium wel is gelukt, en geeft dat je de kracht om door te gaan. Ook kun je in het schema zien of je er nog een schepje bovenop moet doen. Maar het uitzicht op je streefgewicht is natuurlijk je mooiste beloning... Hiernaast kun je je eigen vorderingen met afvallen noteren.

MIJN STARTGEWICHT

________________________ kilo

MIJN STREEFGEWICHT

________________________ kilo

MIJN EINDGEWICHT

________________________ kilo

TIP

Weeg je één keer per week, op een vast tijdstip. Ga niet elke dag op de weegschaal staan, dit om te voorkomen dat het wegen een obsessie wordt.

TIP

Investeer in een goede weegschaal die ook je vetpercentage meet. Zeker belangrijk voor mensen die veel sporten.

WEEK 01	______	kilo	WEEK 27	______	kilo
WEEK 02	______	kilo	WEEK 28	______	kilo
WEEK 03	______	kilo	WEEK 29	______	kilo
WEEK 04	______	kilo	WEEK 30	______	kilo
WEEK 05	______	kilo	WEEK 31	______	kilo
WEEK 06	______	kilo	WEEK 32	______	kilo
WEEK 07	______	kilo	WEEK 33	______	kilo
WEEK 08	______	kilo	WEEK 34	______	kilo
WEEK 09	______	kilo	WEEK 35	______	kilo
WEEK 10	______	kilo	WEEK 36	______	kilo
WEEK 11	______	kilo	WEEK 37	______	kilo
WEEK 12	______	kilo	WEEK 38	______	kilo
WEEK 13	______	kilo	WEEK 39	______	kilo
WEEK 14	______	kilo	WEEK 40	______	kilo
WEEK 15	______	kilo	WEEK 41	______	kilo
WEEK 16	______	kilo	WEEK 42	______	kilo
WEEK 17	______	kilo	WEEK 43	______	kilo
WEEK 18	______	kilo	WEEK 44	______	kilo
WEEK 19	______	kilo	WEEK 45	______	kilo
WEEK 20	______	kilo	WEEK 46	______	kilo
WEEK 21	______	kilo	WEEK 47	______	kilo
WEEK 22	______	kilo	WEEK 48	______	kilo
WEEK 23	______	kilo	WEEK 49	______	kilo
WEEK 24	______	kilo	WEEK 50	______	kilo
WEEK 25	______	kilo	WEEK 51	______	kilo
WEEK 26	______	kilo	WEEK 52	______	kilo

HOOFDSTUK 2

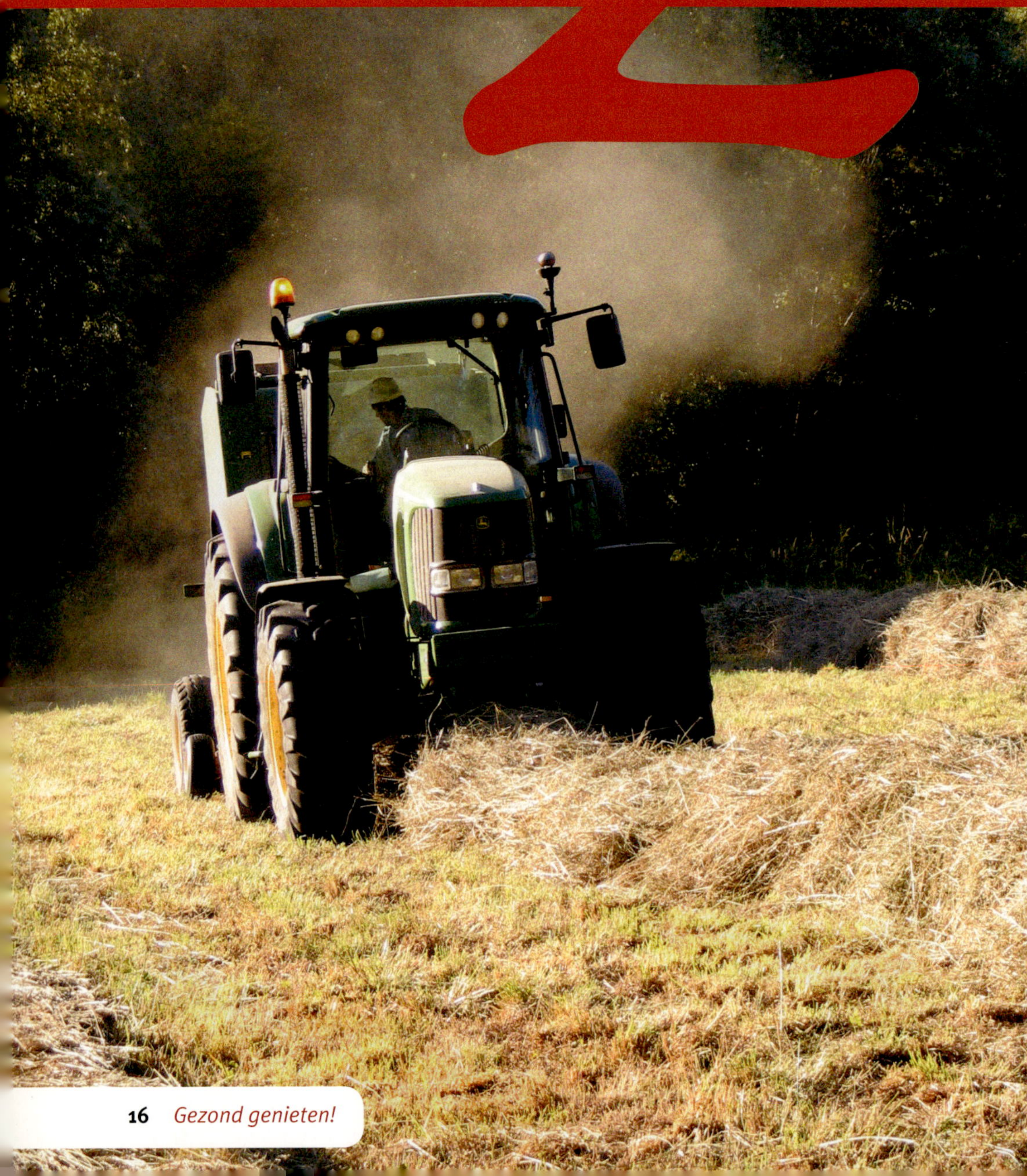

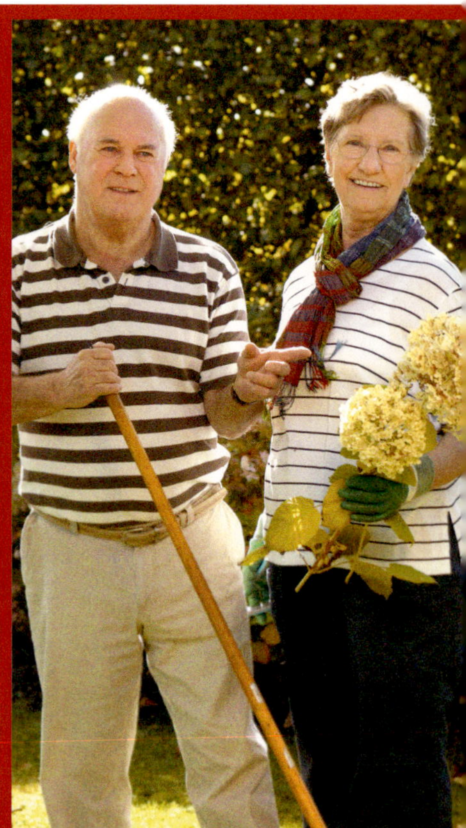

'Wees eerlijk naar jezelf'

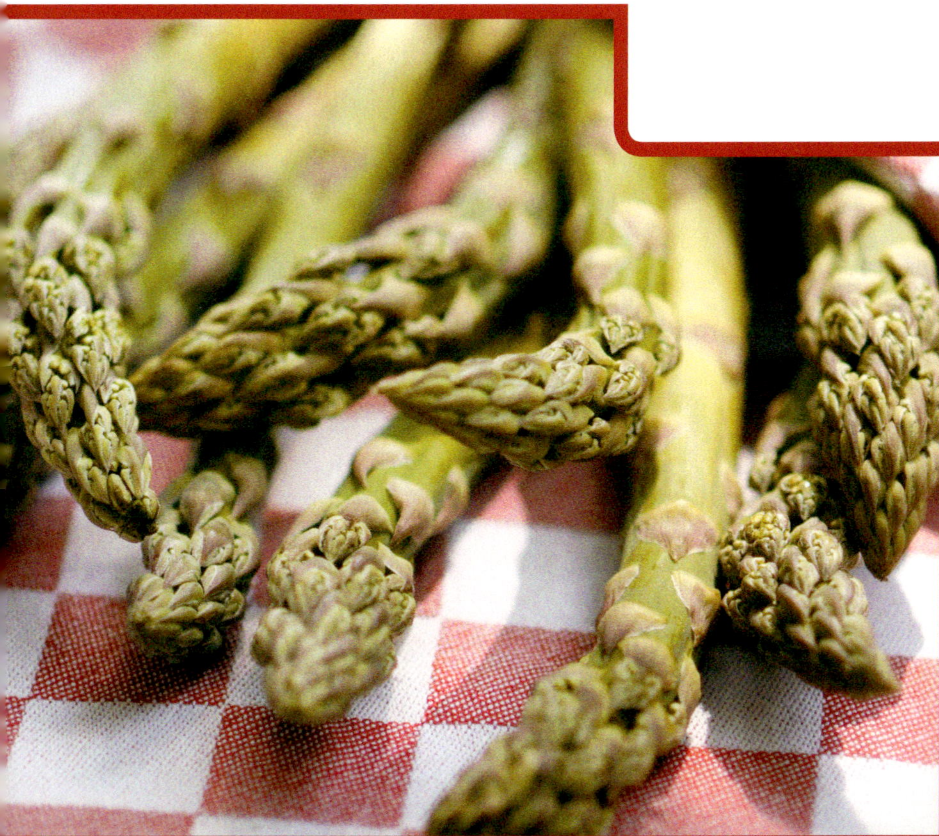

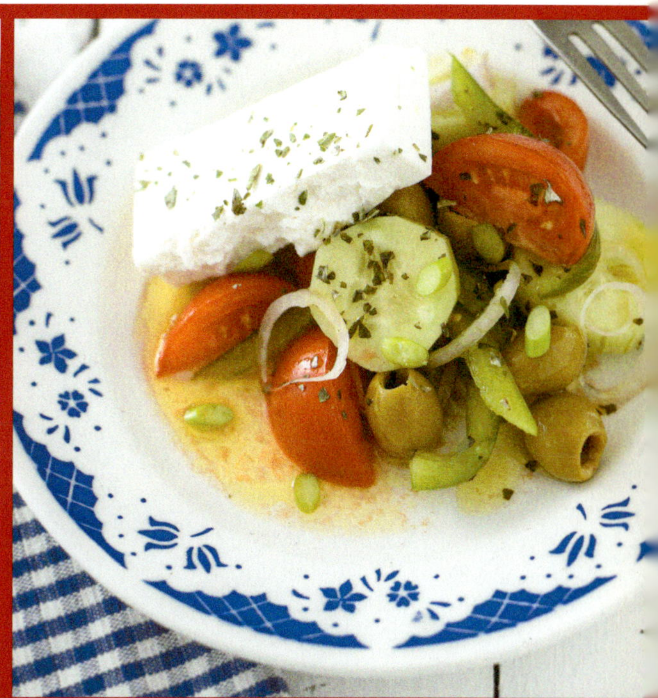

Thema: zo blijf je gemotiveerd!

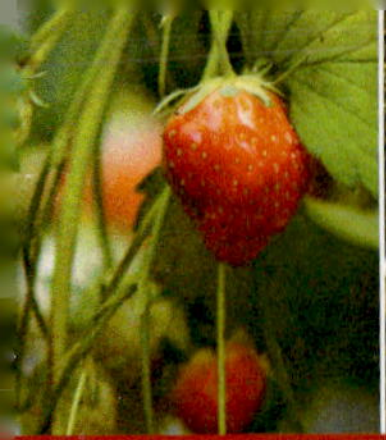

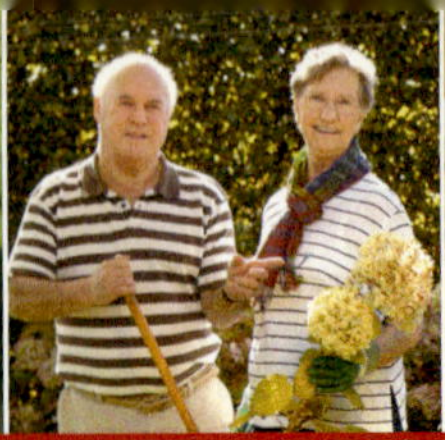

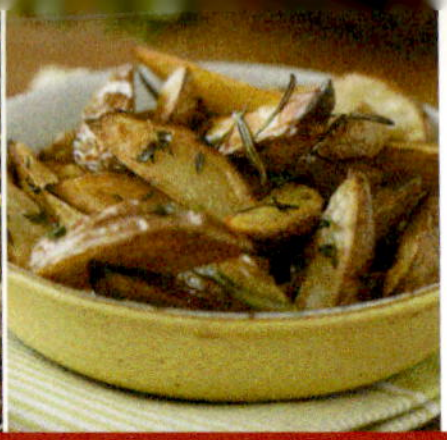

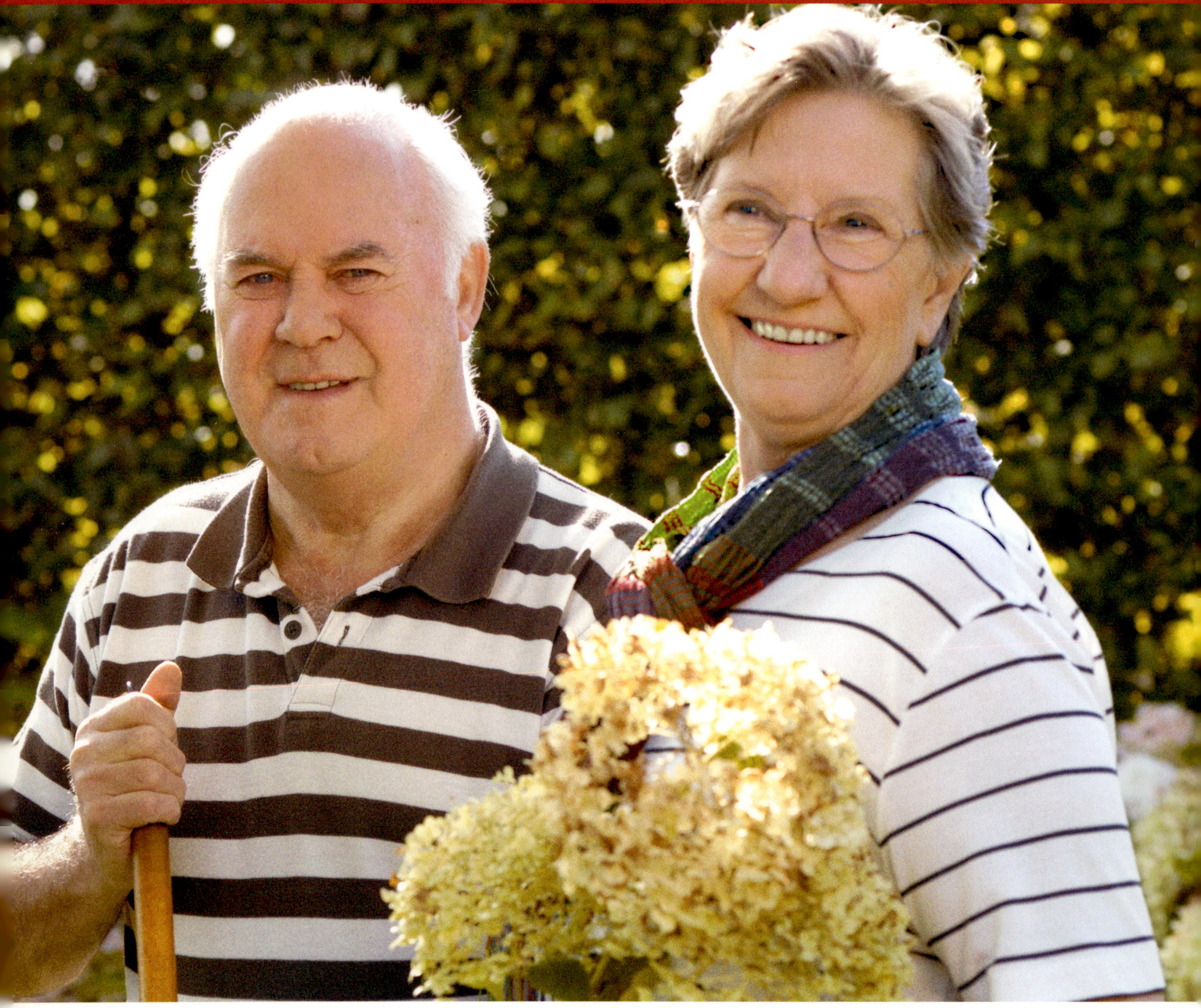

Succesverhaal

'Gewoon weer met de trap naar vierhoog...'

Leo (72) en Dini (71) uit Amsterdam

Elke ochtend stappen Dini en Leo Karreman op de weegschaal, noteren ze hun gewicht en bespreken ze samen het resultaat. Acht maanden geleden begonnen ze aan de methode en tot de dag van vandaag, zijn ze dankbaar dat ze die stap hebben genomen. 'Want', zo zegt Leo, 'ik zou niet meer anders willen leven. Ik ben 13 kilo kwijt en Dini 10.'
De discipline om op gewicht te blijven kost ze geen enkele moeite. 'Ik ben laatst een kilo aangekomen. Dan ga ik er meteen weer aan werken. Omdat we samen elke ochtend wegen houd je het goed in de gaten.'
Voor Leo was overgewicht een bedreiging van zijn toch al broze gezondheid. 'Ik heb 'ouderdomssuiker', woog honderd kilo en ik had het erg benauwd. Door mijn drukke leven als directeur van een broodfabriek heb ik al de nodige gezondheidsklachten gehad en na het stoppen met roken op mijn 52e kwamen de kilo's er gaandeweg steeds meer bij.'
Op zijn vaste borreltje na tijdens het koken hebben Dini en Leo geen enkele behoefte meer om toe te geven aan de verleiding. 'We zijn allebei heel actief. Dini zit op fitness voor ouderen en ik zwem elke dag als 'vroege vogel' een kilometer in het Amsterdamse Sloterparkbad. We wonen vier hoog en nemen meestal de trap. Er zullen niet veel mensen van onze leeftijd zijn die zo weinig de lift gebruiken. Door gezond te leven worden we nu minstens negentig jaar!

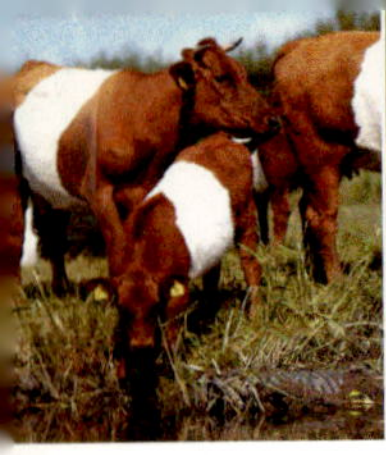
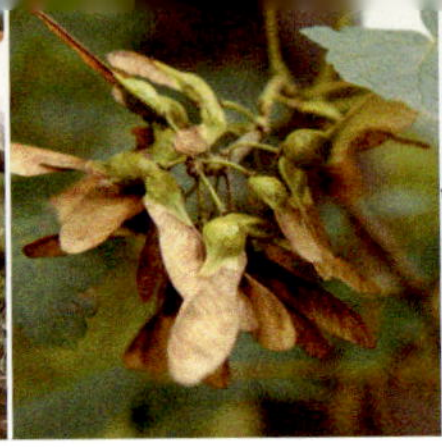
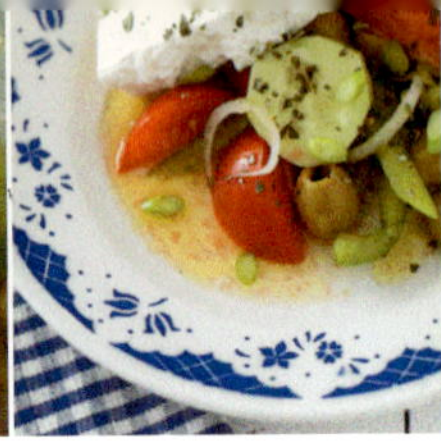

1e weekmenu

De afwijkende producten voor de man zijn met ***rood*** aangegeven. Als er niets bij staat neemt de man dezelfde porties als de vrouw.

Drink elke dag 6 glazen water à 300 ml per glas!

1 liter	**=**	**1000 ml**
3/4 liter	**=**	**750 ml**
1/2 liter	**=**	**500 ml**
1/4 liter	**=**	**250 ml**
1/8 liter	**=**	**125 ml = 8 eetlepels**

TIP Extra groente mag altijd!

Maandag

Ontbijt
- 1 krentenbol met halvarine
- 1 beleg 30+ kaas
- 1 glas jus d'orange
- 1 glas water

Tussendoor
- 1 kiwi ***voor de man 2 kiwi's***
- 1 glas water

Lunch
- 2 cracottes met halvarine
- 2 beleg met pindakaas light (25% minder vet)
- 1 glas halfvolle melk
- 1 glas water

Tussendoor
- 1 appel
- 1 glas water

Diner
- 125/***150*** gram gekookte aardappelen
- 200 gram rode kool
- 100 gram kabeljauw
- 1 juslepel magere jus
- 1 glas water

's Avonds
- Streng!
- 1 glas water

Dinsdag

Ontbijt
- 2 cracottes met sandwich-spread komkommer
- 1 glas water

Tussendoor
- 1 peer
- 1 glas water

Lunch
- 250 gram magere yoghurt bijv. Optimel
- 2 scheplepels/ ***3 scheplepels*** Kellogg's K
- 1 glas water

Tussendoor
- 1 speculaasje
- 1 glas water

Diner
- 225/***250*** gram andijviestamppot
- 75 gram magere rookworst
- 1 juslepel magere jus
- 1 glas water

's Avonds
- 1 sinaasappel
- 1 glas water

Woensdag

Ontbijt
- 1 bordje Brinta (= 250 ml half-volle melk, 4 eetlepels Brinta)
- 1 glas water

Tussendoor
- 1 plakje ontbijtkoek
- 1 glas chocolademelk light
- 1 glas water

Lunch
- 1 mueslibol met halvarine
- 250 gram magere yoghurt met 1 stukje fruit
- 1 glas water

Tussendoor
- 1 eierkoek
- ***1 appel***
- 1 glas water

Diner
- 225/***250*** gram macaroni = ± 60 gram ongekookte macaroni, 200 gram bami-groente pakket en 75 gram rundergehakt en macaronikruiden
- 1 schaaltje rauwkostsalade
- 1 glas water

's Avonds
- 1 appel
- 1 glas water

Donderdag

Ontbijt
- 1 cracker met halvarine
- 1 beleg 30+ kaas
- 1 glas jus d'orange
- 1 glas water

Tussendoor
- 1 banaan
- 1 glas water

Lunch
- 2 volkoren boterhammen met halvarine
- 1 beleg kipfilet
- 1 beleg 20+ smeerkaas
- 1 glas halfvolle melk
- 1 glas water

Tussendoor
- 1 sinaasappel
- **1 glas halfvolle melk**
- 1 glas water

Diner
- 125/***150*** gram aardappelen
- 200 gram sperziebonen
- 100 gram witvis
- 1 juslepel magere jus
- 1 glas water

's Avonds
- Streng!
- 1 glas water

Vrijdag

Ontbijt
- 250 gram magere yoghurt met 1 stuk fruit
- 1 glas water

Tussendoor
- 1 cracker met appelstroop of 1 plak Indische cake
- 1 glas water

Lunch
- 1 tosti 30+ kaas/achterham
- 1 kop heldere bouillon (Opkikker)
- 1 kiwi
- 1 glas water

Tussendoor
- 1 volkoren biscuit of 1 evergreen
- 1 glas water

Diner
- 125/***150*** gram rijst (= ± 60 gram ongekookt)
- 200 gram roerbakgroente
- 1 roerbakomelet (2 eieren, uitje, tomaatje, scheutje koffiemelk, geraspte 30+ kaas)
- 1 glas water

's Avonds
- 1 glas rode wijn of jus d'orange
- 3 toastjes 20+ smeerkaas of Boursin light

Zaterdag

Ontbijt
- 1 shake van 250 ml magere yoghurt met 1 kiwi en banaan (doe alles in de blender)
- 1 glas water

Tussendoor
- 1 plak ontbijtkoek
- 1 glas water

Lunch
- 2 crackers met halvarine
- 2 beleg filet américain
- 1 kop heldere bouillon (Opkikker)
- 1 glas water

Tussendoor
- 1 volkoren biscuit
- 1 glas jus d'orange
- 1 glas water

Diner
- 1 portie Griekse salade (recept v/d week)
- 1 volkoren pistolet
- 1 glas water

's Avonds
- 1 glas rode wijn of jus d'orange
- 3 stukjes afbakstokbrood met tapenade
- 1 glas water

Zondag

Ontbijt
- 1 volkoren afbakpistolet met halvarine met filet américain of gekookt ei
- 1 glas water

Tussendoor
- 1 appel
- 1 glas water

Lunch
- 1 Italiaanse bol gezond (ham/30+ kaas/tomaat)
- 1 glas water

Tussendoor
- 1 glas rode wijn of jus d'orange
- 1 bakje Japanse mix of hartige zoutjes
- 1 glas water

Diner
- 100/***125*** gram kipfilet (gebakken met champignons en uien)
- 1 schaaltje witlofsalade (witlof, komkommer, 5 olijven, yoghurtdressing)
- 1 glas water

's Avonds
- Streng!
- 1 glas water

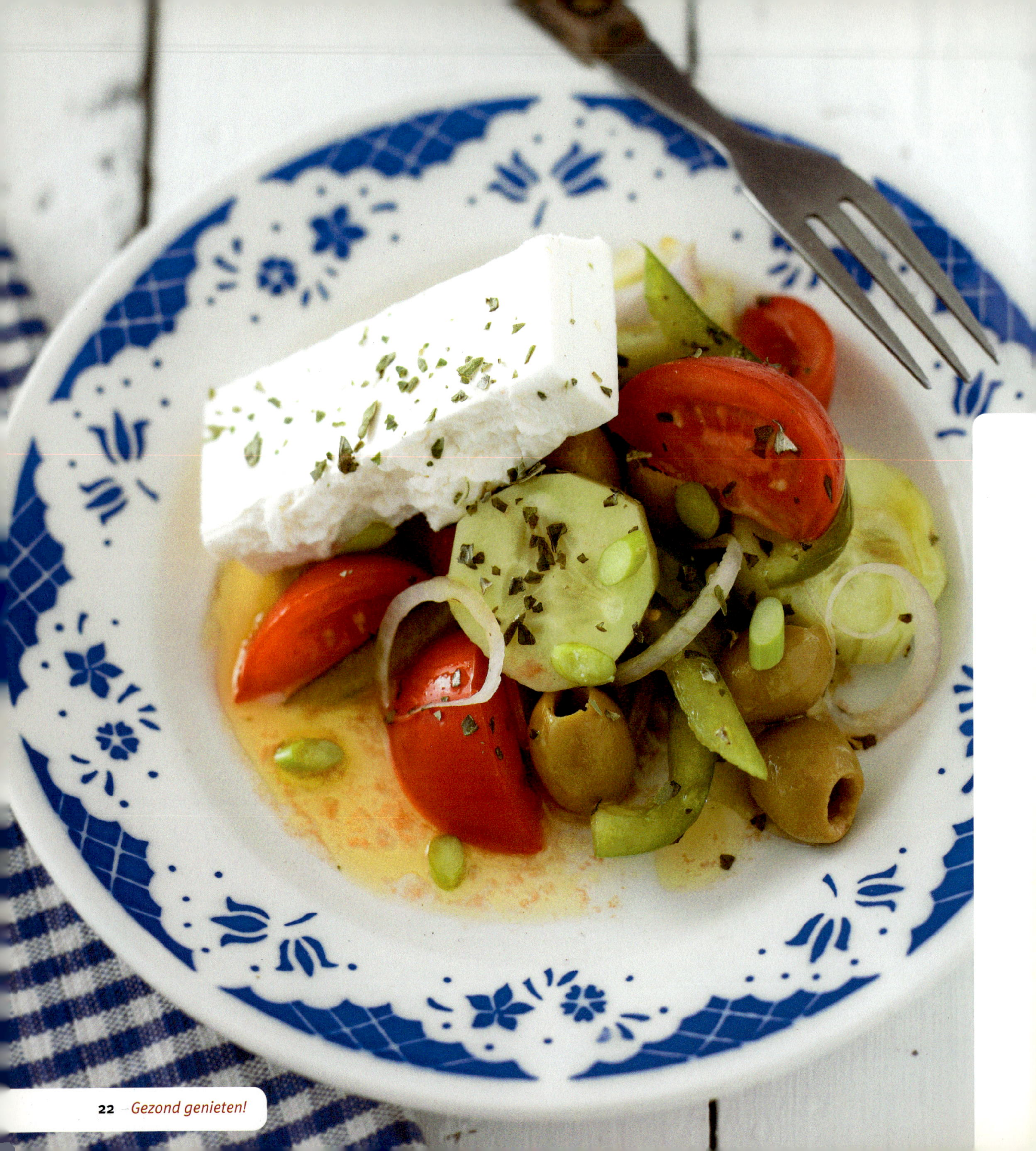

week 1 - recept van de week

Griekse salade

voor 4 personen

ingrediënten

1 komkommer
5 (tros)tomaten
1 klein uitje (geschild)
1 groene paprika
12 ontpitte groene olijven
200 gram feta in 4 plakken gesneden
1 theelepel olijfolie
1 scheutje azijn
2 theelepels gedroogde oregano
2 uitgeperste teentjes knoflook
peper en zout

bereiding

Schil de komkommer en snijd hem in dikke plakken en de tomaten in zes stukjes. Wel de steelaanzet verwijderen. Snijd het uitje in smalle ringen. De paprika in tweeën verdelen (zaadjes weghalen). Snijd de paprika in lange smalle repen. Doe alles bij elkaar in een saladekom (knoflook naar smaak) en voeg hier de olijven aan toe. Vermeng de olie en de azijn en roer er 1 theelepel oregano door. Gebruik dit vlak voor het opdienen als dressing. Leg dan de feta over de salade en bestrooi het geheel met nog een theelepel oregano.

Tip
Deze salade kun je ook kiezen bij een maaltijd buiten de deur.

Bevat per portie:
circa 178 kcal.

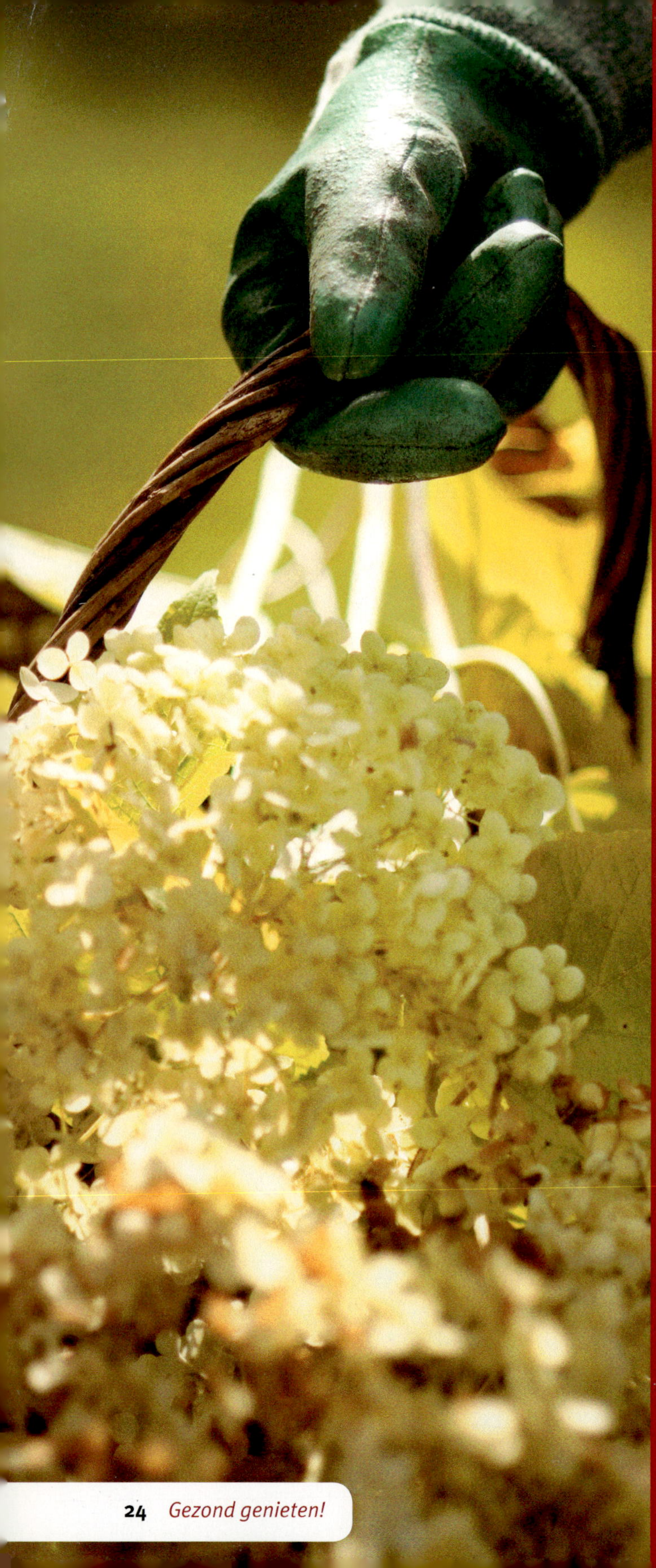

Zo blijf je gemotiveerd!

Goed begin

Wanneer je begint met afvallen, vraag jezelf dan eerst af wat de reden is van je overgewicht. Heb je daar niet meteen een antwoord op, ga dan een eetdagboekje bijhouden waarin je opschrijft wat je allemaal eet op een dag. En wat de reden is dat je te veel of ongezond eet. Sommige mensen hebben bijvoorbeeld de neiging om te veel of verkeerd te eten uit gewoonte of als reactie op stress of problemen.
Zo krijg je inzicht in je eetpatronen en kun je bewust en gemotiveerd een andere keuze gaan maken. Inzicht is de eerste stap op weg naar een positieve verandering!

Smoesjes

Ga bij jezelf na welke smoesjes je gebruikt als excuus voor je overgewicht. Bijvoorbeeld omdat je een druk sociaal leven hebt met veel dikmakende verleidingen? Is dit echt een goede reden? Ik weet dat iedereen kan afvallen ook als je veel borrels, feestjes en verjaardagen hebt. Dus wees vooral eerlijk naar jezelf.

Begin op een goed moment

Wanneer je wilt afvallen begin dan op een geschikt moment. Niet als je midden in een stressvolle of moeilijke periode zit. Pas wel op dat je niet voortdurend uitvluchten zoekt om het afvallen uit te stellen.

Wees reëel

Verwacht niet meer dan haalbaar is. Hiermee voorkom je het risico dat je teleurgesteld afhaakt als het resultaat iets langer op zich blijft wachten. Sommige mensen verliezen de eerste weken wat meer, en bij anderen is dit juist andersom. Maar als je doorzet boek je zeker het gewenste resultaat.

Tips

1. Zorg voor voldoende ontspanning en tijd voor jezelf. Wanneer je veel stress hebt, kan de behoefte aan zoet of vet eten heel sterk zijn.

2. Plak een mooie foto van jezelf toen je slank was op je koelkast. Zo wil je er straks ook weer uitzien. En je bedenkt je wel twee keer voor je straks een dikmaker uit de koelkast trekt.

3. Ga wanneer je begint met afvallen wat vaker op tijd naar bed. Dit voorkomt dat je later op de avond honger krijgt. Als je voldoende slaap hebt gehad, heb je overdag ook meer energie. En dat maakt je gemotiveerder om op de ingeslagen weg te blijven. Uit onderzoek blijkt bovendien dat mensen die te weinig slapen, overdag meer honger hebben.

4. Hang favoriete kledingstukken waar je op dit moment niet meer in past, voorin je kast. En verheug je op de leuke kleding die je straks weer kunt dragen en kopen.

5. Ga de stad in om de nieuwe kledingcollecties te bekijken!

6. Leer om langzaam te eten. Dit is niet alleen goed voor de spijsvertering, maar je zit ook sneller vol als je rustig en bewust eet. Het duurt twintig minuten voor er een signaal gaat naar de hersens dat je genoeg hebt gegeten. Wanneer je dus binnen tien minuten je bord leeg hebt, kun je nog tien minuten door eten terwijl je eigenlijk al genoeg had!

7. Bedenk alvast waar je jezelf straks mee gaat belonen als je eerste twee kilo er af zijn.

8. Heb je na het eten sterke behoefte aan zoetigheid, poets dan je tanden en je zoete trek is weg.

9. Neem jezelf voor meer aan beweging te doen. Lees het hoofdstuk over bewegen om inspiratie op te doen.

10. Plak memopapiertjes op je bureau, je koelkast of op het boek dat je aan het lezen bent. En zet daar bijvoorbeeld op: ‘Ik ben gemotiveerd om af te vallen’, ‘Ik weet zeker dat ik het kan’, of ‘Ik houd van mijn lichaam’, of ‘Afvallen doe ik met plezier’. Je kunt ook een tekst die jou motiveert op het openingscherm van je mobiele telefoon zetten. Of op het bureaublad van je computer!

11. Leer jezelf aan om de goede keuzes te maken. In dit boek staan op verschillende plekken productvergelijkingen om je te leren wat de beste keuzes zijn met de minste calorieën.

Wilskracht

Realiseer je dat er moeilijke momenten zullen komen als je gaat afvallen. Maar bedenk ook dat je over genoeg wilskracht beschikt om door te zetten. Ik weet zeker dat je het kunt!

Om over na te denken...

- Word je bewust hoe ongezond overgewicht is. De gezondheidsrisico's, waar tegenwoordig steeds vaker op gewezen wordt, zijn niet mals: een verhoogde kans op diabetes, hartkwalen, verhoogde bloeddruk of galstenen. Om nog maar niet over nog ergere ziektes bij ernstig overgewicht te spreken! Bedenk ook dat milde gezondheidsklachten, wanneer je bent afgevallen, vaak verdwijnen of minder worden.
- Wanneer je geen overtollige kilo's meer mee hoeft te zeulen, ben je energieker, gezonder en zie je er vaak jonger uit!
- Denk aan de waardering en de complimenten die je straks zult krijgen van je familie, collega's en vrienden.
- Bedenk hoe trots je op jezelf zult zijn wanneer je straks je ideale gewicht hebt bereikt. Als je er goed uit ziet, neemt je zelfvertrouwen toe, krijg je een positiever zelfbeeld en haal je veel meer plezier uit het leven. Een gezond gewicht en een slank lichaam, kunnen de kwaliteit van je leven aanzienlijk verbeteren!

Handig

In de zomer gebruik ik een blender om lekkere fruitsappen te maken. Voor de winter vind ik de sapcentrifuge een echte vondst. Stop er groente en fruit van het seizoen in en je hebt een supergezond tussendoortje. Bovendien geeft het je een supergoed gevoel over jezelf als je vers sap maakt. De combinatie van wortels en appelen (met schil en al er in doen!) is heel lekker en is ook nog eens goedkoop! Ook een heel goed alternatief voor die kop koffie als je om vier uur een dip hebt. Zet hem wel op een vaste plek op je aanrecht, zodat je hem ook echt gaat gebruiken. Doe jezelf een plezier en investeer in jezelf en dus in een goed apparaat of vraag hem cadeau voor bijvoorbeeld je verjaardag. Je kunt ook eens op een website als marktplaats.nl kijken voor een tweedehands exemplaar, want daar zijn ze te kust en te keur te koop. Nog een idee: maak met collega's een pot om er gezamenlijk één aan te schaffen voor op je werk!

Weet wat je eet!

Luxe koeken

1 snicker	=	299 kcal, 27,3 gram vet
1 gevulde koek	=	202 kcal, 8,9 gram vet
1 eierkoek	=	90 kcal, 0,9 gram vet

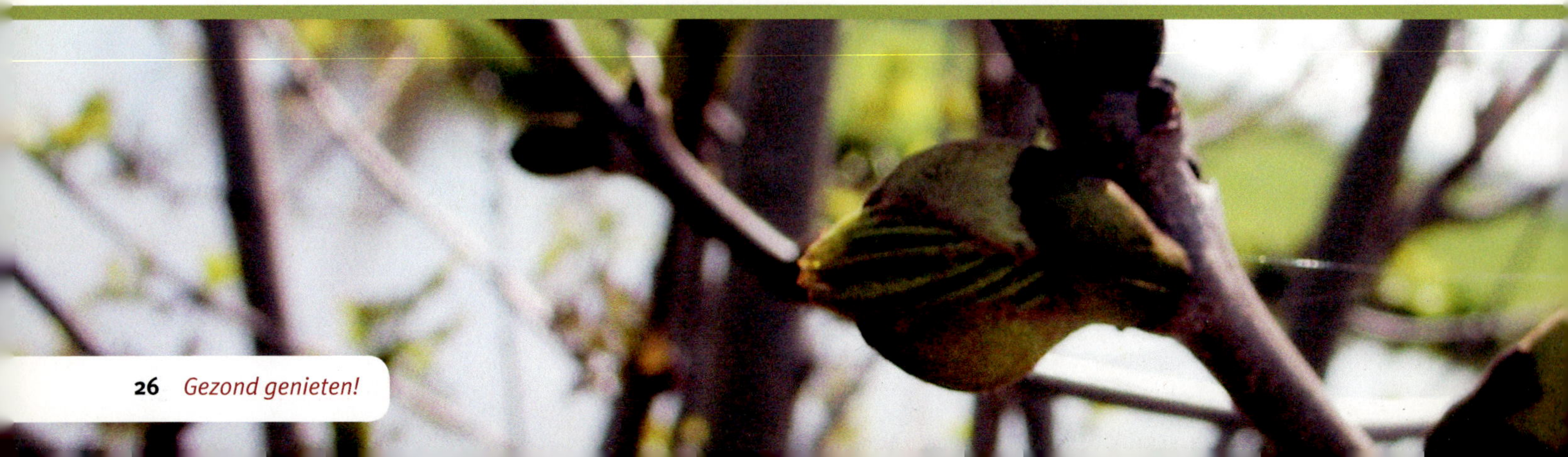

Vragen

Ik ben vegetariër. Kan ik ook het weekmenu gebruiken?
Als je vegetarisch eet, kun je ook het weekmenu gebruiken. Er komen in de weekmenu's soms dagen voor zonder vlees, dit omdat vlees moeilijk te verteren is. Staat er wel vlees of vis in het weekmenu neem dan eenzelfde hoeveelheid vleesvervanger hiervoor. Denk aan Quorn, Valess, tofu maar ook vegetarische producten van het huismerk. Ik adviseer je om geen gepaneerde producten, te veel noten of vette kaas te gebruiken in verband met het vetgehalte.

Ik ben allergisch voor koemelkproducten
Wanneer je niet tegen zuivel kunt, is de meest simpele oplossing dan sojaproducten te gebruiken. Tegenwoordig is er in elke supermarkt wel een groot assortiment te vinden en er zijn zelfs light-producten van soja te koop. Ook reformzaken hebben dit veelal. Moeilijker wordt het wanneer je ook niet tegen sojamelk kunt. Wanneer je hier niet tegen kunt, raad ik je aan naar een diëtiste te gaan, die kan je verder helpen om een weekmenu op maat te maken.

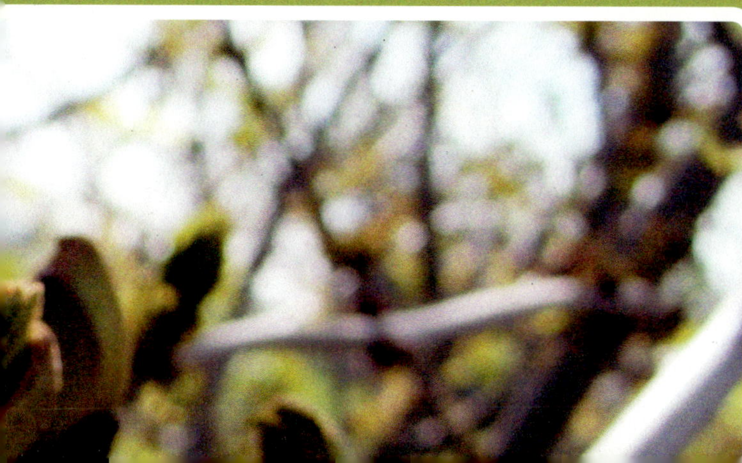

Mag ik wat extra's als ik zwaar lichamelijk werk verricht?
Wanneer je een zware lichamelijke inspanning levert heb je echt te weinig aan de voorgeschreven hoeveelheden. Het kan dan zelfs zo zijn dat het afvallen stagneert omdat er te weinig brandstof in gaat. Luister goed naar je lichaam en merk je dat je slap wordt neem dan echt iets te eten maar houd het bij de producten die ik voorschrijf. Neem dan een plak ontbijtkoek extra en eventueel een bakje magere yoghurt of een krentenbol.

Ik sta 's morgens om 5 uur op. Mag ik wat meer eten?
Wanneer je om vijf uur moet opstaan, eet dan gelijk je ontbijt omdat je stofwisseling op gang gebracht moet worden. Je ontbijt kan bestaan uit bijvoorbeeld: twee volkoren boterhammen met halvarine en 30+ kaas of mager vleesbeleg. Eet vervolgens om zeven uur een extra ontbijt, dit kan bijvoorbeeld een schaaltje yoghurt met muesli zijn.
Als je voor zes uur 's morgens opstaat reken ik circa 350 kcal meer voor een extra ontbijt.

HOOFDSTUK 3

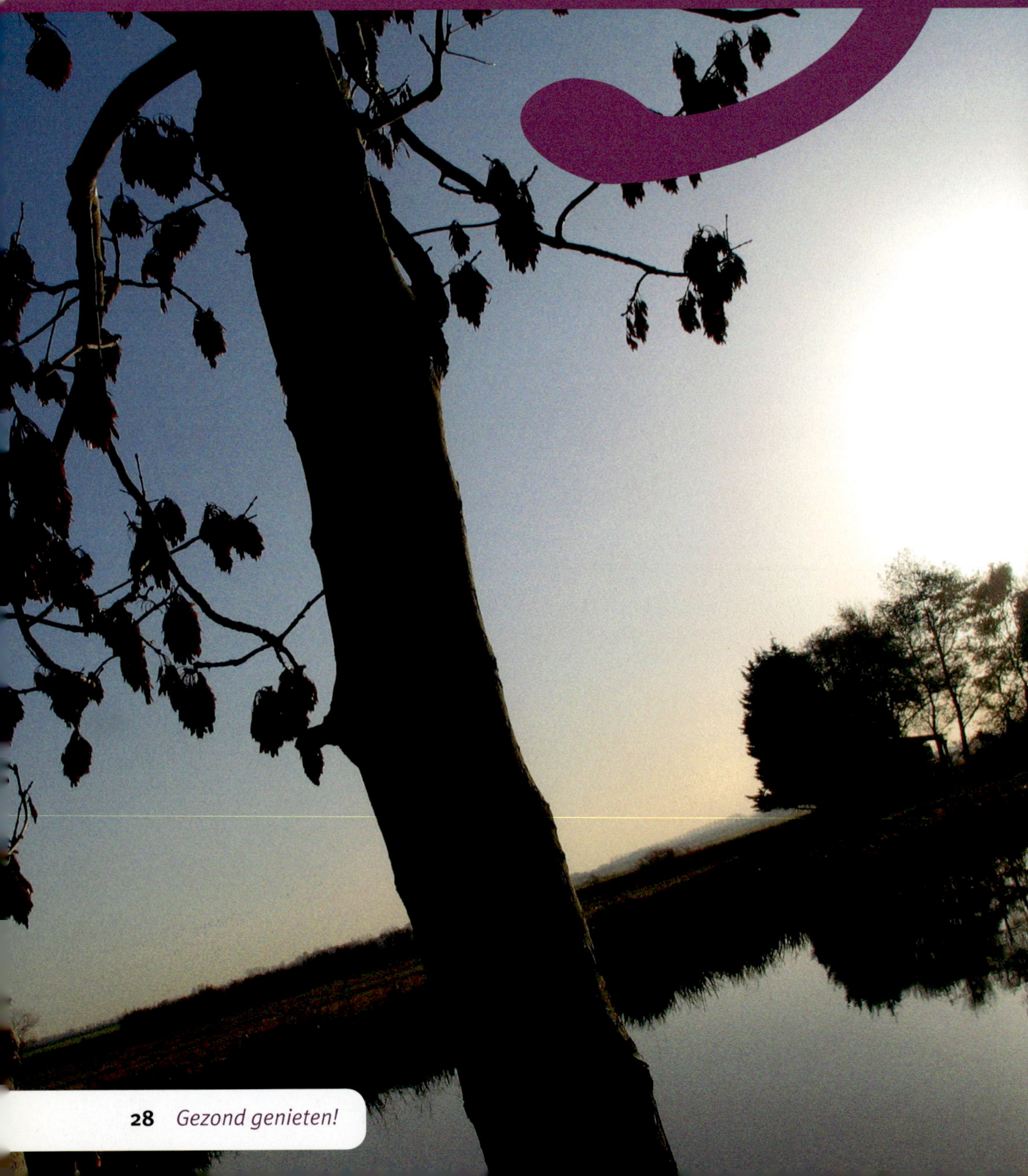

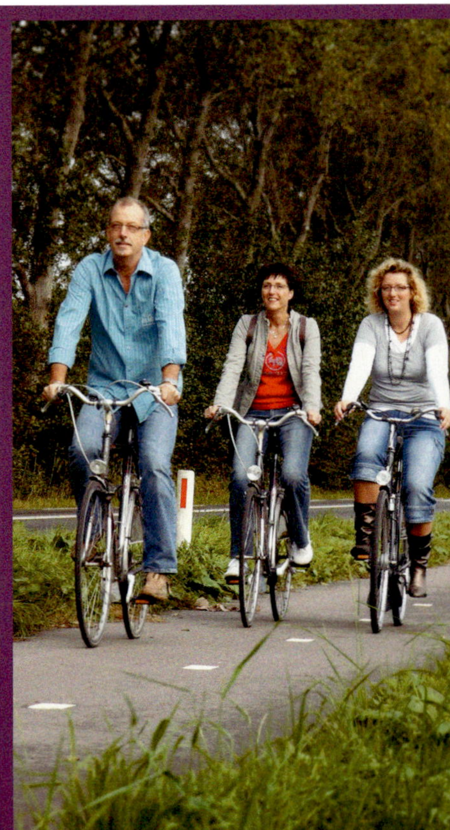

'Je vindt geen geluk aan het eind van een pad zonder hindernissen...'

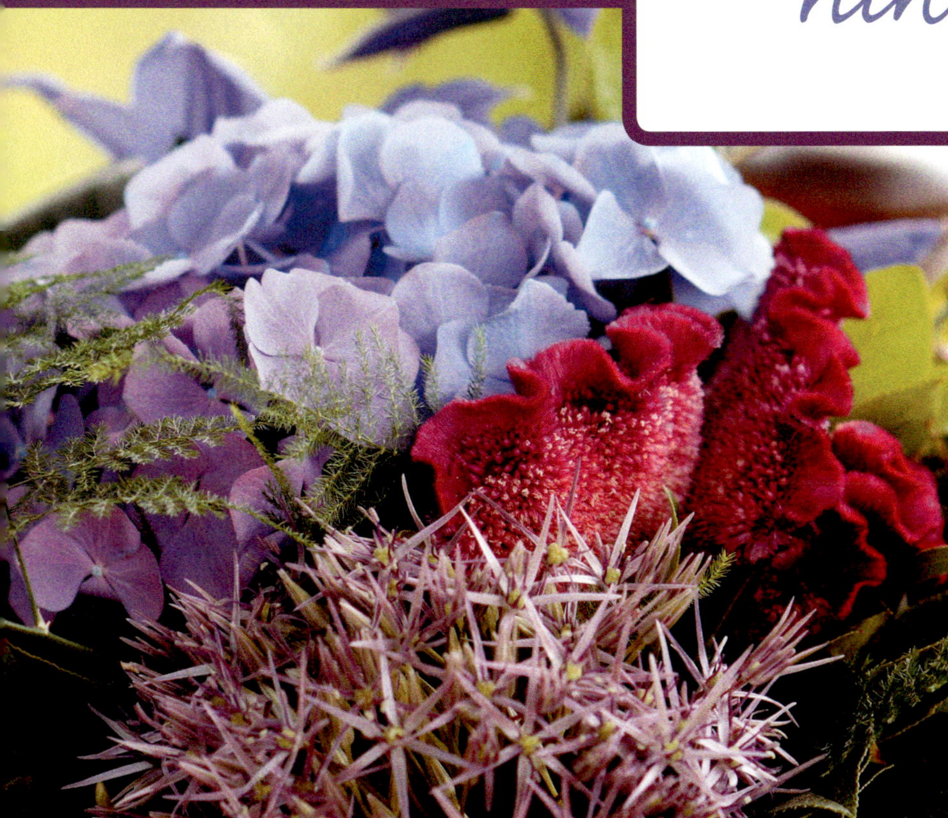

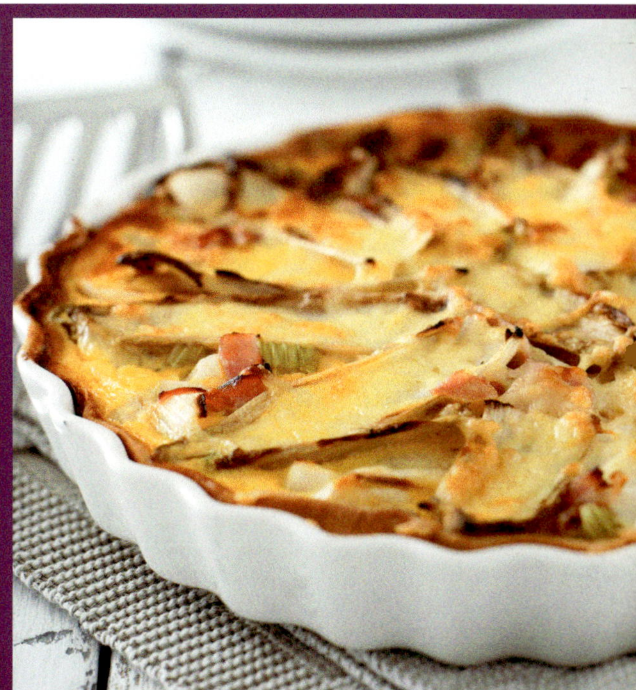

Thema: bewegen en sporten

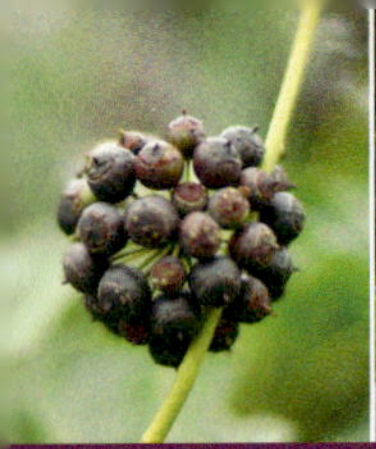

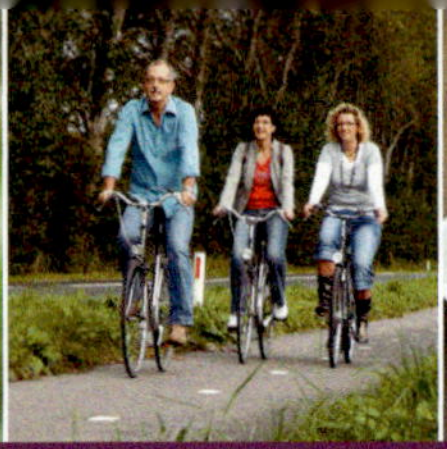

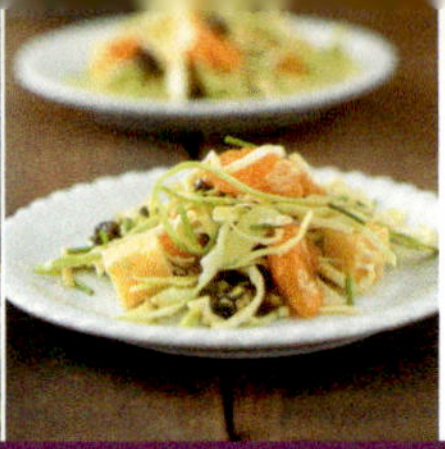

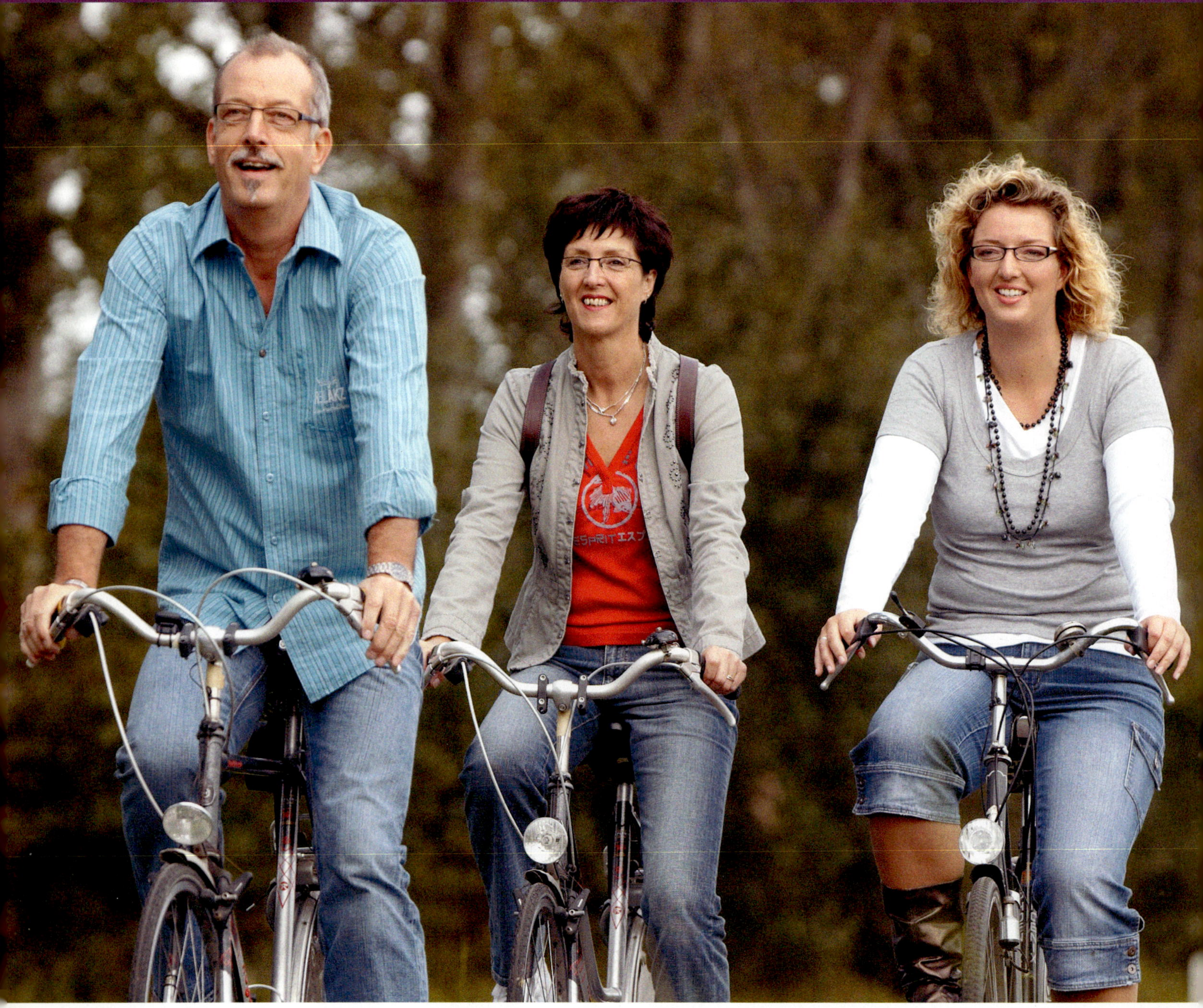

'We hebben het ritme in ons leven opgenomen'

Vader Gerrit (52), moeder Trijntje (50) en dochter Angela (23) uit Beerta

Wat doe je als je als puber van 15 te horen krijgt dat je diabetes hebt en daarna ook nog kampt met overgewicht? Dan wil je over dat laatste helemaal niks horen. Ondanks de zorgen die haar ouders erover hadden, bleef Angela het probleem voor zich uit schuiven. 'Dat botste natuurlijk wel eens met pa en ma, maar ik was er gewoon niet klaar voor.' Het duurde nog een jaar of zes tot bij Angela de knop om ging.

Toen Angela thuis vertelde dat ze ging Sonjabakkeren wachtte haar een verrassing. 'Mijn ouders wilden meedoen. Dat was een enorme stimulans. Ik herinner me nog de eerste avond van het weekmenu. Mijn vader en ik keken elkaar aan: nu begint het echt... En moeder bleef maar groenten bijscheppen.'

Het samen doen bleek een schot in de roos. 'Je sleept elkaar door de moeilijke momenten want er is altijd iemand bij je om je de verleiding uit je hoofd te praten.'

Nu, een half jaar later, is moeder 7 kilo kwijt, vader zelfs 15 en Angela al 20. 'We gaan lekker door want we hebben het ritme van eten in ons leven opgenomen. Alleen wanneer we een weekje op vakantie zijn, dan sturen we Sonja ook een weekje weg...'

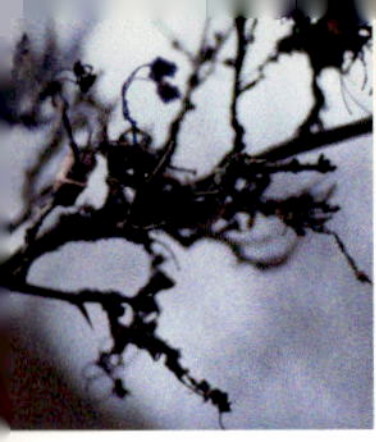
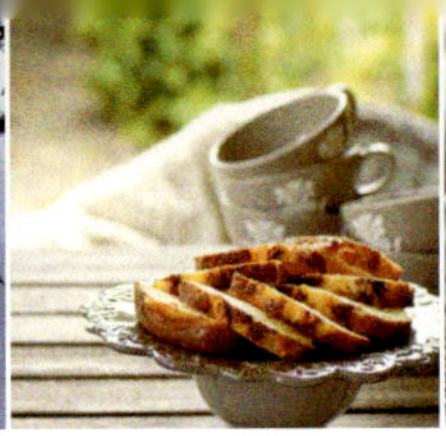
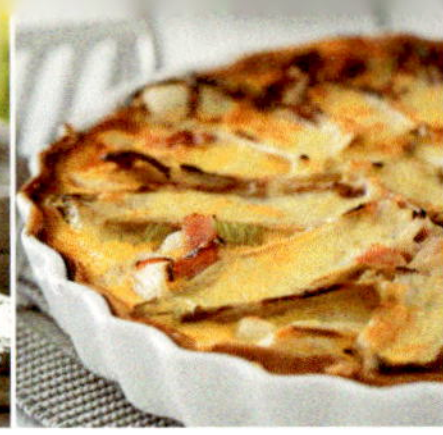

2e weekmenu

De afwijkende producten voor de man zijn met ***paars*** aangegeven. Als er niets bij staat neemt de man dezelfde porties als de vrouw.

Drink elke dag 6 glazen water à 300 ml per glas!

1 liter	**=**	**1000 ml**		
3/4 liter	**=**	**750 ml**		
1/2 liter	**=**	**500 ml**		
1/4 liter	**=**	**250 ml**		
1/8 liter	**=**	**125 ml**	**=**	**8 eetlepels**

TIP Lust je geen halfvolle melk? Kies iets anders uit dezelfde productengroep zoals karnemelk of magere yoghurt.

Maandag

Ontbijt
- 1 volkoren beschuitje met halvarine ***voor de man 2 beschuitjes***
- 1 beleg vruchtenhagel
- ***1 beleg appelstroop***
- 1 glas Optimel drink
- 1 glas water

Tussendoor
- 2 mandarijnen
- 1 glas water

Lunch
- 1 volkoren boterham met halvarine
- 1 cracker met halvarine
- 1 beleg achterham
- 1 beleg 20+ smeerkaas
- 1 kop heldere bouillon (Opkikker)
- 1 glas water

Tussendoor
- 2 cracottes met appelstroop of 1 plak Indische cake
- 1 glas water

Diner
- 125/***150*** gram gekookte aardappelen
- 200 gram rode bietjes
- 75 gram rundergehaktbal
- 1 juslepel magere jus
- 1 glas water

's Avonds
- Streng!
- 1 glas water

Dinsdag

Ontbijt
- 1 glas fruitontbijt
- ***1 cracker met 20+ smeerkaas***
- 1 glas water

Tussendoor
- 1 volkoren boterham met pindakaas light
- 1 glas water

Lunch
- 2 volkorencrackers met halvarine
- 1 beleg vruchtenhagel (te koop in kleine verpakkingen)
- 1 beleg halvajam
- 1 glas karnemelk of halfvolle melk
- 1 glas water

Tussendoor
- 1 appel
- 1 glas water

Diner
- 1 pitabroodje (shoarmabroodje) ***en 2 pitabroodjes voor de man***
- 100/***125*** gram kipfilet met kebabkruiden (te koop bij de slager)
- sausje maken van yoghurt dressing met een teentje knoflook
- 1 schaaltje rauwkost
- 1 glas water

's Avonds
- 1 schaaltje magere yoghurt
- 1 glas water

Woensdag

Ontbijt
- 2 rijstwafels met halvarine
- 1 beleg halvajam
- 1 beleg appelstroop
- 1 glas Optimel drink
- 1 glas water

Tussendoor
- 1 speculaasje
- 1 glas water

Lunch
- 1 grote waldkornbol
- 1 beleg tonijn met slablaadjes of gerookte kipfilet met toefje ketchup
- 1 glas jus d'orange
- 1 glas water

Tussendoor
- 1 kop heldere bouillon (Opkikker)
- 1 peer
- 1 glas water

Diner
- 100/***125*** gram gebakken aardappelen (in olijfolie)
- 200 gram bloemkool
- 75 gram tartaar met uitjes
- 1 eetlepel fritessaus light
- 1 glas water

's Avonds
- Streng!
- 1 glas water

Donderdag

Ontbijt
- 250 ml halfvolle melk met 4 scheplepels Brinta of 250 ml magere yoghurt met een kiwi
- 1 glas water

Tussendoor
- 1 plak ontbijtkoek met halvarine
- ***1 glas halfvolle melk***
- 1 glas water

Lunch
- 1 schaaltje magere yoghurt
- 2 scheplepels Kellogg's K
- 1 volkoren cracker met halvajam
- 1 glas water

Tussendoor
- 1 eierkoek
- 1 glas water

Diner
- 125/***150*** gram aardappelpuree
- 200 gram spinazie a la crème
- 75 gram rundvlees
- 1 juslepel magere jus
- 1 glas water

's Avonds
- 1 peer of 2 mandarijnen
- 1 glas water

Vrijdag

Ontbijt
- 1 glas fruitontbijt
- ***1 appel***
- 1 glas water

Tussendoor
- 1 krentenbol met halvarine
- 1 beleg 30+ kaas
- 1 glas water

Lunch
- 2 volkoren cracottes met halvarine
- 1 beleg pindakaas light (25% minder vet)
- 1 beleg sandwichspread
- 1 glas karnemelk of 1 glas halfvolle melk
- 1 appel
- 1 glas water

Tussendoor
- 1 Evergreen ***voor de man het hele pakje***
- 1 glas water

Diner
- 3 stokjes kipsaté
- 100/***125*** gram rijst
- 1 scheplepel satésaus
- 1 schaaltje rauwkost
- 1 glas water

's Avonds
- 1 glas rode wijn of glas jus d'orange
- 1 zakje Snack a Jack of 3 stukjes stokbrood met tapenade
- 1 glas water

Zaterdag

Ontbijt
- 2 volkoren beschuitjes met halvarine
- 1 beleg chocohagel (evt. kleine verpakking)
- 1 beleg 30 + kaas
- 1 glas jus d'orange
- 1 glas water

Tussendoor
- 1 appel
- 1 glas water

Lunch
- 1 tosti (ham/30+ kaas) met een toefje ketchup
- 1 kop heldere bouillon (Opkikker)
- 1 glas water

Tussendoor
- 1 bastogne koekje
- 1 glas water

Diner
- 1 portie witloftaart (recept v/d week)
- 1 schaaltje rauwkost
- 1 glas water

's Avonds
- 1 glas rode wijn of glas jus d'orange
- 1 bakje Baked paprika light chips = 30 gram
- 1 glas water

Zondag

Ontbijt
- 1 shake van 250 gram magere yoghurt met 1 kiwi en 2 schijven ananas
- 1 glas water

Tussendoor
- 1 plakje ontbijtkoek met halvarine
- 1 glas water

Lunch
- 1 afbakpistolet met gesmolten 30+ kaas en schijf ananas
- 1 glas halfvolle melk
- 1 glas water

Tussendoor
- 1 schaaltje verse fruitsalade met toefje spuitbus slagroom light of 1 scheplepel demi crème fraîche
- 1 glas water

Diner
- 225/***250*** gram lasagne
- 1 schaaltje rauwkost
- 1 glas water

's Avonds
- 1 glas rode wijn of glas jus d'orange
- 3 toastjes met Boursin light met tuinkruiden
- 1 glas water

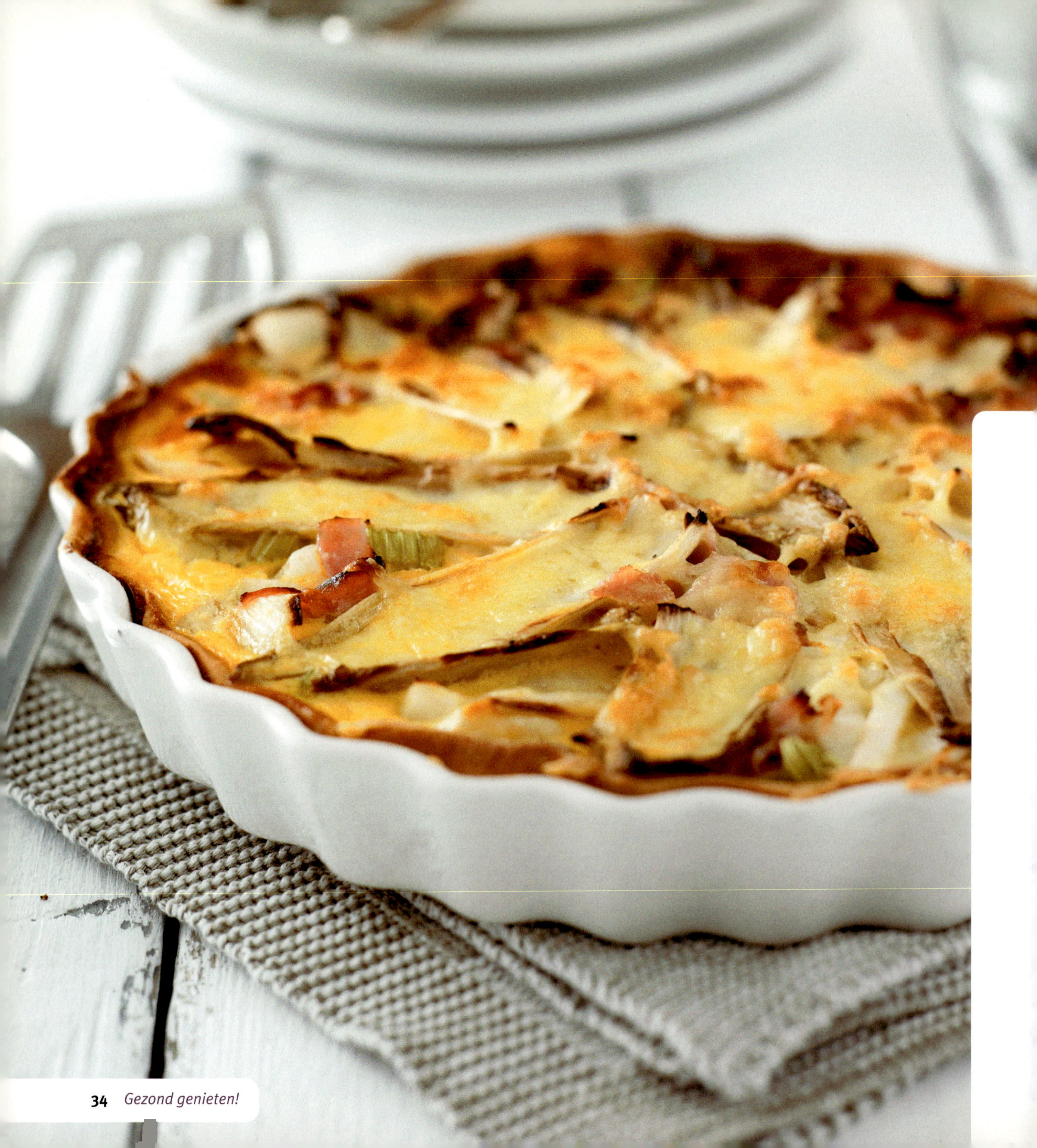

week 2 - recept van de week

Witloftaart

voor 4 personen

ingrediënten

3 à 4 plakjes margarine bladerdeeg voor 1 taart
2 uien
3 stengels bleekselderij
4 stronkjes witlof
150 gram gerookte kipfilet
2 eieren
peper, zout en nootmuskaat
1 dl Finesse voor koken
100 gram gemalen 30+ kaas
1 eetlepel olijfolie

bereiding

Oven voorverwarmen op 220 °C. Bladerdeeg eerst ontdooien en een beetje uit elkaar trekken. Bekleed vervolgens een taartvorm met het bladerdeeg en prik met een vork in de bodem. Snijd de uien en fruit in een eetlepel olijfolie. Snijd ondertussen de selderij, het witlof (bladeren heel laten) en de kipfilet in fijne stukjes en schik ze samen met de uien op het deeg. Klop de eieren los en kruid met peper, zout en nootmuskaat. Voeg de Finesse en de helft van de kaas toe en meng door elkaar. Giet het mengsel over de groenten. Bestrooi de taart met de rest van de kaas en bak het 30 minuten in een hete oven op 220° C.

Bevat per portie:
circa 208 kcal.

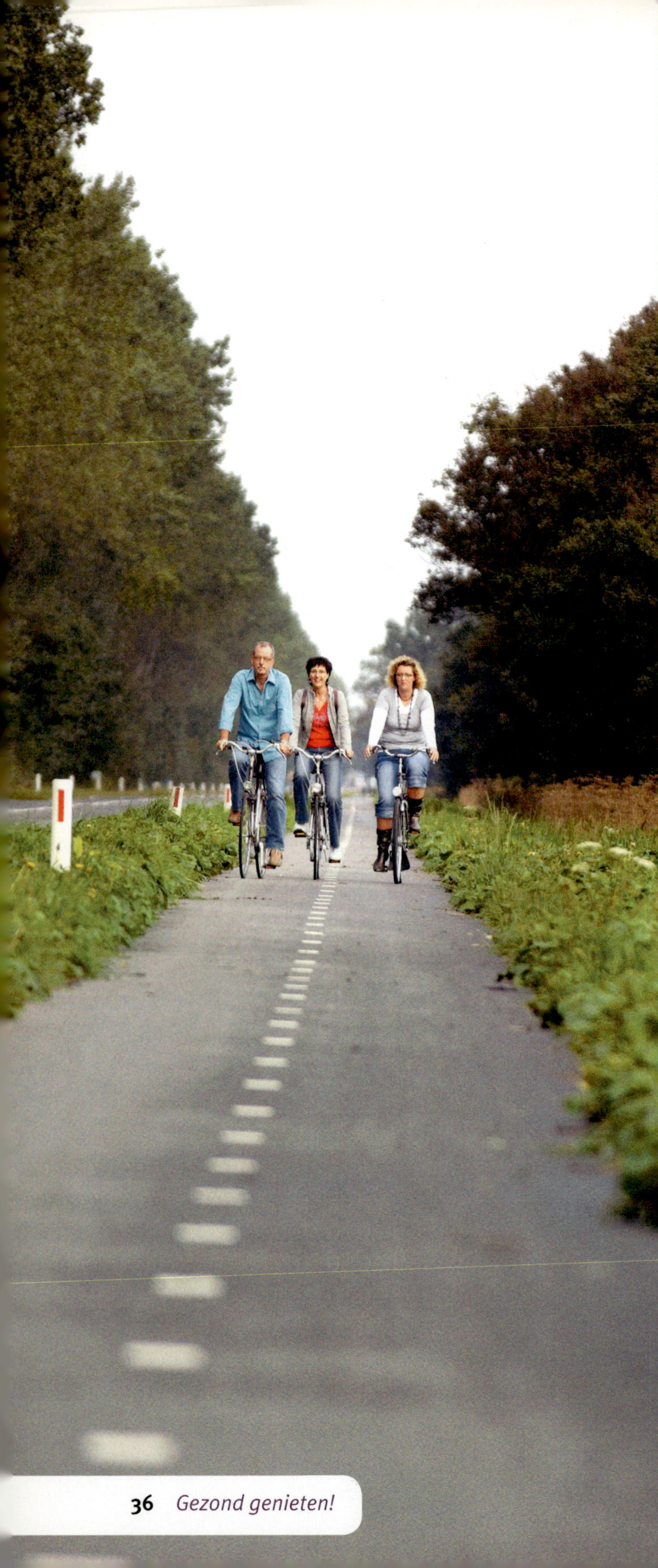

Bewegen en sporten

Voordelen van meer bewegen

De beste manier om gewicht te verliezen is door een bewust eetpatroon te combineren met meer beweging. Het is het puntje op de i tijdens het afvallen. Minstens een half uur per dag is het beste. Beweging bevordert je spijsvertering en verhoogt je verbranding waardoor het een extra impuls geeft als je je ideale gewicht wilt bereiken.

Behalve een verbetering van je conditie, is lichaamsbeweging goed voor je humeur, omdat er in je hersenen stoffen aangemaakt worden waardoor je lekkerder in je vel gaat zitten.

En vergeet niet dat er maar één remedie is tegen te weinig energie, meer bewegen. Want lichamelijke inspanning kost weliswaar energie, maar je krijgt er nog meer positieve energie voor terug.

In de regen

Steeds meer mensen weten tegenwoordig de weg naar de sportschool te vinden, maar niet iedereen voelt zich daar thuis. Wil je liever alleen aan je conditie werken dan ligt de oplossing voor de hand. Zet je excuses aan de kant en begin vandaag nog! Ga de uitdaging aan ook als het slecht weer is. Negeer de regen of kou en ga na het eten, in een lekkere warme jas, een wandeling maken. Je kunt ook de fiets pakken. Zet je Ipod of MP3-speler op en laat je hoofd helemaal leeg waaien terwijl je tegen de wind in fietst. Kom je weer thuis dan is het heerlijk een warme douche te pakken.

Huishouden

Zoveel calorieën verbrand je tijdens het huishouden:
1 uur stofzuigen is circa 150 calorieën.
1 uur de ramen lappen is circa 190 calorieën.
1 uur afstoffen is circa 150 calorieën.
1 uur de badkamer een grote beurt geven is circa 180 calorieën.
1 uur boodschappen/winkelen is circa 130 calorieën.

Conclusie: 1 ochtendje lekker werken in het huishouden levert een schoon huis op en 450 calorieën minder.

Met een dvd'tje of video met beweegoefeningen kun je zelf bepalen wanneer je er tijd voor neemt en het geeft je het gevoel dat je niet alleen bezig bent. Zeker in de ochtenduren zijn er ook op televisie programma's waarbij je actief kunt meedoen.

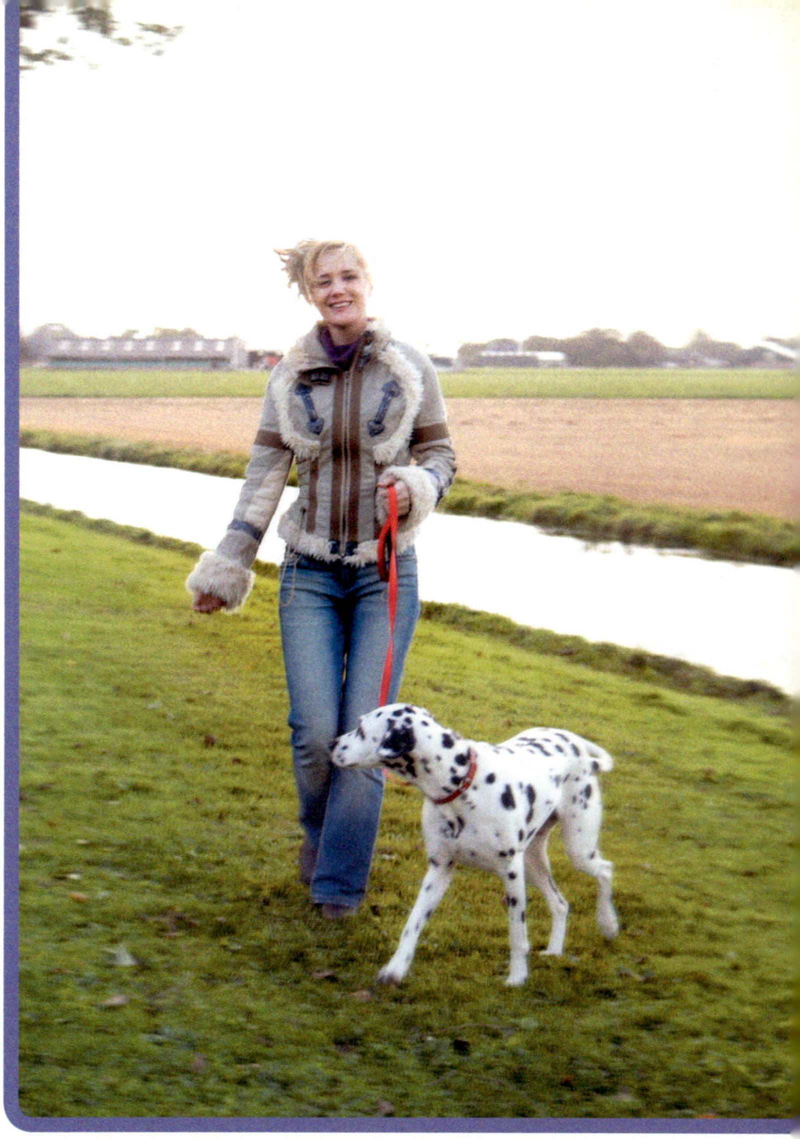

Meer bewegen tijdens woon- werkverkeer

Op weg naar je werk kun je van alles verzinnen om aan meer beweging te komen. Er zijn mensen die de auto verder van het werk parkeren of een fiets meenemen. Als je met de bus reist kun je een halte eerder uitstappen. Je middagpauze besteden aan beweging is helemaal goed voor lijf en leden. Als je dat met een paar collega's onderneemt heb je ook nog steun aan elkaar. Zorg dat je bijvoorbeeld een paar extra sportschoenen op je werk hebt liggen als je daar nette schoenen draagt.

Trainingsschema's

Wil je heel gericht aan de slag dan volgen hier twee eenvoudige bewegingsprogramma's om sportief aan de slag te gaan. Een maandschema voor sportief wandelen of joggen/hardlopen. De schema's hebben allemaal een intervalkarakter, omdat variatie in snelheid en weerstand de beste manier is om vet te verbranden.
Wanneer je veel overgewicht hebt, begin dan niet met het tweede trainingsschema, hardlopen, omdat dit dan een te grote belasting is voor de gewrichten.
Bedenk ook dat regelmatig bewegen veel beter is dan één keer per week heel lang!

Sportief wandelen

Wandelen is een makkelijke manier om aan meer beweging te komen. Het is goed voor de doorbloeding en de spijsvertering. En omdat vooral been- en bilspieren worden gestimuleerd is het ook een goede remedie tegen cellulitis!

Schema week 1 en week 2

stap 1 - rustig inwandelen:	5 minuten
stap 2 - snelwandelen:	1 minuut
stap 3 - normaal tempo:	2 minuten

Stap twee en drie 10 tot 12 keer herhalen (snelwandelen en normaal tempo).
De beloning: in ongeveer 40 minuten verbrand je 225 calorieën.

Schema week 3 en week 4

stap 1 - rustig inwandelen :	5 minuten
stap 2 - snelwandelen:	2 minuten
stap 3 - normaal tempo:	2 minuten

Stap twee en drie (snelwandelen en normaal tempo) 10 tot 12 keer herhalen.
De beloning: in ongeveer 40 minuten verbrand je 275 calorieën.

Joggen/hardlopen

Joggen en hardlopen is goed voor een diepere ademhaling. Hierdoor gebruikt men een groter deel van de longen. Door het verhogen van het hartritme trainen we de belangrijkste spier van allemaal: de hartspier.

Schema week 1 en week 2

stap 1 - rustig joggen:	10 minuten
stap 2 - hardlopen:	circa 100 meter (circa 90 stappen)
stap 3 - normaal joggen:	circa 100 meter

Stap 2 en 3 (het hardlopen en joggen) ongeveer twintig keer herhalen.
De beloning: in ongeveer 40 minuten verbrand je 400 calorieën.

Schema week 3 en week 4

stap 1 - rustig joggen:	10 minuten
stap 2 - hardlopen:	circa 150 meter (circa 130 stappen)
stap 3 - normaal joggen:	circa 150 meter

Stap 2 en 3 (het hardlopen en joggen) achttien keer herhalen.
De beloning: je verbrandt in circa 40 minuten ongeveer 450 calorieën.

TIP

Zoek een trainingsmaatje. Samen bewegen is niet alleen leuker, maar het maakt het ook makkelijker om je voornemen vol te houden.

Vragen

Ik sport drie keer per week ongeveer 1,5 uur per keer. Kan ik wat extra's nemen?
Wanneer je zo fanatiek bezig bent met je sport, verbrand je echt veel meer en zou je te kort hebben aan je dagelijkse hoeveelheden. Neem voor je gaat sporten een stuk fruit, een Evergreen of een krentenbol. Dit kan echt geen kwaad en zal je helpen je beter te voelen tijdens het sporten. Drink genoeg water tijdens het sporten, zelf heb ik de stelregel van 2x een flesje water leeg te drinken om mijn tekorten aan te vullen, dit mag eventueel ook een sportdrank zoals Aquarius light zijn. Dit bevat circa 26 kcal per 100 ml. Let op met 'AA drink High Energy' want dit zijn letterlijke suikerbommen. Ben je klaar met sporten en heeft je lichaam nog heel veel behoefte aan iets extra's, neem dan een Opkikker met een cracker.

Wat mag ik drinken naast het weekmenu?
Je mag iedere dag naast het menu vier glazen light dranken en drie kopjes koffie. Beperk het gebruik van zoetjes tot maximaal acht per dag. Drink altijd twee liter water per dag naast je andere warme of koude dranken. Let er op dat je niet meer dan 4 liter water drinkt. Drink je graag een glas vruchtensap drink dit dan in plaats van 2 stuks fruit.

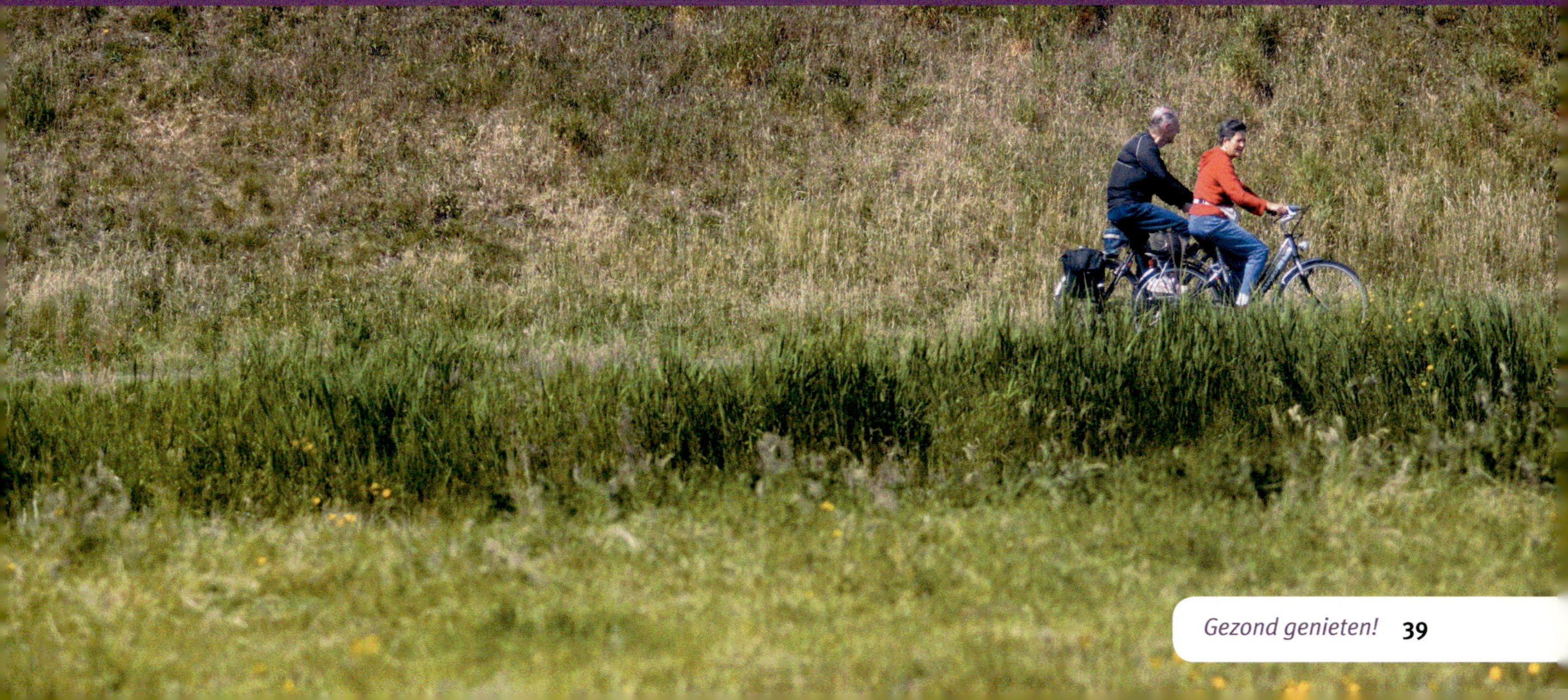

HOOFDSTUK 4

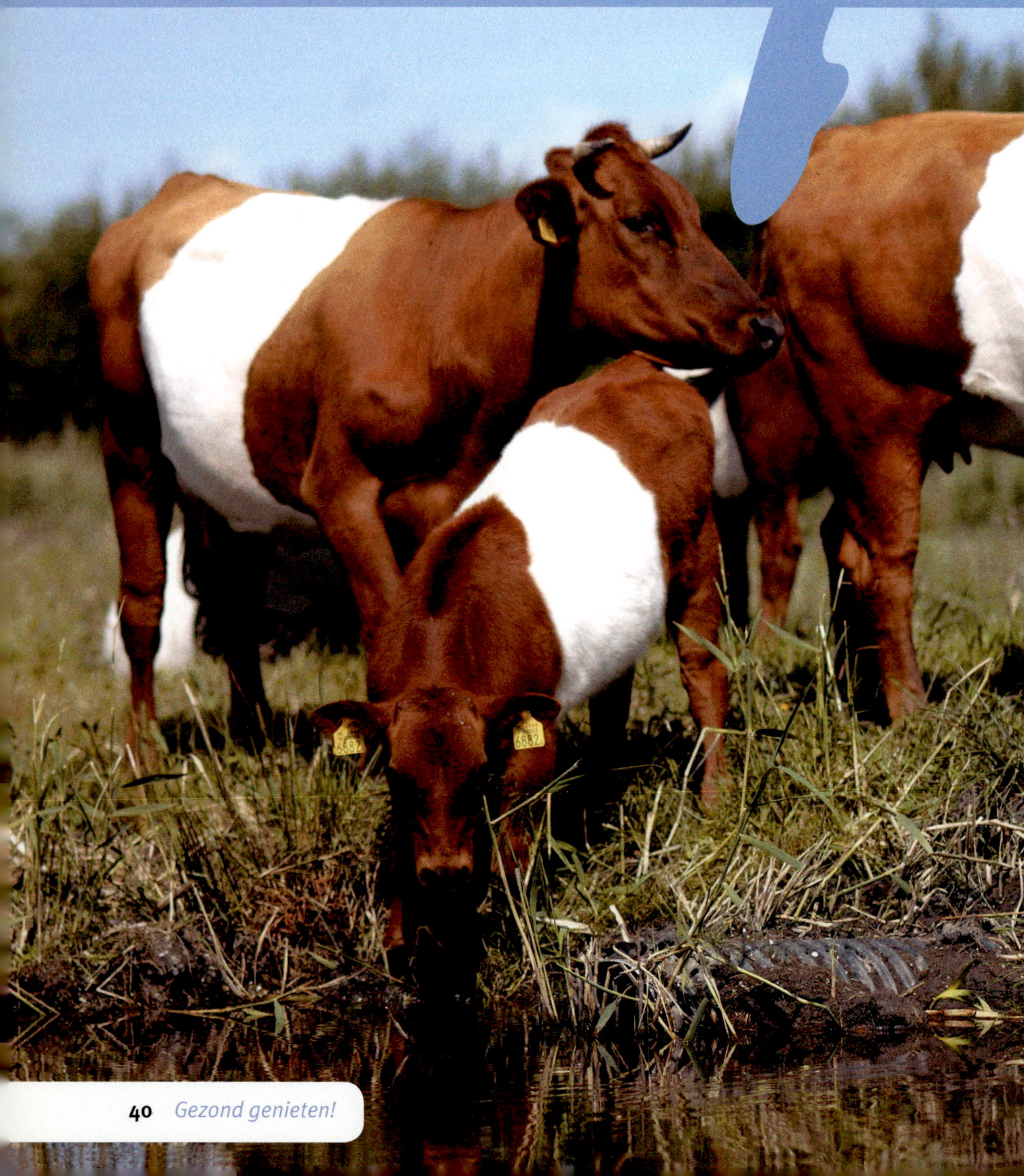

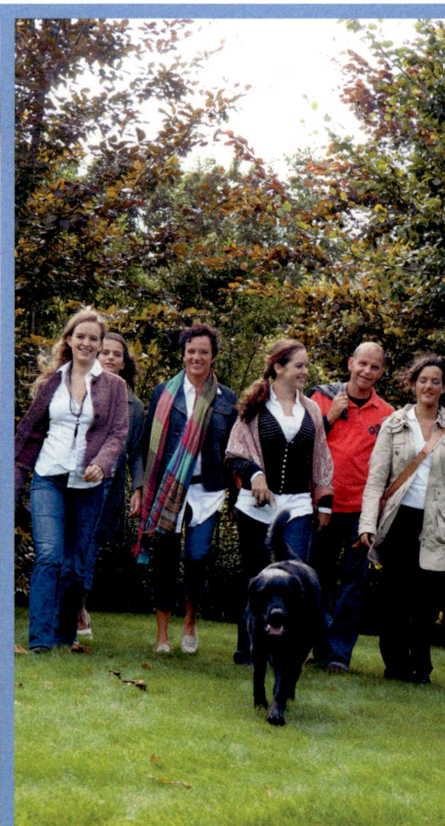

‘Als je jezelf te veel ontzegt, ga je er steeds meer naar hunkeren’

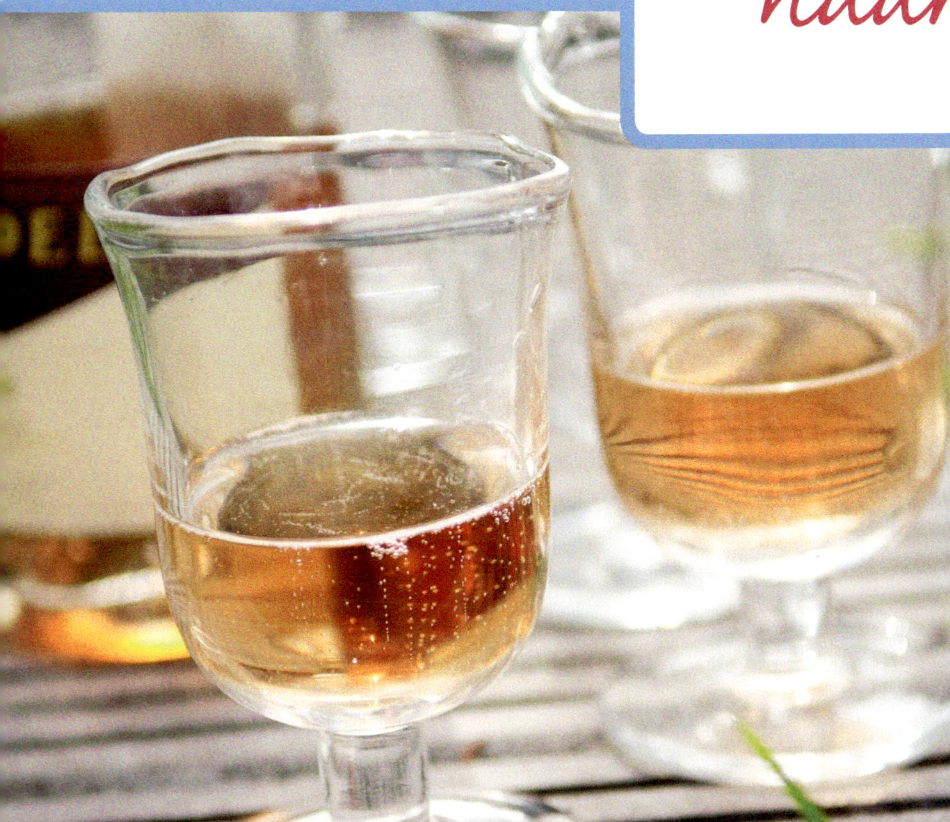

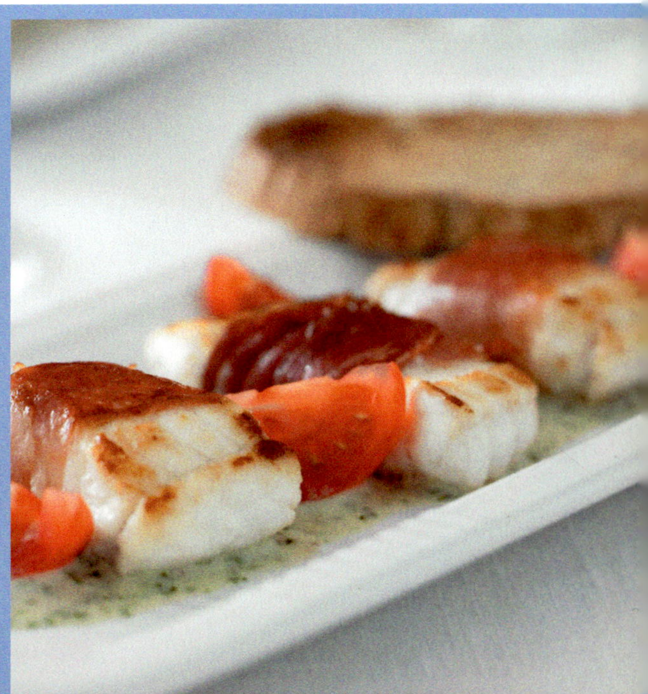

Thema: lunch en koffie buiten de deur

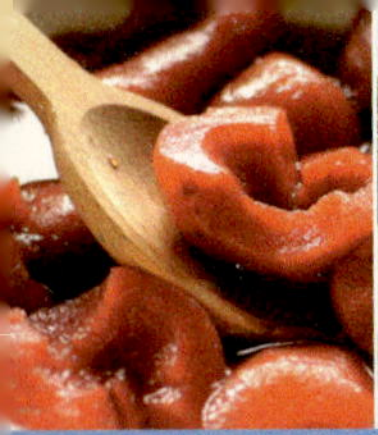
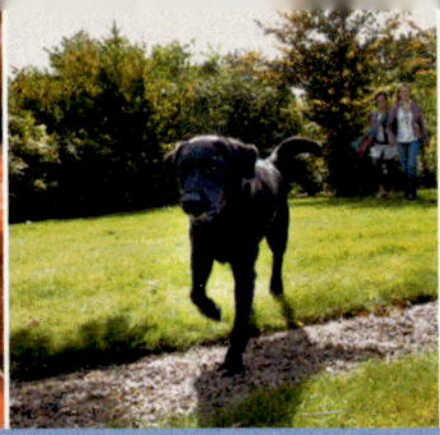
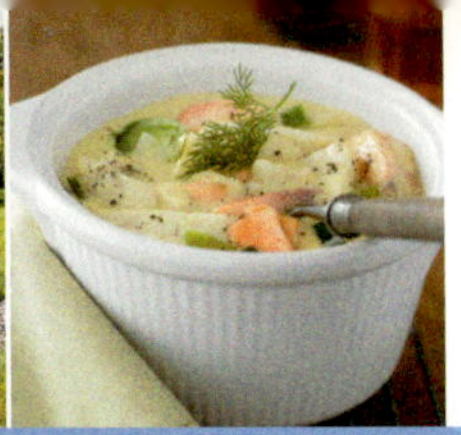
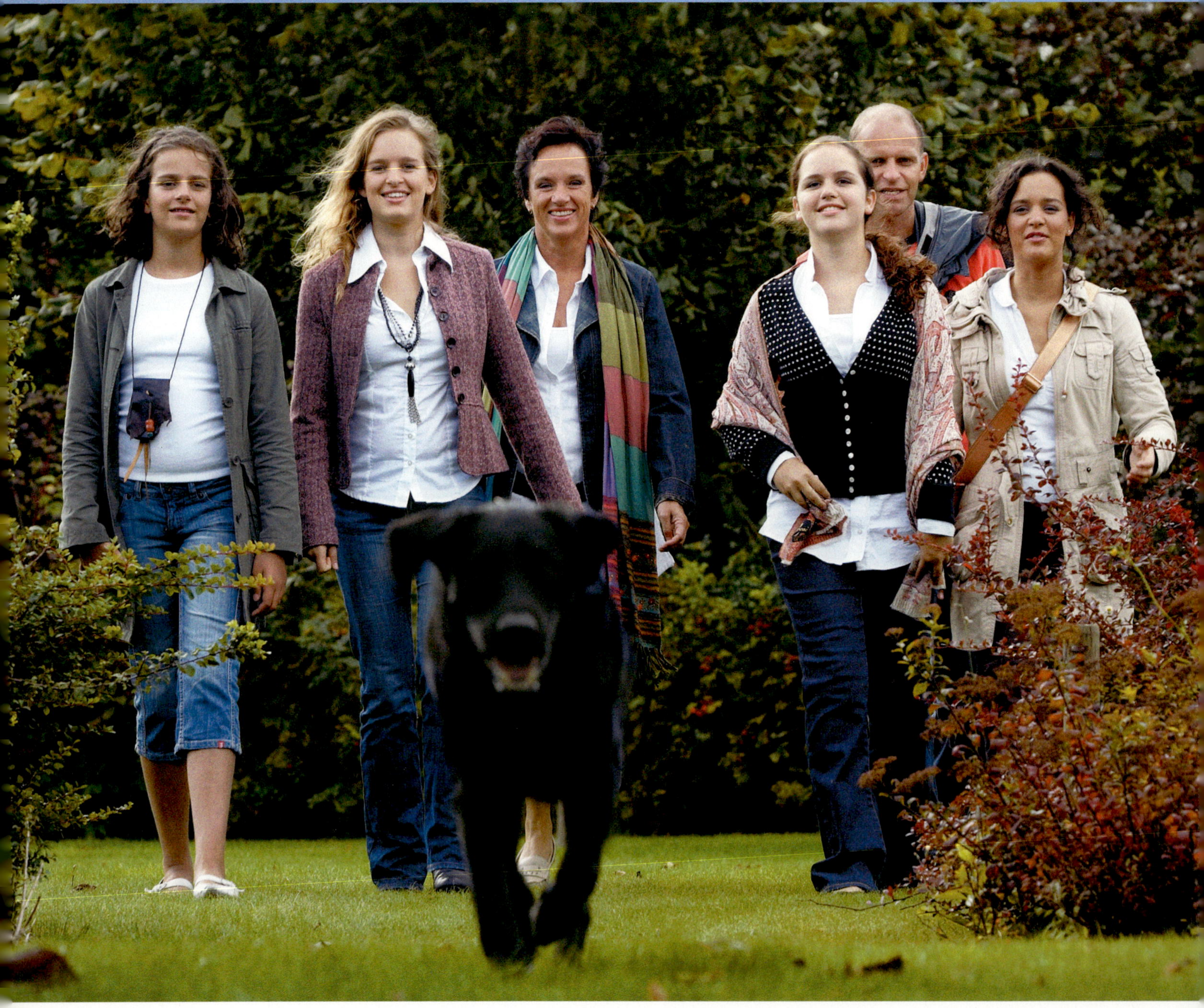

Succesverhaal

'Allemaal een andere invalshoek om mee te doen'

Familie Voorburg: Gert (44), Astrid (45), Leontine (21), Marita (19), Laura (15) en Daphne (11) uit Dordrecht

Vader Gert was altijd al geïnteresseerd in gezonde voeding. Voor moeder Astrid was het eeuwige aankomen en weer afvallen de drijfveer. Bij de vier dochters Leontine, Marita, Laura en Daphne speelde vooral 'strakker in het vel' een belangrijke rol. Astrid was aanvankelijk heel sceptisch over de Sonja Bakker-methode.

'Je hoort veel om je heen dat mensen ermee bezig zijn, maar het leek me niks voor mij.' Toen ze met haar hele gezin toch de knoop doorhakte, sloeg haar reserve al snel om in enthousiasme. 'Dan blijkt dat Sonja Bakker niet alleen voor mensen is die 30 kilo moeten afvallen. Maar ook een uitkomst voor wie een paar kilo's kwijt wil.'

Al snel vond Astrid dat de weekmenu's haar ook een ander inzicht brachten. 'Je leert genieten van het eten. Het is echt fantastisch. Ook voor die jonge meiden zijn er zo veel verleidingen. Maar je komt erachter dat je jezelf tekort doet als je ongezond eet. En dus niet als je een gebakje afslaat.'

In de kelder waar in het verleden koek en snoep werd bewaard, hangt nu een lijst waar het hele gezin elke week plichtsgetrouw hun gewicht op invult. 'Vroeger stond ik er alleen voor als ik wilde afvallen. Nu doen we het met z'n allen. We zijn al een heel eind op weg maar hebben elkaar beloofd dat we pas de teugels een beetje laten vieren als we allemaal ons streefgewicht hebben bereikt.'

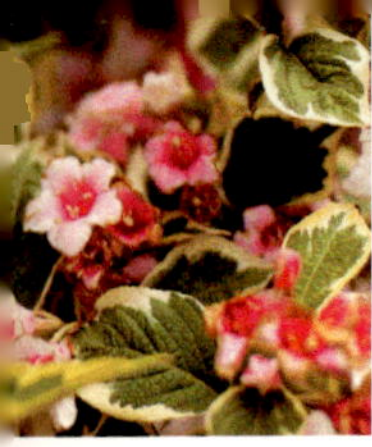
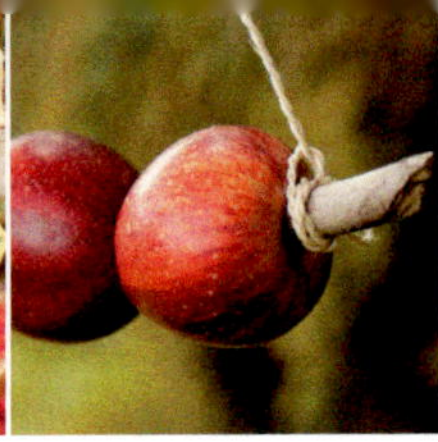
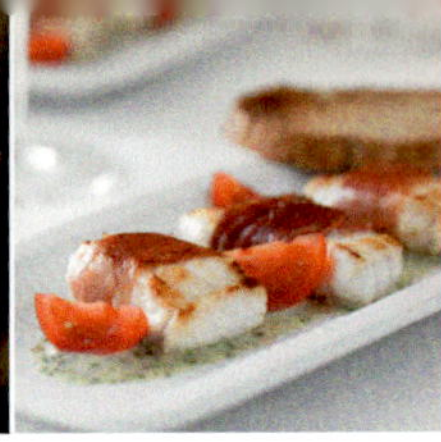

3e weekmenu

De afwijkende producten voor de man zijn met ***roze*** aangegeven. Als er niets bij staat neemt de man dezelfde porties als de vrouw.

Drink elke dag 6 glazen water à 300 ml per glas!

1 liter	=	1000 ml
3/4 liter	=	750 ml
1/2 liter	=	500 ml
1/4 liter	=	250 ml
1/8 liter	=	125 ml = 8 eetlepels

TIP

Eet je liever rijst dan aardappelen? Vervang je aardappelen door dezelfde hoeveelheid rijst.

Maandag

Ontbijt
- 1 glas Fruitontbijt
- ***1 plak ontbijtkoek***
- 1 glas water

Tussendoor
- 1 sinaasappel
- 1 glas water

Lunch
- 2 volkoren boterhammen met halvarine
- 1 beleg 20+ smeerkaas met komkommerschijven
- 1 beleg halvajam
- 1 glas halfvolle melk
- 1 glas water

Tussendoor
- 1 zelfgemaakte shake van 250 gram magere yoghurt met 1 banaan of 1 appel
- 1 glas water

Diner
- 100/***125*** gram rijst (= circa 60 gram ongekookt)
- 125/***150*** gram Wereldgerechten Kip Siam
- 1 schaaltje rauwkost
- 1 glas water

's Avonds
- 1 kop warme chocolademelk light
- 1 glas water

Dinsdag

Ontbijt
- 1 volkoren boterham met halvarine
- 1 beleg sandwichspread komkommer
- 1 glas halfvolle melk
- 1 glas water

Tussendoor
- 1 speculaasje
- 1 glas water

Lunch
- 250 gram magere vruchten kwark
- 1 cracker met halvarine
- 1 beleg filet américain
- 1 glas jus d'orange
- 1 glas water

Tussendoor
- ***1 liga fruitkick***
- 1 glas jus d'orange
- 1 glas water

Diner
- 1 bord zelfgemaakte tomatensoep of een zak Unox kruidige tomatensoep
- 3 stukjes afbakbrood met Boursin light kruidenboter ***voor de man 4 stukjes***
- 1 glas water

's Avonds
- 1 schaaltje magere yoghurt
- 1 kiwi
- 1 glas water

Woensdag

Ontbijt
- 250 gram magere yoghurt met 2 scheplepel muesli ***voor de man 3 scheplepels***
- 1 glas water

Tussendoor
- 1 appel
- 1 glas water

Lunch
- 2 volkoren crackers met halvarine
- 1 beleg 30+ kaas
- 1 beleg Boursin light met kruiden
- 1 glas Optimel drink
- 1 glas water

Tussendoor
- 1 kop warme chocolademelk light
- 1 glas water

Diner
- 125/***150*** gram gekookte aardappelen
- 200 gram broccoli
- 75 gram tartaar
- 1 juslepel magere jus
- 1 glas water

's Avonds
- 1 mandarijnen ***voor de man 2***
- 1 glas water

Donderdag

Ontbijt
- 250 ml halfvolle melk met 4 scheplepels Brinta of 250 gram yoghurt met 1 scheplepel muesli

Tussendoor
- 1 Evergreen (1 stuk)
- ***1 sinaasappel***

Lunch
- 1 krentenbol met halvarine
- 1 cracker met halvarine
- 1 beleg kipfilet
- 1 schaaltje magere gele vla

Tussendoor
- 1 glas verse sap (naar keuze)

Diner
- 225/***250*** gram nasi (= 60 gram ongekookte rijst, 200 gram nasi-groente pakket, 75 gram kipfilet, nasikruiden)
- 1 schaaltje rauwkost

's Avonds
Streng!

Vrijdag

Ontbijt
- 1 glas fruitontbijt
- ***1 rijstwafel***

Tussendoor
- 1 Bammetje of 1 Snelle Jelle (= voorverpakte ontbijtkoek)

Lunch
- 2 crackers met halvarine
- 2 beleg appelstroop
- 1 trosje druiven

Tussendoor
- 1 volkoren biscuit of 1 speculaasje

Diner
- 125/***150*** gram aardappelpuree crème fraîche (pakje)
- 200 gram wortelen met doperwten
- 75 gram rundervink
- 1 juslepel magere jus

's Avonds
- 1 glas rode wijn of 1 glas jus d'orange
- 3 stukjes stokbrood met tapenade of filet américain

Zaterdag

Ontbijt
- 1 volkoren beschuitje met halvarine
- 1 beleg vruchtenhagel
- 1 glas Optimel drink

Tussendoor
- 1 appel

Lunch
- 1 luxe pistolet met 30+ kaas of 1 gekookt ei
- 1 glas verse jus d'orange

Tussendoor
- 1 plakje vetarme cake (Cakyline) of 1 eierkoek

Diner
- 1 kop heldere bouillon (Opkikker)
- 1 portie kabeljauwfantasie (recept v/d week)
- 2 geroosterde boterhammen met Boursin light

's Avonds
- 1 glas rode wijn of 1 glas jus d'orange
- 1 zakje Snack a Jack

Zondag

Ontbijt
- 1 volkoren afbakpistolet met halvarine
- 1 beleg rosbief of filet américain
- 1 glas verse jus d'orange

Tussendoor
Streng!

Lunch
- 1 tosti ham/30+ kaas
- 1 schaaltje magere gele vla (Optimel)

Tussendoor
- 1 plakje vetarme cake of 1 Bastogne koekje

Diner
- 100/***125*** gram gebakken aardappelen in olijfolie
- 100 gram biefstuk met ui en champignons
- 1 schaaltje rauwkost

's Avonds
- 1 glas rode wijn of 1 glas jus d'orange

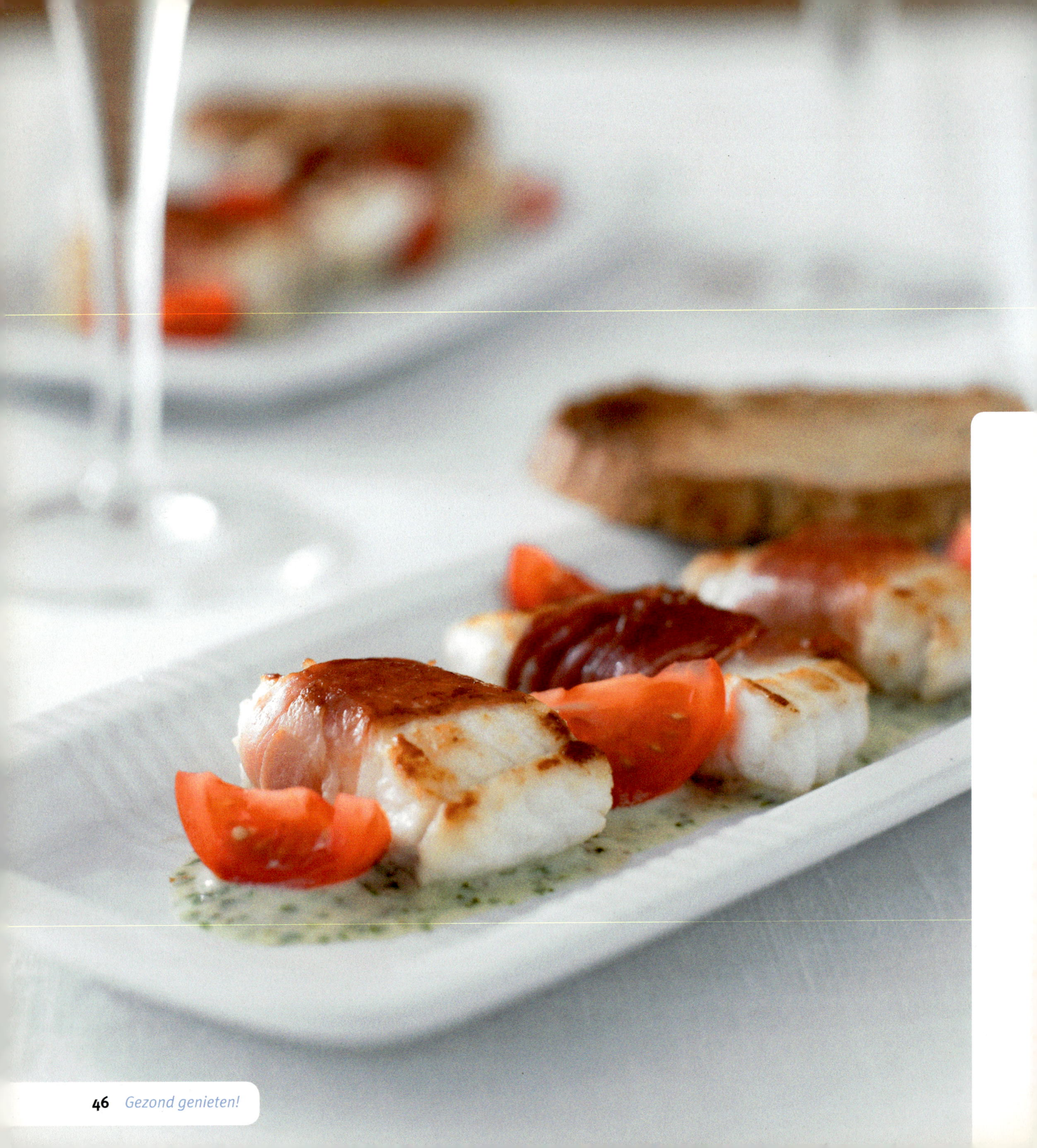

week 3 - recept van de week

Kabeljauwfantasie

voor 4 personen

ingrediënten

300 gram kabeljauw
4 plakjes rauwe ham
2 theelepels gedroogde basilicum
2 eetlepels wijn- of balsamico azijn
1 theelepel mosterd
1 theelepel suiker
1 teentje knoflook
2 dl demi crème fraîche
5 kerstomaatjes
1 eetlepel olijfolie
peper en zout

Extra
prikkers

bereiding

Oven ongeveer 10 minuten voorverwarmen op 200 °C. Snijd de vis in 12 gelijke stukjes. Bestrooi ze met peper en zout. Snijd de plakjes ham met een scherp mes in 3 lange repen, rol elke reep om een stukje vis en zet het met een prikker vast. Plaats de kabeljauw dan 8 minuten in een ingevette ovenschaal in de oven.
Doe de basilicum met de azijn, mosterd en suiker in een hoge beker, pers de knoflook erboven uit en doe de demi crème fraîche erbij. Pureer het geheel met de staafmixer. Breng de saus op smaak met peper en zout. Snijd de tomaatjes in vieren en leg het bij de kabeljauw.

Tip
Ook lekker als voorgerecht bij een feestelijke maaltijd.

Bevat per portie:
circa 330 kcal.

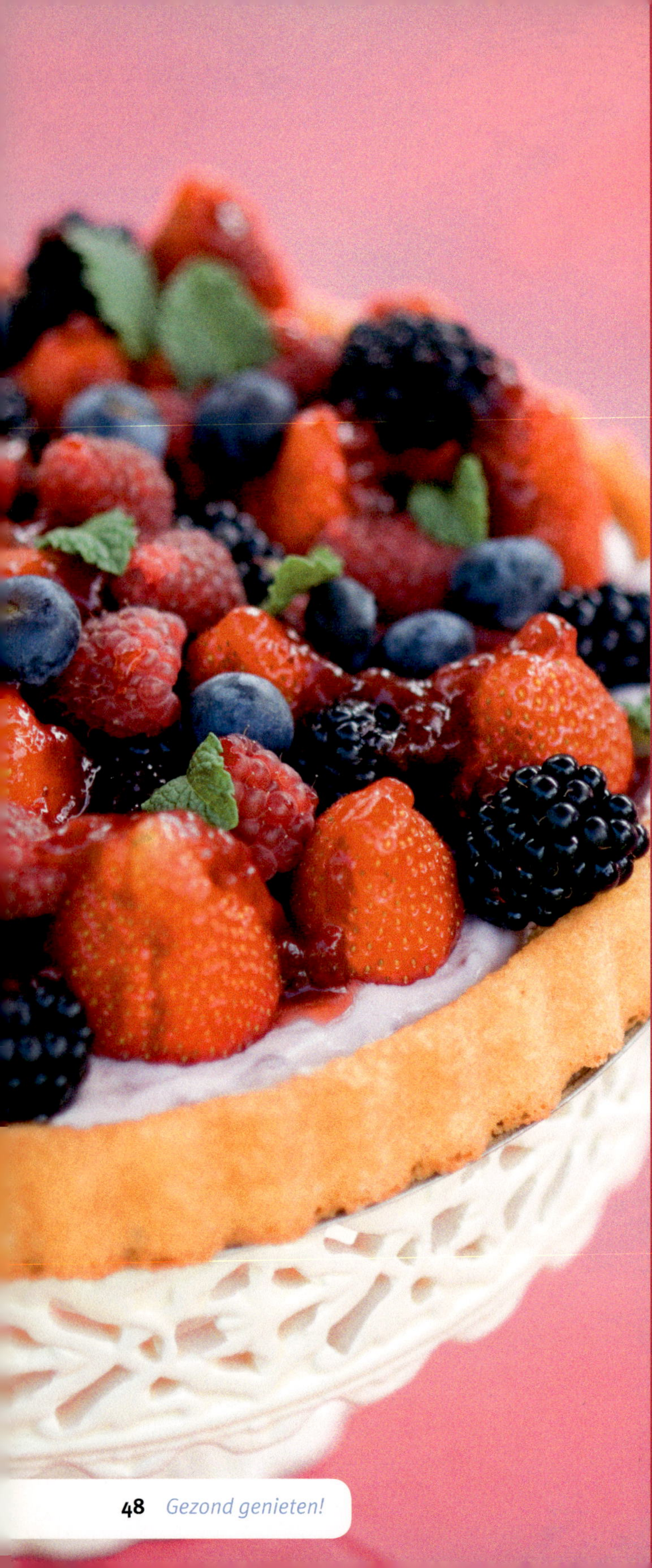

Lunch en koffie buiten de deur

Koffie en lunchkaart

Wanneer je buiten de deur koffie of thee drinkt of gaat lunchen, zijn de verleidingen groot. De zoetigheid en de calorieën vliegen je werkelijk om de oren in de horeca. Gun jezelf af en toe een verwenmoment en wees daarna weer wat strenger voor jezelf. Maar ook door een bewuste keuze te maken van de koffie of lunchkaart, kun je voorkomen dat je aankomt.

Koffietijd

Bestel dit wel:

- Koffie = 0 kcal, 0 gram vet
- Muffin = 170 kcal, 8 gram vet
- Brownie = 160 kcal, 4,6 gram vet
- Punt rijstevlaai = 255 kcal, 10,9 gram vet
- Punt vruchtenvlaai = 190 kcal, 7,5 gram vet

Beter is het om alleen je mini-chocolaatje = 39 kcal of je speculaaskoekje = 48 kcal te eten die al bij je koffie zit.

Wist je dat?

Een koffie verkeerd zonder suiker al 40 kcal bevat.

Bestel dit liever niet:

- Koffiespecialiteiten als koffie met caramel-, hazelnoot-, kaneelsiroop en slagroom
- Koffiebroodje = 329 kcal, 9 gram vet
- Bossche bol = 349 kcal, 27,4 gram vet

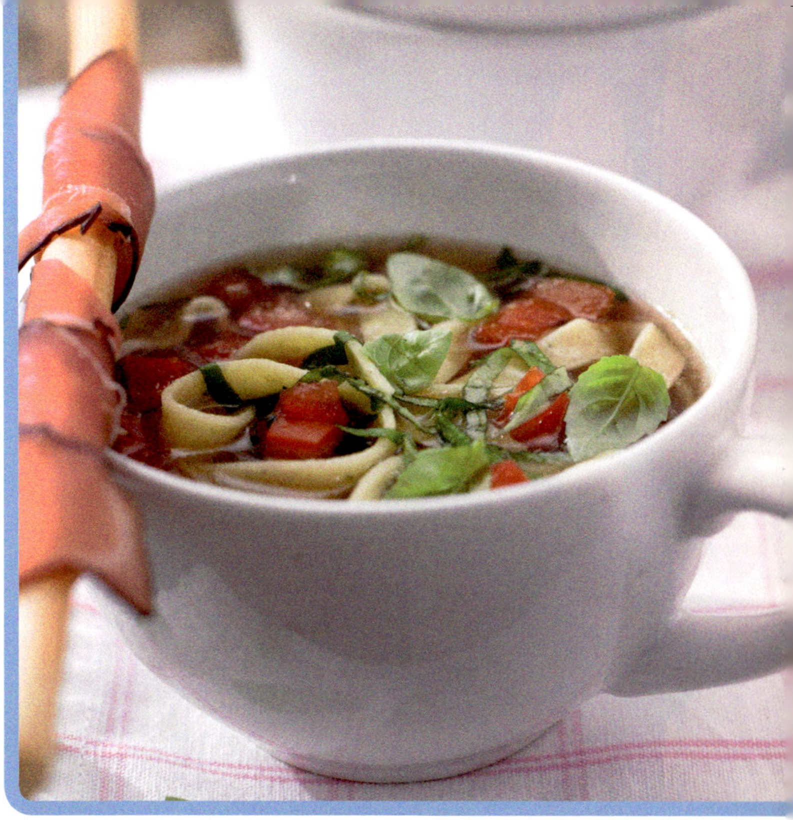

- Punt monchoutaart = 380 kcal, 32,7 gram vet
- Punt slagroomtaart = 300 kcal, 20 gram vet
- Tompouce = 290 kcal, 13,9 gram vet
- Punt appeltaart = 280 kcal, 7,2 gram vet
- Kaascroissant = 280 kcal, 16 gram vet
- Saucijzenbroodje = 270 kcal, 28,5 gram vet

Lunchkaart

Bestel dit wel:

Soep en brood

- Heldere groente-, tomaten- en kippensoep
- Bruin (stok)broodje, (been)ham, rookvlees, filet américain, fricandeau, rosbief, kip- en kalkoenfilet, gezond met 30+ kaas (vraag dit goed na aan de ober, dat ze geen volvette kaas gebruiken en geen roomboter, maar dit vervangen door 30+ kaas met halvarine)
- Broodje tonijn of (gerookte) zalm met ui en kappertjes
- Tosti ham/kaas 30+ met ketchup (vraag goed aan de ober of er echt 30+ kaas tussen zit)

Salades

- Klassieke Caesar salade van groene sla, ansjovis en Parmezaanse kaas, zonder croutons.
- Salade van tonijn en olijven met tomatentapenade
- Salade van gegrilde groenten
- Salade caprese (tomaat, basilicum, mozzarella)
- Sla van witlof en appel met gegrilde kip
- Verder alle salades met kip, kalkoen, vis of vega-variant

Bestel dit liever niet:

Soep en brood

- Gebonden en romige soepen
- Erwtensoep met spek/worst
- Wit (stok)broodje met eier-, tonijn-, kipkerrie-, krab-, zalmsalade, oude kaas, salami of roompaté
- Uitsmijters met ham en kaas of boerenomelet

TIP

- Vraag de dressing apart en doseer met mate!
- Liever geen stokbrood of toast bij de salade. Als je toch trek hebt in stokbrood, vraag dan om volkoren stokbrood en neem dan maximaal drie stukjes in verband met de koolhydraten.

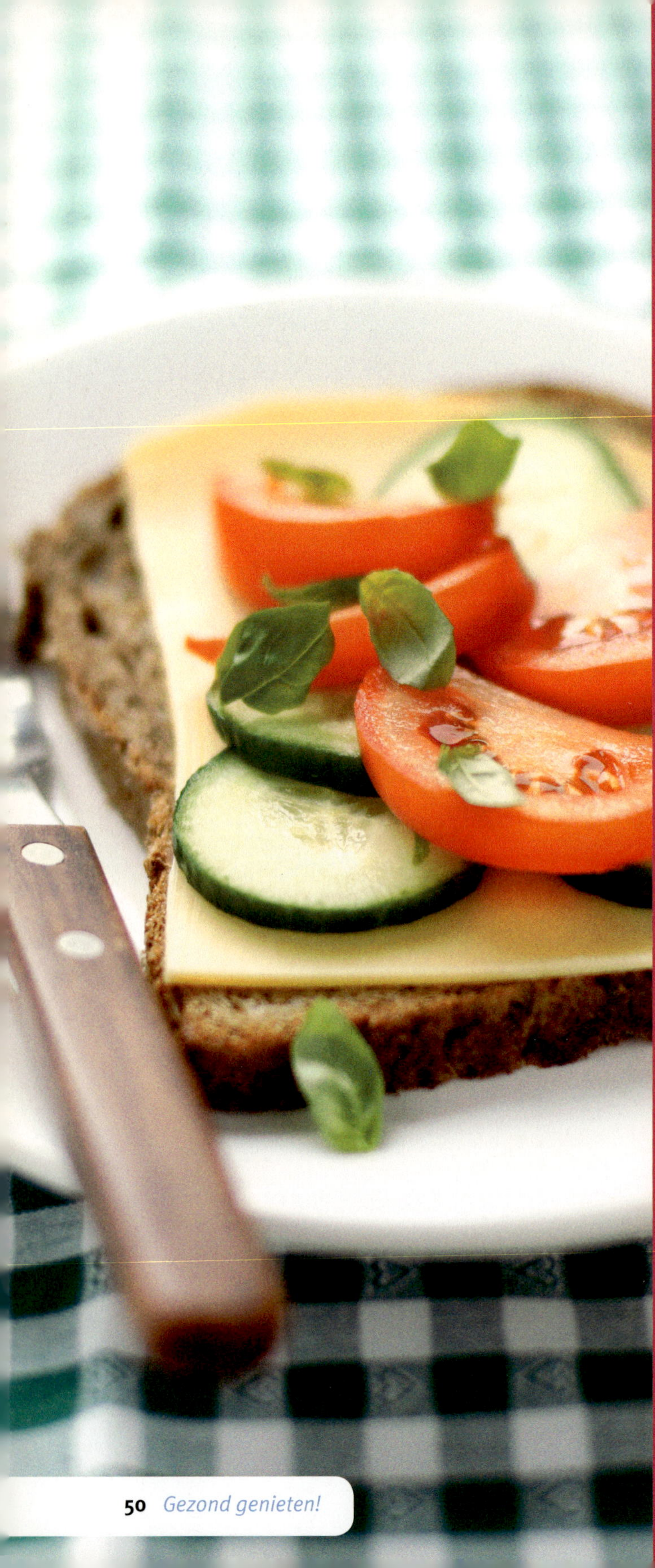

Weet wat je eet!

Hartig beleg voor op brood

aantal kcal en grammen vet per 100 gram

Krabsalade	= 310 kcal, 28 gram vet
Vegetarische tuinkruidenpaté	= 270 kcal, 24 gram vet
Sandwichspread naturel	= 230 kcal, 18,4 gram vet
Sandwichspread tonijn	= 185 kcal, 13,7 gram vet
Sandwichspread Komkommerspread	= 166 kcal, 11,4 gram vet
Zuivelspread bieslook light	= 160 kcal, 12 gram vet
Rundvleessalade	= 160 kcal, 9 gram vet
Knakworstjes	= 144 kcal, 10 gram vet

Weet wat je eet!

Brood(vervangers)

1 snee volkorenbrood = 2 volkoren crackers
1 snee volkorenbrood = 2 beschuitjes
1 snee volkorenbrood = 2 cracottes
1 snee volkorenbrood = 1 krentenbol
2 snee volkorenbrood = 1 mueslibol
1 snee volkorenbrood = 1 snee roggebrood
1 snee volkorenbrood = 1 bruine kadet
2 snee volkorenbrood = 1 (afbak) pistolet

Vragen

Mag ik onbeperkt water drinken?
Om alle afvalstoffen uit je lichaam te laten afvoeren, adviseer ik om twee liter water of rooibosthee te drinken. Wanneer je meer dan vier liter water op een dag drinkt, bestaat het gevaar dat ook vitaminen en mineralen die je nodig hebt, versneld je lichaam verlaten. Te veel water drinken, dus meer dan 4 liter per dag is slecht voor je nieren.

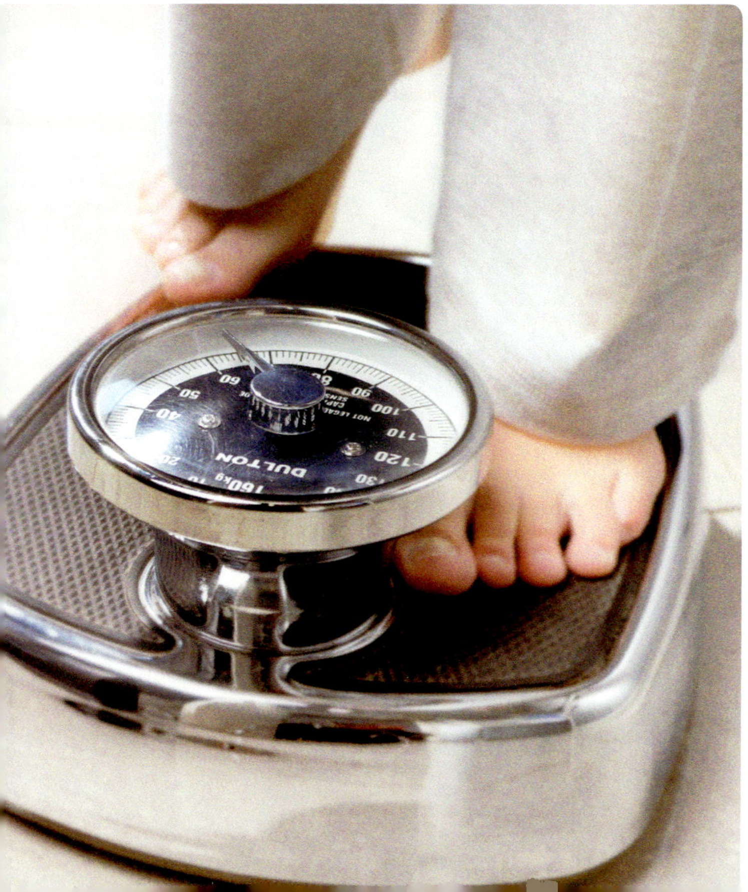

Wat moet ik doen als ik een product niet lekker vind?
Als je iets niet lust, kun je het product vervangen door een product uit dezelfde groep. Bijvoorbeeld karnemelk in plaats van Optimel of bloemkool voor rode kool.

Is alcohol toegestaan in het weekmenu?
Je mag één glaasje rosé of rode wijn per dag drinken. Pas op met bier, daarin zit maltose en dat is een dikmaker. Wanneer je veel bier drinkt, zal het afvallen erg moeizaam gaan.

Ik heb last van hoofdpijn, komt dit door het afvallen?
Je lichaam heeft de eerste tijd nodig om af te kicken van koekjes, chocolade, chips en andere lekkere dingen die je normaal at, dat voelt écht niet prettig. Daarbij komt ook nog eens dat je lichaam tijdens de eerste weken afvalstoffen produceert, die je zo spoedig mogelijk uit je lichaam moet krijgen. Vandaar dat je altijd circa twee liter water per dag moet drinken, dit helpt bij de afvoer hiervan. Wanneer je bijvoorbeeld wel genoeg drinkt, maar niet genoeg plast, dan blijven deze stoffen té lang in je lichaam en kun je klachten krijgen, die op griep lijken. Dit kun je controleren door 's avonds de kleur van je urine te checken: donker van kleur, je drinkt te weinig, bijna doorzichtig: je hebt genoeg gedronken. Na een kleine week moeten deze klachten overigens weg zijn.

HOOFDSTUK 5

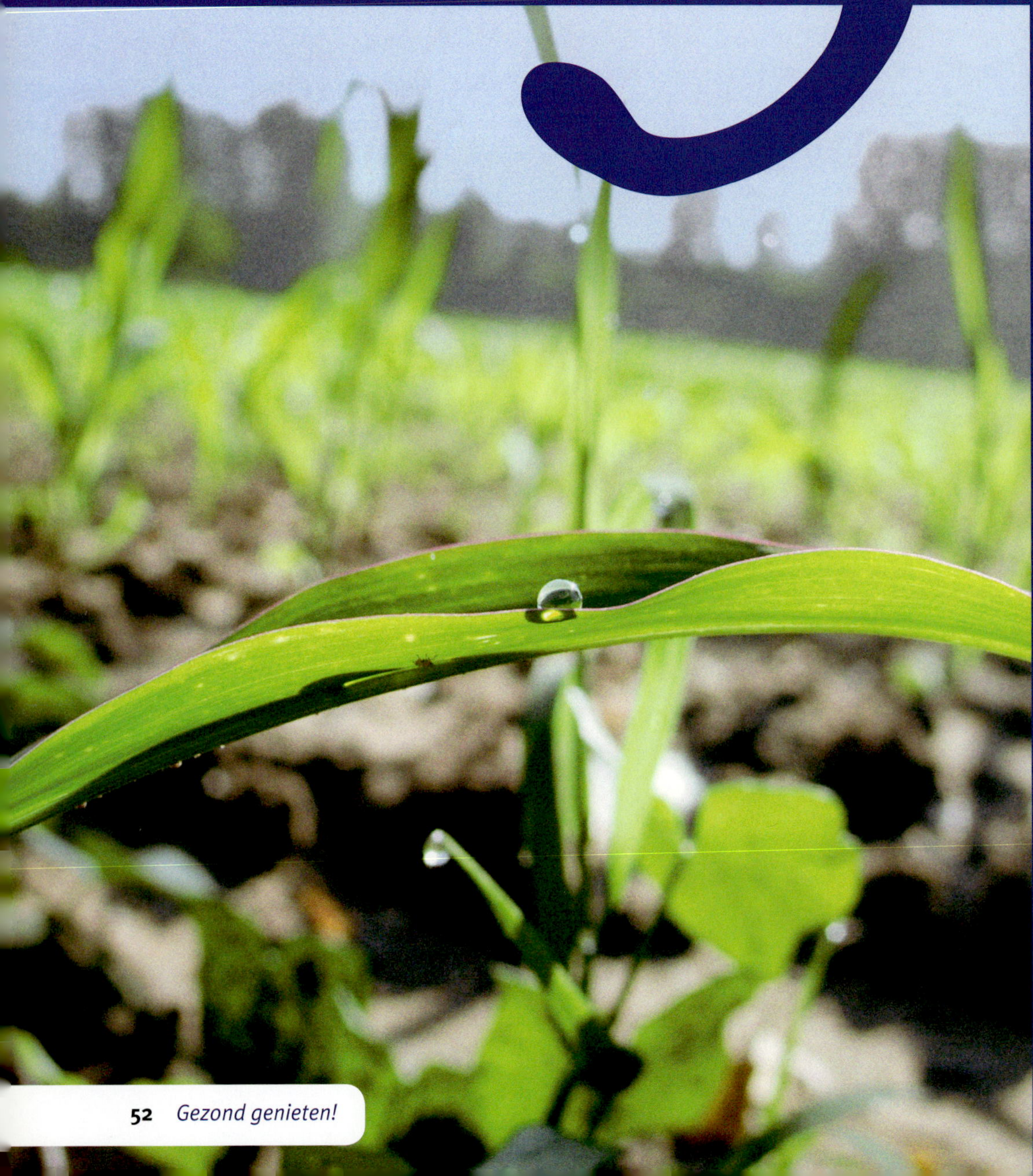

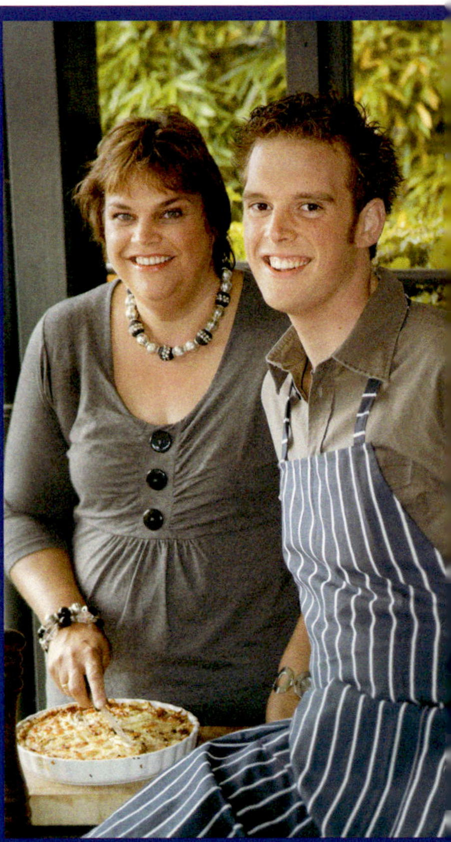

'Het lukt alleen als jij het mogelijk maakt!'

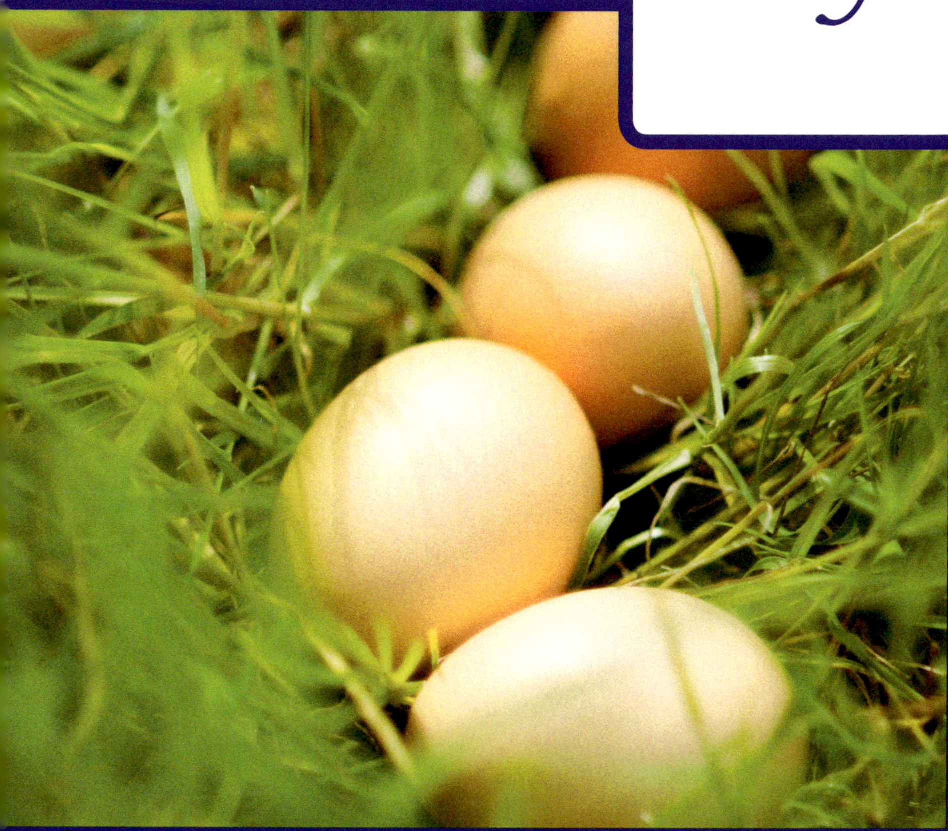

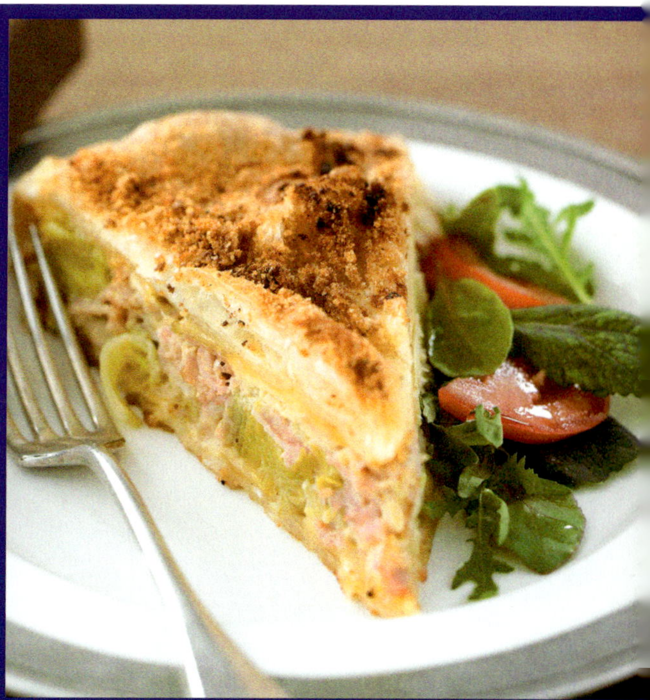

Thema: je kunt meer dan je denkt!

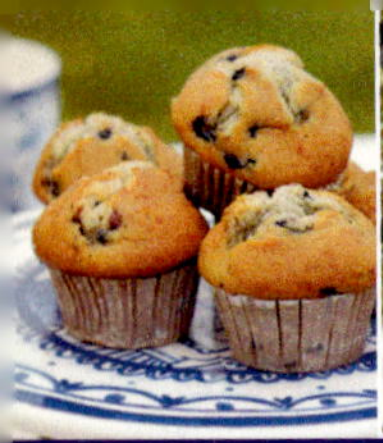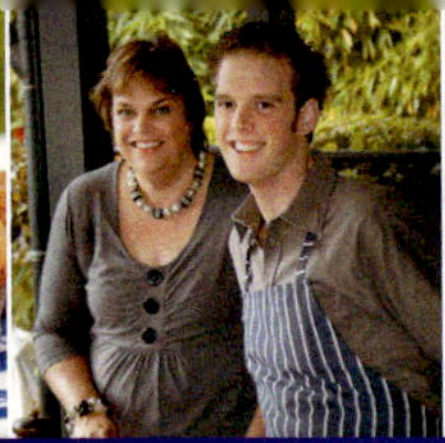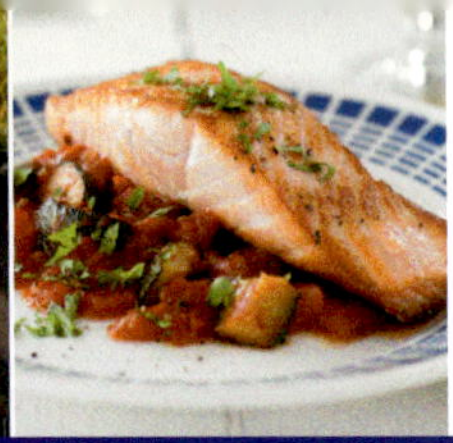

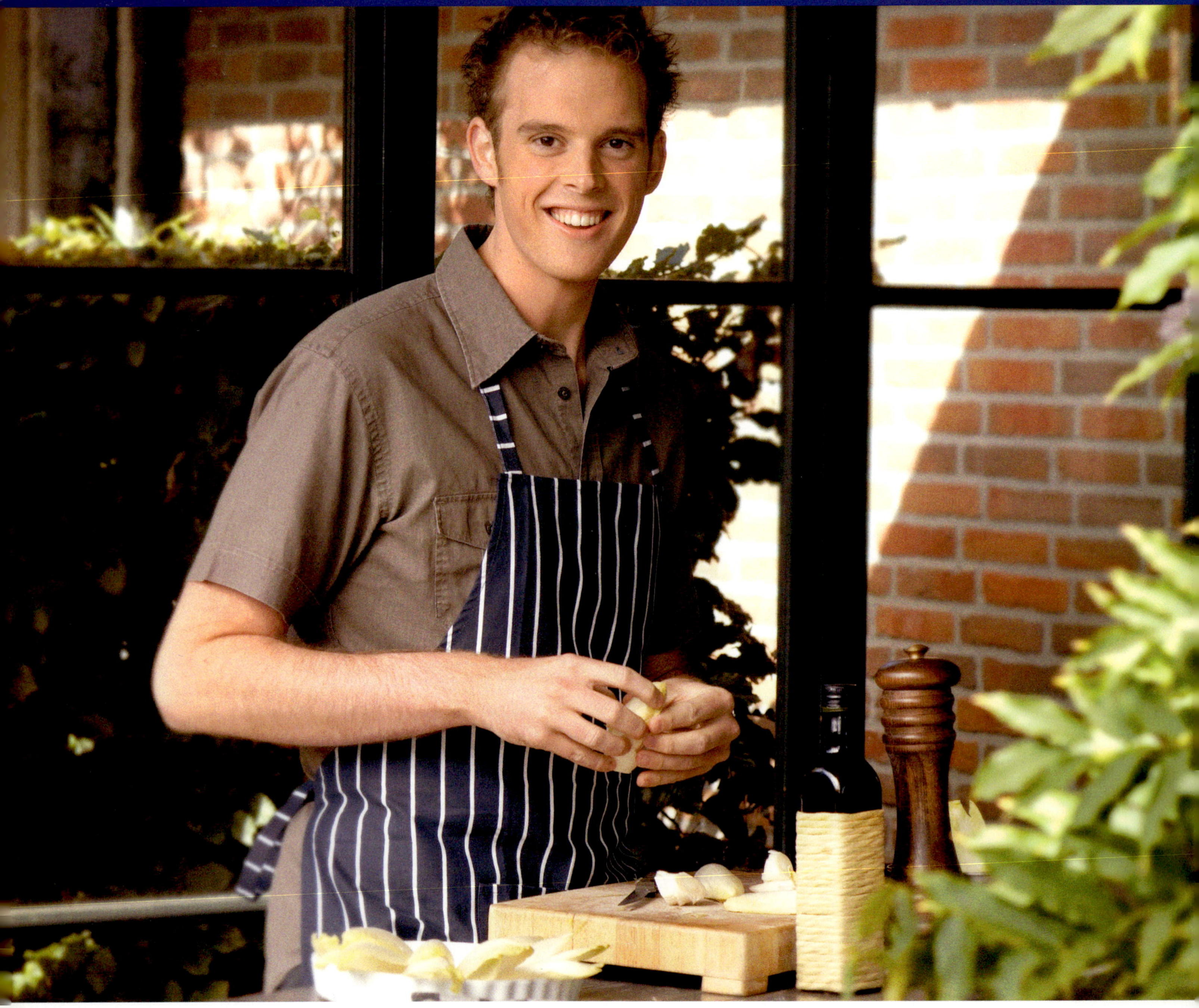

Succesverhaal

Maarten (20) uit Koedijk

'In nog geen zeven maanden 50 kilo kwijt!'

Wanneer er een record zou bestaan voor afslanken met de Sonja Bakker-methode zou de 20-jarige Maarten hoge ogen gooien. In nog geen zeven maanden tijd verloor de student maar liefst 50 kilo! Als hij de prestaties van zijn vader, moeder, en zuster meerekent komt het gezin in de buurt van de 120 kilo gewichtsverlies.

Voor Maarten werd zijn overgewicht een steeds grotere belemmering. 'Al vanaf mijn twaalfde kwam ik behoorlijk aan. We weten nog steeds de oorzaak niet precies. Wel was duidelijk dat het te maken had met stemmingen. En zo kom je in een vicieuze cirkel. Als je dan uiteindelijk dik 140 kilo weegt, voel je je niet prettig.'

Zijn besluit om de zaken drastisch aan te pakken had ook te maken met zijn hbo-studie verpleging. 'Hoe moet je uitleggen aan mensen dat ze gezonder moeten leven als je zelf 140 kilo weegt? Dan kun je het niet meer geloofwaardig overbrengen.'

Inmiddels is zijn lichaam aan zijn nieuwe voedingspatroon gewend. 'Als ik eens een dagje zondig, doe ik daarna een fruitdag of een dagje Sonja. En mijn moeder doet enthousiast mee. Mijn lichaam is er nu zo aan gewend, dat ik niet terug hoef op de weegschaal. Het gaat goed.'

Het grootste compliment dat Maarten nu dagelijks ervaart, is dat hij onherkenbaar is geworden. 'Mijn huisarts vroeg laatst mijn naam terwijl hij me toch goed kent, en vrienden van de havo lopen me stomweg voorbij. Het is echt een metamorfose en niet alleen lichamelijk, ook geestelijk ben ik er bijzonder van opgeknapt.'

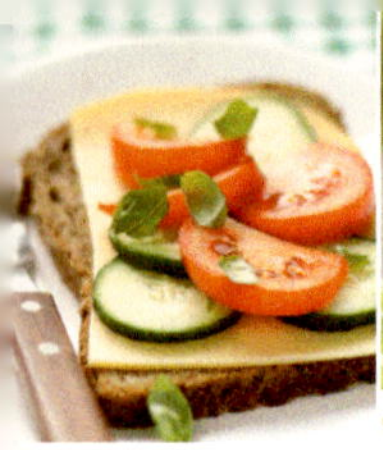 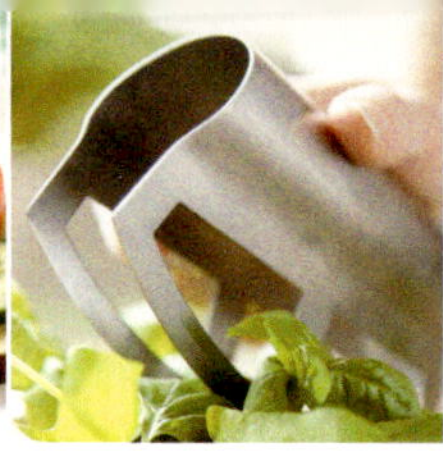 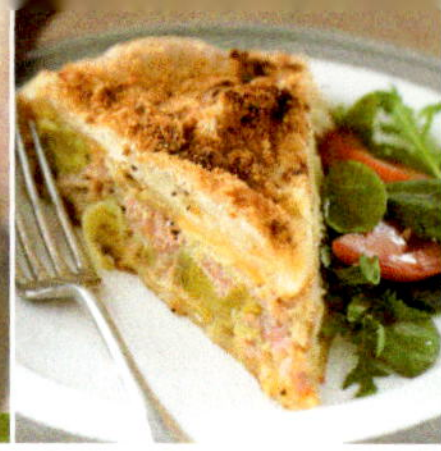

4e weekmenu

De afwijkende producten voor de man zijn met ***blauw*** aangegeven. Als er niets bij staat neemt de man dezelfde porties als de vrouw.

Drink elke dag 6 glazen water à 300 ml per glas!

1 liter	**=**	**1000 ml**
3/4 liter	**=**	**750 ml**
1/2 liter	**=**	**500 ml**
1/4 liter	**=**	**250 ml**
1/8 liter	**=**	**125 ml = 8 eetlepels**

TIP
Deze week vind je bij het diner weinig koolhydraten om het afvallen te bevorderen. Gebruik deze week na de feestdagen.

Maandag

Ontbijt
- 2 kiwi's
- ***1 rijstwafel***
- 1 glas jus d'orange
- 1 glas water

Tussendoor
- 1 banaan
- 1 glas water

Lunch
- 2 volkoren boterhammen met sandwichspread
- 1 kop heldere bouillon (Opkikker)
- 1 glas water

Tussendoor
- 1 appel
- 1 glas water

Diner
- 200 gram kabeljauw
- 1 schaaltje salade met komkommer, lente-ui, tomaten en yoghurtdressing
- 1 glas water

's Avonds
- 1 schaaltje magere yoghurt
- 1 glas water

Dinsdag

Ontbijt
- 2 cracottes met halvarine en halvajam
- 1 glas jus d'orange
- 1 glas water

Tussendoor
- 2 kiwi's
- 1 glas water

Lunch
- 250 gram magere yoghurt met 3 scheplepels muesli
- 1 krentenbol met halvarine
- 1 glas water

Tussendoor
- 1 plakje ontbijtkoek ***voor de man 2 plakjes***
- 1 glas water

Diner
- 150 gram gebakken kipfilet met champignons en gebakken uien
- 1 schaaltje rauwkostsalade
- 1 glas water

's Avonds
- Streng!
- 1 glas water

Woensdag

Ontbijt
- 1 omelet van 2 eieren en geraspte 30+ kaas (geen boterham erbij)
- ***1 cracotte***
- 1 glas water

Tussendoor
- 1 glas Optimel drink
- 1 glas water

Lunch
- 2 volkoren boterhammen met halvarine
- 1 beleg achterham
- 1 beleg rookvlees met komkommer
- 1 kop heldere bouillon (Opkikker)
- 1 glas water

Tussendoor
- 1 schaaltje komkommerschijven dippen in yoghurtdressing of 1 appel
- 1 glas water

Diner
- 100/***125*** gram roergebakken gamba's met knoflook of 100/***125*** gram kipfiletreepjes
- 1 schaaltje gemengde groene salade
- 1 volkoren pistolet
- 1 glas water

's Avonds
- 1 schaaltje magere yoghurt
- 1 glas water

= strenge week

Donderdag

Ontbijt
- 250 gram magere yoghurt met 3 scheplepels muesli
- 1 glas water

Tussendoor
- 1 Evergreen ***voor de man het hele pakje***
- 1 glas water

Lunch
- 2 crackers met halvajam
- 1 schaaltje gemengd fruit (max. 3 stuks fruit)
- 1 glas water

Tussendoor
- 1 glas fruitontbijt
- 1 glas water

Diner
- 200 gram broccoli
- 100 gram rundvleesblokjes (roerbakken) of 1 vegaburger met 1 eetlepel amandelsnippers of 1 eetlepel geraspte 30+ kaas
- 1 glas water

's Avonds
- Streng!
- ***1 peer***
- 1 glas water

Vrijdag

Ontbijt
- 1 appel en 1 sinaasappel
- 1 glas water

Tussendoor
- 1 plak ontbijtkoek
- 1 glas water

Lunch
- 2 cracottes met halvarine
- 2 beleg halvajam
- 250 gram magere vruchtenkwark
- 1 glas water

Tussendoor
- 1 volkoren biscuit
- 1 glas water

Diner
- 125/***150*** gram ovenfrites
- 1 schaaltje gemengde groene salade
- 1 eetlepel fritessaus light
- 1 glas water

's Avonds
- 1 glas rode wijn of 1 glas jus d'orange
- 2 kipfiletrolletjes met zure augurk
- 1 glas water

Zaterdag

Ontbijt
- 1 gezonde shake (250 gram magere yoghurt, 2 schijven ananas, 1 scheutje jus d'orange, even mixen)
- 1 glas water

Tussendoor
- 1 Evergreen
- 1 glas water

Lunch
- 2 cracottes met halvarine
- 1 beleg filet américain
- 1 beleg 30+ kaas
- 1 glas water

Tussendoor
- 1 appel
- 1 glas water

Diner
- 100/***125*** gram zalmfilet of tonijnmoot
- 250 gram roerbakgroenten
- 1 glas water

's Avonds
- 1 glas rode wijn of 1 glas jus d'orange
- 1 bakje cracottes luchtige zoutjes LU (=30 gram)
- 1 glas water

Zondag

Ontbijt
- 1 afbakpistolet met 1 plak gesmolten 30+ kaas
- 1 glas verse jus d'orange
- 1 glas water

Tussendoor
- 1 plak ontbijtkoek
- 1 glas water

Lunch
- 1 afbakpistolet met filet américain of achterham
- 1 glas halfvolle melk
- 1 glas water

Tussendoor
- 2 mandarijnen of 1 sinaasappel
- 1 glas water

Diner
- 1 portie (200/***225*** gram) quiche van prei (recept v/d week) bewust geen rijst!
- 1 schaaltje rauwkostsalade
- 1 glas water

's Avonds
- 1 glas rode wijn of 1 glas jus d'orange
- 1 glas water

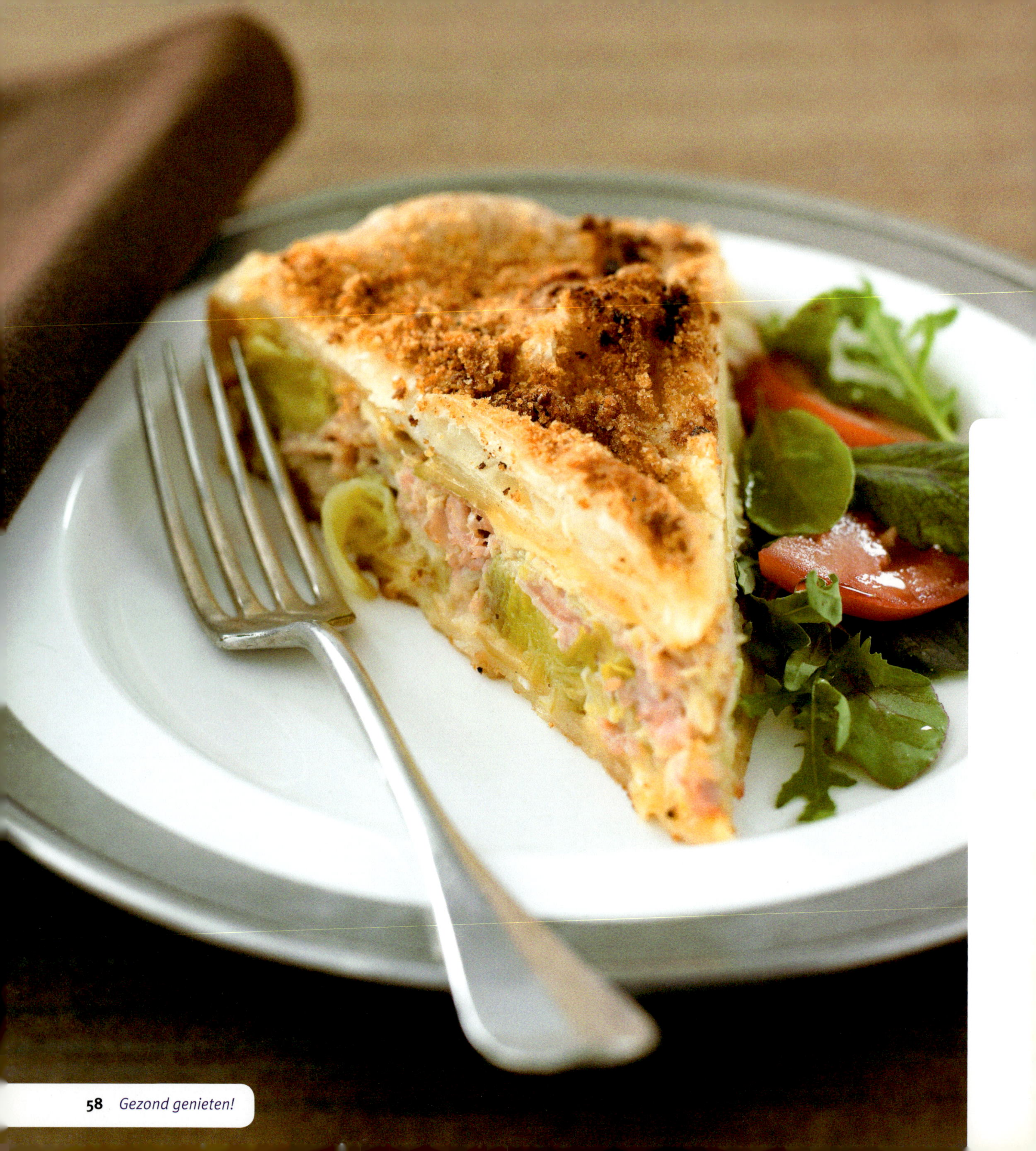

week 4 - recept van de week

Quiche van prei

voor 4 personen

ingrediënten

3 à 4 plakjes margarine bladerdeeg voor 1 taart
800 gram prei
150 gram achterham in plakken gesneden
1 ei
zout en peper
4 plakken 30+ kaas
paneermeel
2 teentjes knoflook

Extra
springvorm
Bakspray van Dr. Oetker

bereiding

Ontdooi de plakjes bladerdeeg. Prei in stukjes snijden, wassen en even kort koken. Springvorm insprayen en de oven voorverwarmen op 200 °C. Bladerdeeg een beetje uit elkaar trekken en in de vorm leggen. Ham in stukjes snijden en mengen met prei, uitgeperste knoflook, ei en zout. Leg de kaas op de bodem en bedek met het preimengsel. Bestrooi met paneermeel en bak ongeveer 45 minuten in de oven op 200 °C.

Tip
Heel lekker met een frisse salade.

Bevat per portie:
circa 241 kcal.

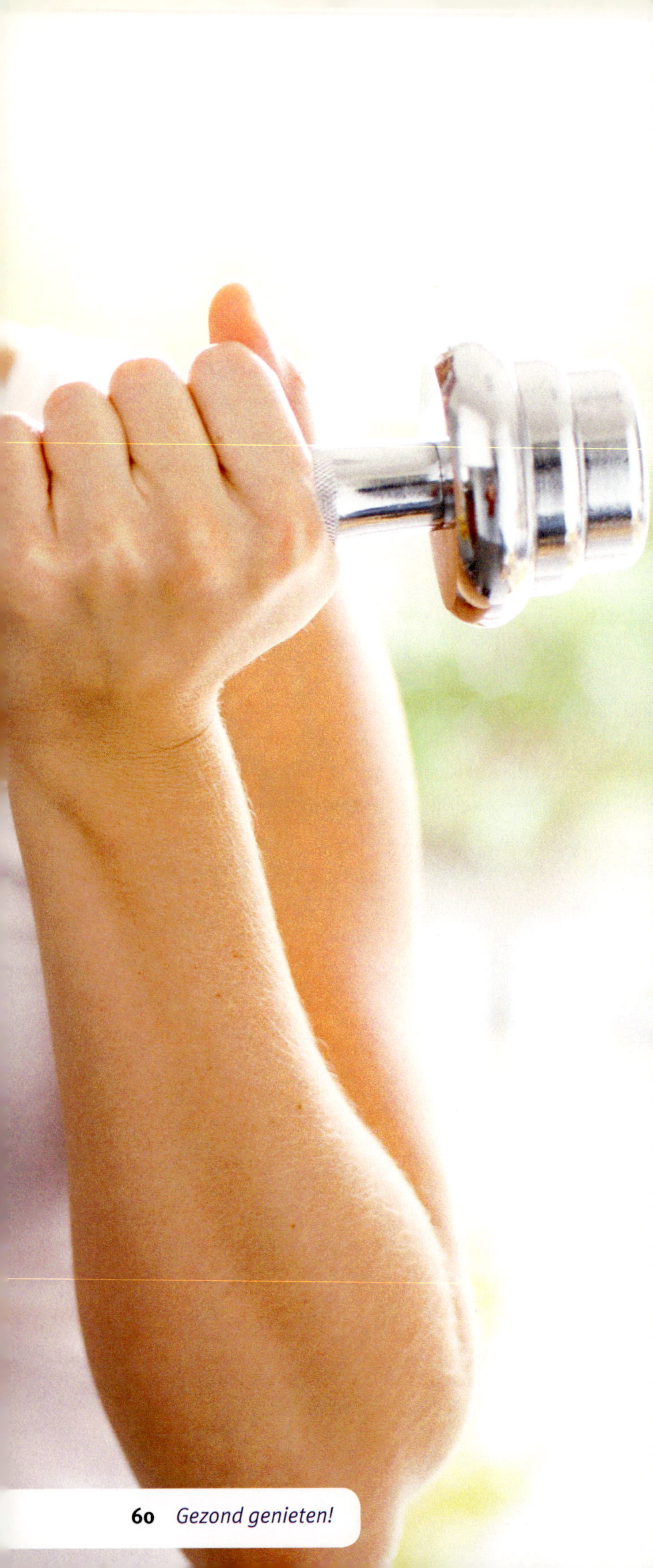

Je kunt meer dan je denkt!

Je bent intussen een paar weken bezig met het volgen van de weekmenu's uit dit boek. Vet en ongezond eten (onvolwaardige voeding) kan je nu in de verleiding brengen. Het is nu extra belangrijk om je motivatie vast te houden! Denk maar aan een chocoladereep, dat is 'Eén minuut plezier in je mond en tien weken op je kont!'

Deel je ervaringen

Wissel ervaringen uit met vriendinnen of collega's die ook mijn methode volgen. Benoem bijvoorbeeld een collega tot je 'afval-buddy'. En vraag hem of haar je te stimuleren in je doel om af te vallen. Klop bij die persoon aan bij de moeilijke momenten. Je kunt ook op het forum van mijn website, met anderen je ervaringen uitwisselen om je motivatie op peil te houden.

Geduld

Wanneer je een keer een week weinig of niet bent afgevallen, laat je dan niet ontmoedigen. Ieder mens en ieder lichaam is anders. De één valt sneller af dan de ander. Komt je menstruatie er aan, dan kun je vocht vast houden en zo een kilo zwaarder zijn. Wanneer je veel gaat sporten kan het ook zo zijn dat je eerst iets zwaarder wordt; spieren wegen meer dan vet.

Om over na te denken...

Uit onderzoek blijkt dat heel veel mensen voor de buis hun

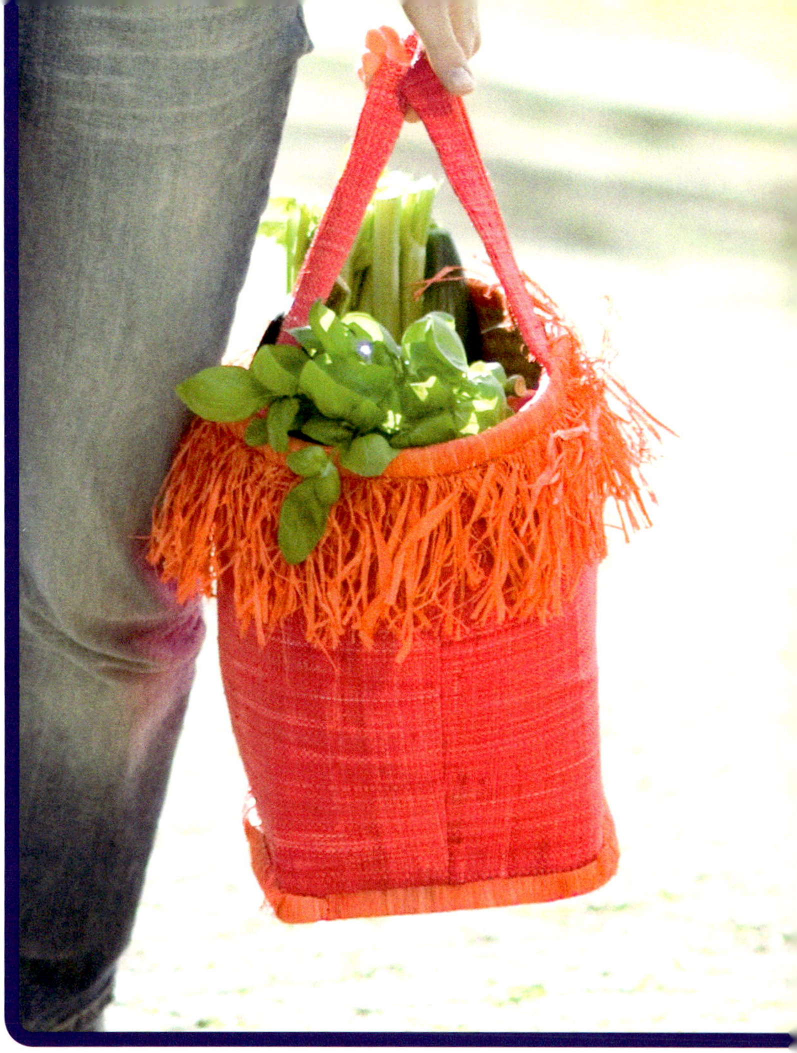

avondmaal opeten. Doordat je met een half oog televisie kijkt en tegelijkertijd eet, geniet je minder van je maaltijd, kauw je slechter en heeft je lichaam meer moeite het eten te verteren. Bovendien raak je door goed te kauwen sneller verzadigd en kan haastig eten leiden tot winderigheid. En goed kauwen helpt om vet te verbranden!

Omgaan met moeilijke momenten…

Kauwgom

Je kunt bij zoete trek ook een stukje kauwgom nemen om je behoefte aan iets zoets te stillen. Let er wel even op dat je voor een suikervrije variant kiest! Sommige mensen nemen op dit soort momenten liever een dropje, maar die zijn calorierijk, circa 20 kcal per stuk.

Leer 'nee' zeggen

Leer om nee te zeggen als je iets lekkers wordt aangeboden en leg vriendelijk uit waarom je het afslaat. Wanneer je op een verjaardag bent en de gastvrouw dringt er op aan dat je echt een gebakje moet nemen, zeg dan bijvoorbeeld: 'Nee, dank je wel. Ik ben aan het afvallen, ik wil vijf kilo kwijt. Ik weet zeker dat het me gaat lukken. Dan dwing je zeker respect af bij degene die jou probeert te verleiden!

Maak van gezond eten een levenswijze!

Klein bord

Eet van een klein bord, hoe groter je bord hoe meer je geneigd bent te gaan eten. Gebruik wel een groot bord voor rauwkost en salade.

Boodschappenlijstje

Maak altijd een boodschappenlijstje als je naar de supermarkt gaat en koop alleen wat daar op staat! Op die manier voorkom je dat je in een impuls de verkeerde dingen koopt.

Word enthousiast

Maak van gezond leven je hobby. Lees boeken en tijdschriften over gezond en verantwoord leven. Hoe meer je er over leest, hoe groter je enthousiasme zal worden.

Gouden regels

Leer de gouden regels uit je hoofd, waarmee ook de weekmenu's zijn samengesteld: dagelijks drie maaltijden en drie tussendoortjes. Veel groente, fruit, gezonde vetten en veel variatie.

Tips

1. Pas op met aanbiedingen in de supermarkt van ongezond eten of snacks. Je bent misschien automatisch geneigd wat extra's in te slaan, maar bedenk dat wat je niet in huis hebt, je ook niet kunt opeten.

2. Wanneer je vaak in de file staat en vervolgens laat thuis komt, neem dan wat appels mee voor onderweg. Zo voorkom je dat je in de verleiding komt om op een tankstation een vette hap te gaan halen. Moet je toch tanken en kom je in de verleiding, neem dan een Breaker light of een voorverpakte Evergreen. Als je weet dat je 's avonds laat eet, pas dan op met koolhydraten, die hebben veel tijd nodig om te verteren. Het is dan het beste om vis of mager vlees met salade te eten.

3. Kook in het weekend vooruit, bijvoorbeeld: macaroni, nasi, stamppot, lasagne of paella en verpak dit in porties die je vervolgens invriest. Als je doordeweeks laat thuis komt van je werk, hoef je niet meer te koken en weersta je de verleiding om (vet) afhaal eten te bestellen.

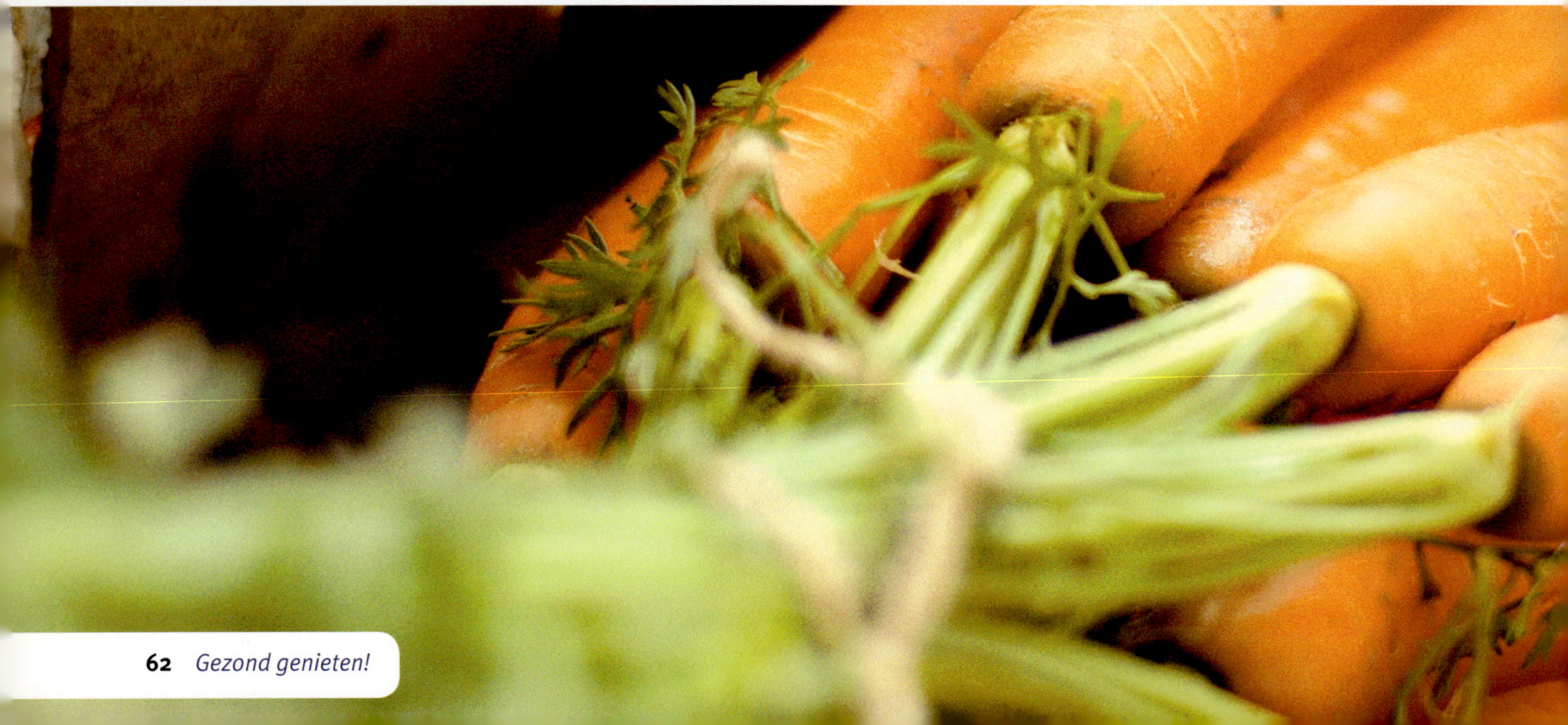

Vragen

Ik geef borstvoeding, mag ik dan afvallen?
Zelf ben ik geen voorstander om in het begin, de eerste twee maanden dat je borstvoeding geeft, te gaan afvallen. Want je baby is erg vatbaar voor de afvalstoffen die vrijkomen in de moedermelk. Laat de luxe koeken, dropjes en chips die je voor de kraamvisite neerzet zelf staan; dan heb je kans dat de zwangerschapskilo's er vanzelf afgaan. Merk je dat je extra trek hebt neem dan een extra volkoren boterham met mager beleg of een schaaltje magere yoghurt met muesli.

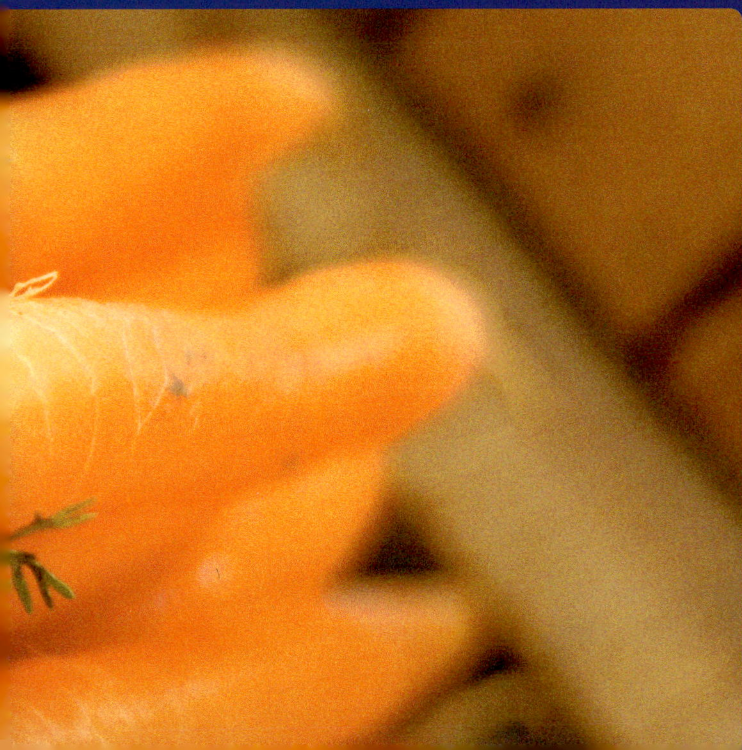

Ik ben zwanger, mag ik dan afvallen?
Wanneer je zwanger bent, mag je niet afvallen. Dit omdat je kindje daar schade van ondervindt. Voldoende en gezond eten is nu extra belangrijk. Heb je trek of heb je een flauw gevoel, neem dan een verstandig tussendoortje zoals: een schaaltje yoghurt met muesli, een stuk fruit of een Sultana koekje. Ga je niet te buiten aan slecht voedsel als koek, snoep of chips.

Ik wil graag aankomen!
Mensen zullen het vaak niet geloven, maar aankomen is veel moeilijker dan afvallen. Belangrijk is om met regelmaat te eten, en zeker ook te beginnen met een goed ontbijt. Neem gezonde tussendoortjes zoals ontbijtkoek, eierkoek of een krentenbol en neem altijd volle zuivelproducten. Wanneer je echt veel wilt aankomen, dan wil ik je toch doorverwijzen naar een diëtiste, die kan een weekmenu op maat voor je maken, mijn boeken zijn echt bedoeld voor mensen die willen afvallen.

HOOFDSTUK 6

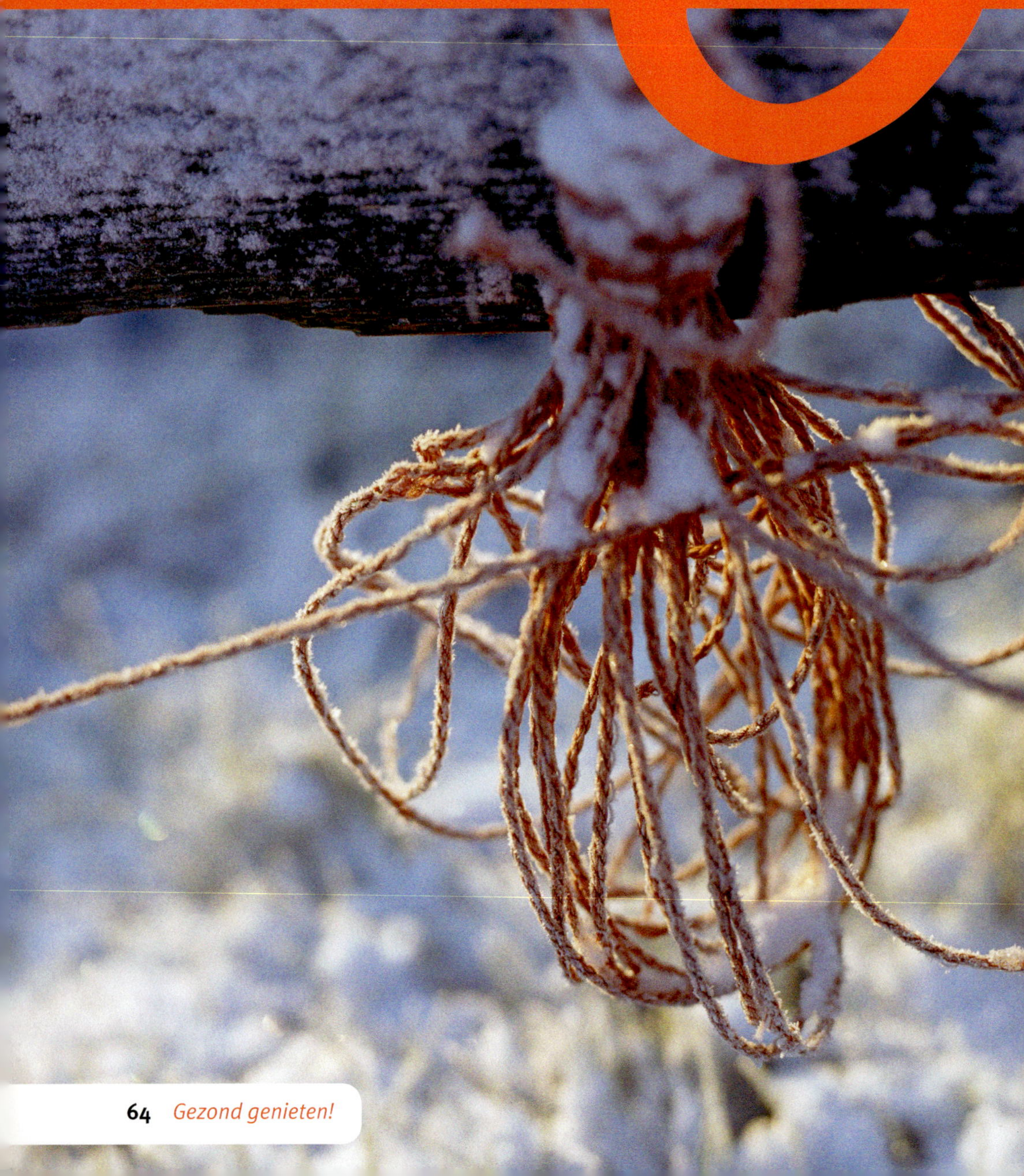

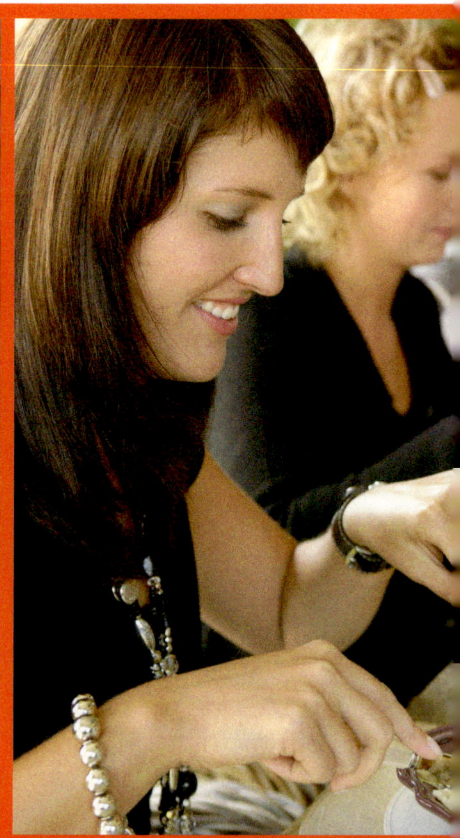

‘Luisteren zegt soms meer dan praten’

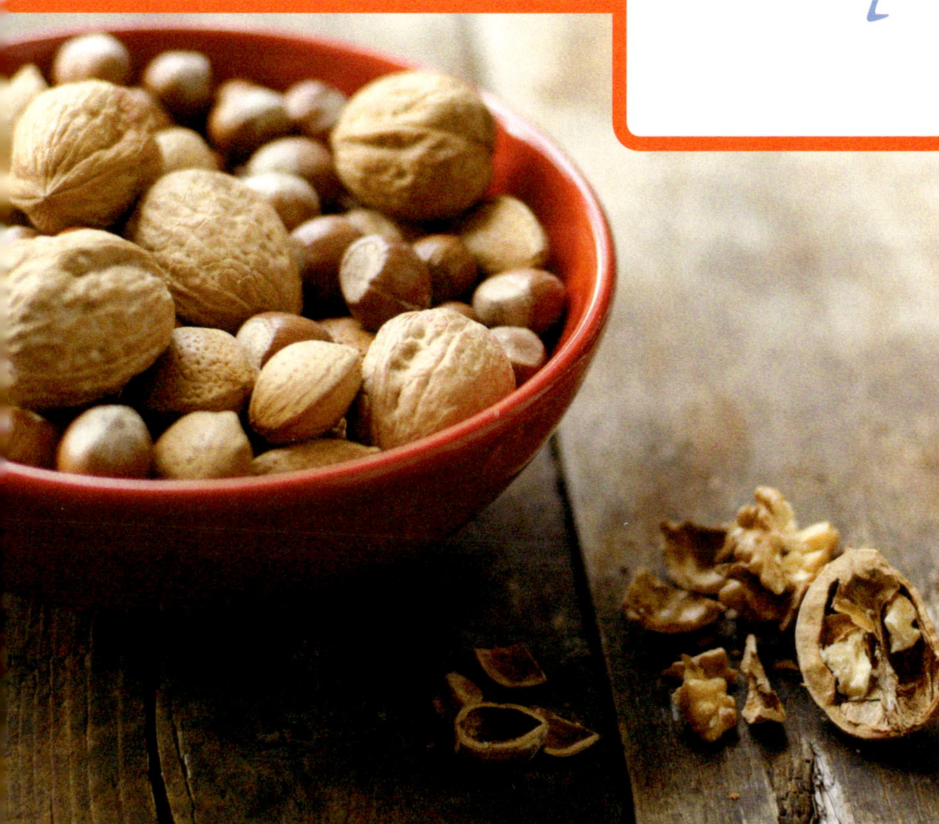

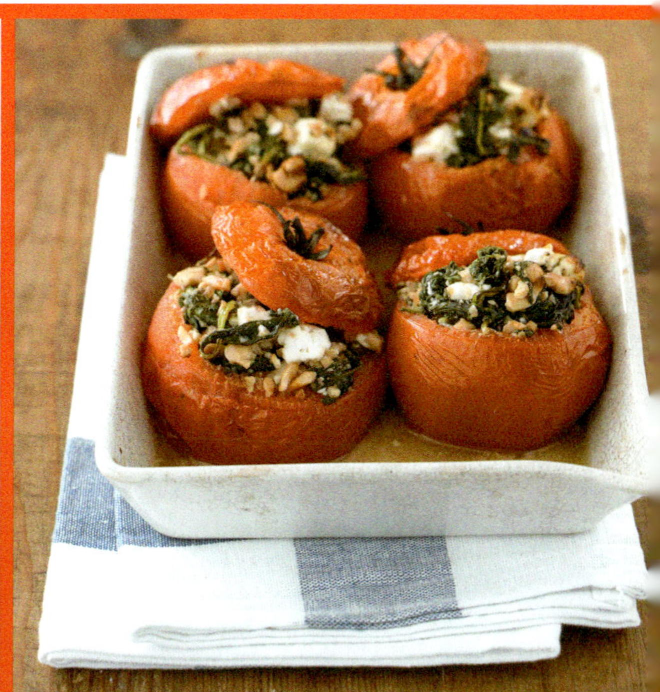

Thema: stamppotten en wintersport

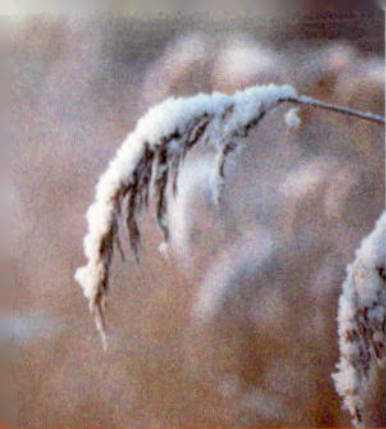
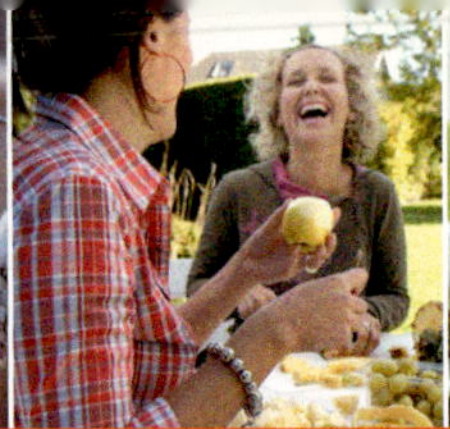
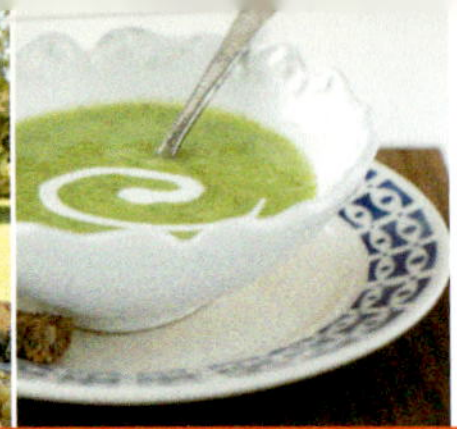
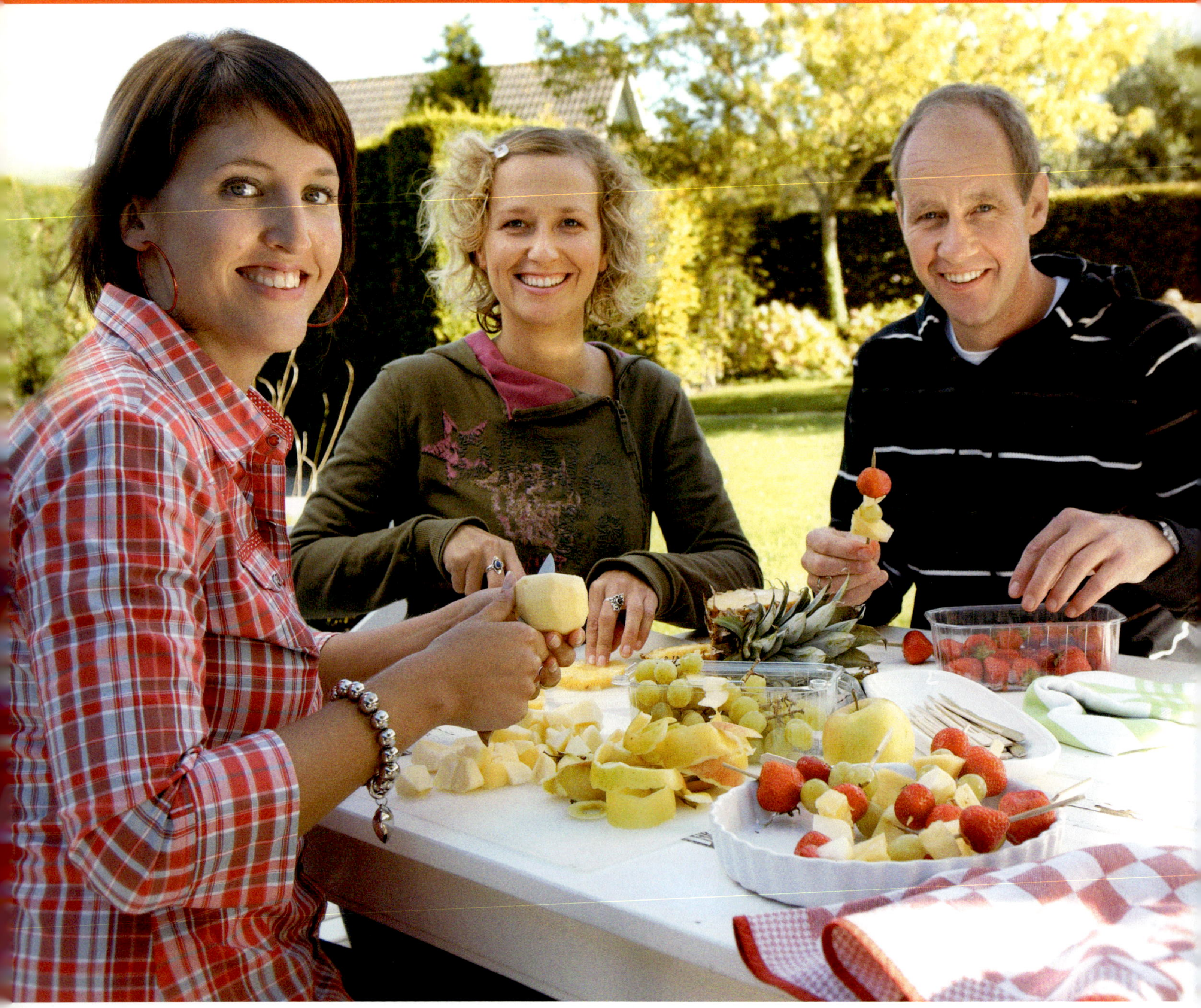

Succesverhaal

'Juf, u eet hetzelfde als mijn moeder...'

Juf Katja (29), juf Maura (27) en meester Kees (52) uit Haarlem

Juf Katja is er voorzichtig mee om in de klas over haar Sonja-bakkeren te praten.
Want bij pubermeisjes is afslanken een gevoelig onderwerp. Maar kinderen ontgaat weinig. Toen Katja een paar weken bezig was met de weekmenu's viel het een leerling op dat jufs eetgewoonte verdacht veel leek op die van haar moeder. En natuurlijk was die moeder ook aan het Sonjabakkeren.
Met dezelfde opmerkingsgave was Katja ook iets opgevallen bij collega Maura. 'Ik zag Maura slank worden en was natuurlijk benieuwd hoe ze dat klaarspeelde. Pas later hoorde ik tot mijn verbazing dat collega meester Kees er ook mee bezig was. Dat verwacht je niet zo gauw van een man.'
Vanaf dat moment hadden ze steun aan elkaar en werd in de lerarenkamer het afslanken met Sonja Bakker een terugkerend onderwerp. 'De collega's zijn toch nieuwsgierig naar onze vorderingen en juichen het allemaal heel erg toe. Zelfs op kamp houden we elkaar op het rechte pad door af en toe 'streng' tegen elkaar te roepen als we in de fout dreigen te gaan.'
De school gaat het te ver om strikte regels voor het trakteren in te voeren, maar stimuleert kinderen wel om met een gezond hapje de klassen langs te gaan. Juf Maura geeft ook het goede voorbeeld. 'Eens per week nemen alle kinderen fruit mee waar zij dan een salade van maakt. En die valt heel erg in de smaak.'

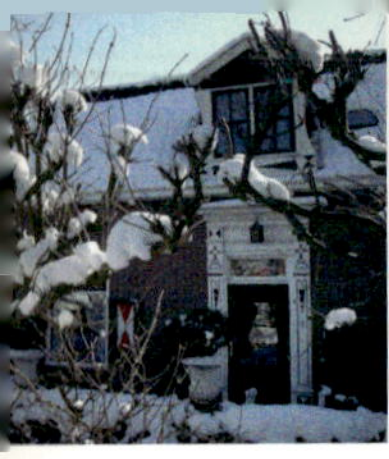
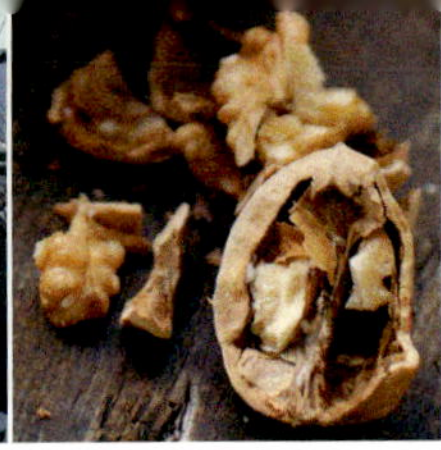
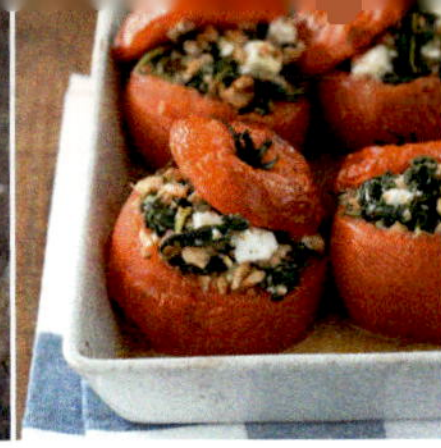

5e weekmenu

De afwijkende producten voor de man zijn met ***rood*** aangegeven. Als er niets bij staat neemt de man dezelfde porties als de vrouw.

Drink elke dag 6 glazen water à 300 ml per glas!

1 liter	=	1000 ml
3/4 liter	=	750 ml
1/2 liter	=	500 ml
1/4 liter	=	250 ml
1/8 liter	=	125 ml = 8 eetlepels

TIP Neem volkoren producten zij stimuleren de stoelgang.

Maandag

Ontbijt
- 250 gram magere vruchtenkwark
- 1 glas water

Tussendoor
- 1 sinaasappel
- 1 glas water

Lunch
- 1 mueslibol met halvarine
- 1 schaaltje vers fruit (maximaal 3 stuks fruit)
- 1 cracker met halvajam
- 1 glas water

Tussendoor
- 1 appel
- 1 glas water

Diner
- 125/***150*** gram aardappelpuree
- 200 gram sperziebonen
- 75 gram rundvleesblokjes
- 1 juslepel magere jus
- 1 glas water

's Avonds
- 1 schaaltje magere yoghurt met 1 scheplepel Kellogg's K
- 1 glas water

Dinsdag

Ontbijt
- 250 gram magere yoghurt met 2 scheplepels Kellogg's K ***voor de man 3 scheplepels***
- 1 glas water

Tussendoor
- 1 Bammetje of Snelle Jelle (voorverpakte ontbijtkoek)
- 1 glas water

Lunch
- 2 cracottes met halvarine
- 2 beleg appelstroop
- 1 mueslibol met halvarine
- 1 glas water

Tussendoor
- 1 sinaasappel of 2 mandarijnen
- 1 glas water

Diner
- 125/***150*** gram gekookte mihoen
- 200 gram roerbakgroenten
- 75 gram kipfiletblokjes
- bamikruiden uit pakje
- 1 schaaltje komkommersalade met lente-uitje
- 1 glas water

's Avonds
- Streng!
- 1 glas water

Woensdag

Ontbijt
- 1 glas fruitontbijt
- ***1 rijstwafel***
- 1 glas water

Tussendoor
- 1 Evergreen
- 1 glas water

Lunch
- 2 volkoren boterhammen met halvarine
- 1 beleg kipfilet
- 1 beleg 30+ kaas
- 1 kop heldere bouillon (Opkikker)
- 1 glas water

Tussendoor
- 1 kop chocolademelk light
- 1 glas water

Diner
- 3 stukjes afbakstokbrood ***voor de man 5 stukjes*** met Boursin light of Philadelphia smeerkaas light
- 1 salade van (50 gram zalmsnippers, sla, komkommer, augurk, lente-uitje, yoghurt dressing en zout en peper)
- 1 glas water

's Avonds
- 1 sinaasappel
- 1 glas water

Donderdag

Ontbijt
- 1 krentenbol met halvarine
- ***1 appel***
- 1 glas water

Tussendoor
- 1 schaaltje fruit
- 1 glas water

Lunch
- 250 gram Optimel yoghurt
- 1 banaan
- 1 peer
- 1 glas water

Tussendoor
- 1 sinaasappel
- 1 glas water

Diner
- 1 volkoren pannenkoek met poedersuiker of halvajam ***voor de man 2 pannenkoeken***
- 1 glas water

's Avonds
- 1 glas Optimel drink
- 1 glas water

Vrijdag

Ontbijt
- 1 cracker met 20+ smeerkaas ***voor de man 2 crackers***
- 1 glas halfvolle melk
- 1 glas water

Tussendoor
- 1 Evergreen
- 1 glas water

Lunch
- 1 Italiaanse bol 'gezond'
- 1 glas Optimel drink
- 1 glas water

Tussendoor
- 2 kiwi's
- 1 glas water

Diner
- 2 gevulde tomaten (recept v/d week)
- 100/***125*** gram rijst
- 1 schaaltje gemengde salade
- 1 glas water

's Avonds
- 1 glas rode wijn of 1 glas jus d'orange
- 3 toastjes met Boursin light of tapenade
- 1 glas water

Zaterdag

Ontbijt
- 2 volkoren beschuitjes met halvarine
- 1 beleg halvajam
- 1 beleg 30+ kaas
- 1 glas Optimel drink
- 1 glas water

Tussendoor
- 1 mandarijn
- 1 glas water

Lunch
- 1 tosti ham/30+ kaas
- 1 sinaasappel
- 1 glas water

Tussendoor
- 1 Bastogne koekje
- 1 glas water

Diner
- 1 uitsmijter (2 eieren, 1 plak 30+ kaas, 1 plak achterham)
- 2 cracottes
- 1 glas water

's Avonds
- 1 glas rode wijn of 1 glas jus d'orange
- 1 zakje Snack a Jack of 30 gram Baked chips
- 1 glas water

Zondag

Ontbijt
- 1 glas fruitontbijt
- 1 glas water

Tussendoor
- 1 plakje vetarme cake (Cakyline) of 1 plak Indische cake
- 1 glas water

Lunch
- 1 kom zelfgemaakte kippensoep (of Unox zak)
- 2 crackers met 20+ smeerkaas
- 1 glas water

Tussendoor
- 1 schaaltje vers fruit (max. 3 stuks fruit)
- 1 glas water

Diner
- 100/***125*** gram gebakken aardappelen
- 200 gram roerbakgroente
- 75 gram varkenshaas
- 1 glas water

's Avonds
- 1 bakje chocolade mousse light
- 1 glas water

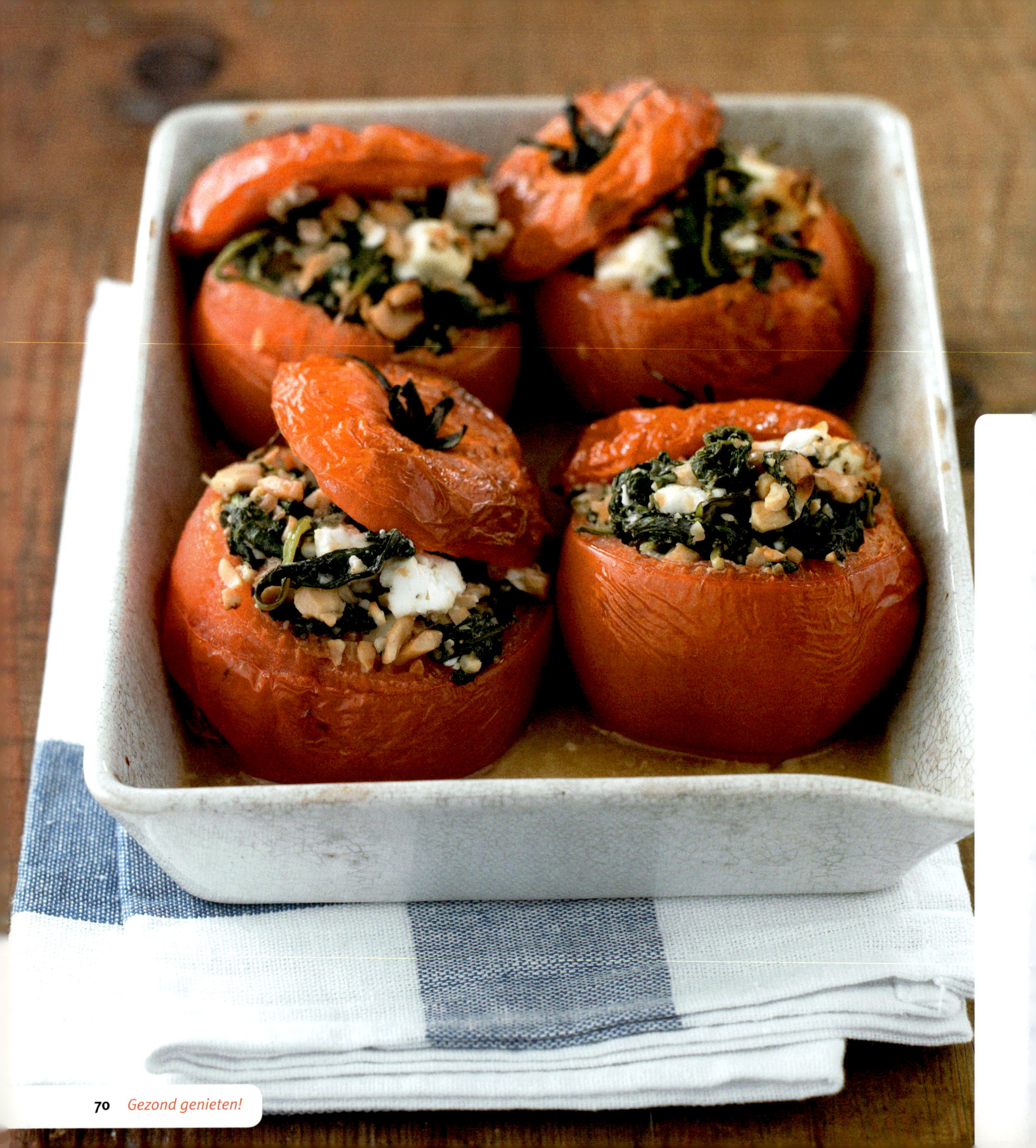

week 5 - recept van de week

Gevulde tomaten

voor 4 personen

ingrediënten

250 gram meergranenrijst
8 vleestomaten
450 gram diepvriesspinazie a la crème
160 gram feta in kleine blokjes
2 theelepels oregano
60 gram cashewnoten, fijngehakt
2 eetlepels Bak & Braad
zout en peper

Extra
ovenschaal

bereiding

Snijd het kapje van de tomaten, schep het vruchtvlees eruit en laat ze omgekeerd uitlekken. Druk het vocht uit de spinazie en meng de feta, de oregano en de fijngehakte cashewnoten erdoor. Breng het geheel op smaak met peper en zout. Vul de tomaten met dit mengsel en zet ze in een ingevette ovenschaal. Kook de rijst gaar in water en wat zout volgens de aanwijzingen op de verpakking, laat intussen de tomaten in een voorverwarmde oven van 200 °C in ongeveer 25 minuten door en door warm worden. Serveer de rijst met de tomaten, eventueel met een groene salade erbij.

Tip
Gebruik je grote tomaten, vermeng dan wat rijst door de vulling.

Bevat per portie:
circa 398 kcal.

Stamppotten en wintersport

Ik ben gek op stamppotten in de winter, heel gezond en lekker. Veel mensen denken dat deze winterkost een echte dikmaker is. Maar dat hoeft helemaal niet. Je kunt ze ook op een magere manier klaarmaken. Met de volgende tips worden stamppotten 'SonjaProof'.

Doe dit wel

- Gebruik warme magere/halfvolle melk om puree te maken van de aardappelen
- Demi crème fraîche toevoegen
- Magere jus uit een pakje gebruiken om de stamppot smeuïg te maken
- Voeg wat extra peper en nootmuskaat toe voor de smaak.

En dit niet

- (Room)boter gebruiken om puree te maken van de aardappelen
- Vette jus toevoegen
- Spekvet en vet spek toevoegen om de stamppot smeuïg te maken
- Te veel zout gebruiken voor de smaak.

Stamppotvariaties

Je kunt bijna met iedere groente stamppot maken. De basisingrediënten van een stamppot zijn altijd 125 gram aardappelpuree, 200 gram groente en 75 gram vlees.

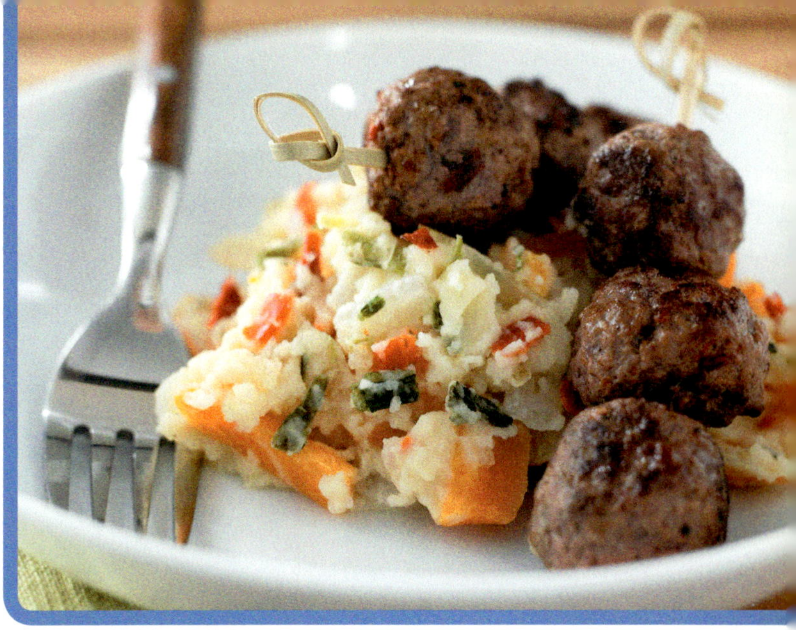

Wat dacht je van de volgende variaties:

- Stamppot met rucola, een paar in plakjes gesneden olijven en walnoten of geroosterde amandelen (en een klein scheutje notenolie of olijfolie)
- Rauwe andijvie met blokjes 30+ kaas
- Zuurkool met partjes mandarijn of stukjes ananas en magere spekjes
- Rode kool met appel en stukjes gehaktbal
- Witlof (kort gebakken met een eetlepel honing) en stukjes feta en bosui
- Boerenkool met flink wat mosterd, een scheutje azijn en stukjes magere rookworst.

Diepvries, pot en blik best gezond

Groenten uit de diepvries, of uit een pot of blik, zijn helemaal niet zo slecht als veel mensen denken. Ze bevatten bijna net zo veel vitamines en mineralen, omdat ze in de fabriek verwarmd worden en meteen daarna snel worden ingevroren. Zo blijven de gezonde voedingsstoffen bewaard. Bij groenten uit blikken en potten raak je wel wat vitamines kwijt, maar lang niet zo veel als veel mensen denken. En deze producten zijn niet afhankelijk van een slechte oogst waardoor de verse groenten ineens enorm duur kunnen worden.
Groenten zijn belangrijk voor onze gezondheid, 200 gram per dag houdt je lichaam in balans met vitamines en mineralen. Het is ook bekend dat groenten de kans op hart- en vaatziekten verlagen.

TIP

Kies voor de groenten van het seizoen. Dit scheelt aanzienlijk in je portemonnee.

Weet wat je eet!

Aardappelproducten

aantal kcal en grammen vet per 100 gram

Aardappel anders ham/kaas	=	204 kcal, 20,5 gram vet
Aardappelkroketjes	=	170 kcal, 6,5 gram vet
Aardappelpartjes	=	120 kcal, 6,3 gram vet
Aardappelpuree	=	100 kcal, 5 gram vet
Aardappel rauw	=	84 kcal, 0 gram vet

TIP

Heb je geen tijd of zin om aardappels te schillen gebruik dan een zakje aardappelpuree. Bedenk wel dat vers geschilde aardappelen veel vitamine c bevatten, die we in de winter extra goed kunnen gebruiken.Veel groentewinkels verkopen tegenwoordig dagvers geschilde aardappelen. Makkelijk, snel én vers! Koop je een kant en klare stamppot bij de groenteboer of slager informeer dan naar het vetgehalte.

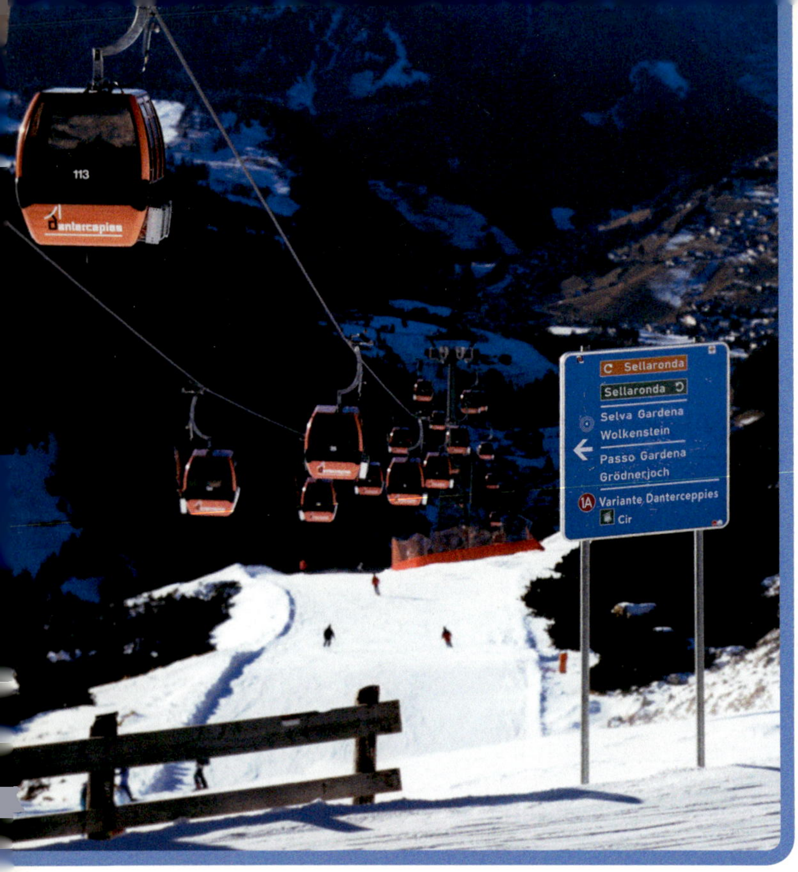

Weet wat je eet!

Winterdikmakers
kaasfondue = 390 calorieën per 100 gram
noedels = 350 calorieën per 100 gram
gnocchi = 340 calorieën per 100 gram
patat = 310 calorieën per 100 gram

Slankhouders op de wintersport
tosti = 229 calorieën
stuk gegrilde vis = 140 calorieën
kaiserbroodjes = 137 calorieën per stuk
kop goulashsoep = 125 calorieën
salade = 120 calorieën per 100 gram

Wintersport

Tijdens de winterport ben je veel buiten, actief bezig, heb je een hogere verbranding en maakt de kou je bovendien extra hongerig. Gebruik dit liever niet als excuus voor typisch wintersport-eten zoals patat, spaghetti en bratwurst. Want daar kan geen skimarathon tegenop! Maar het is wel vakantie en dan mag je de teugels gerust een keertje laten vieren. Terwijl je toch op je gewicht blijft letten. Je kunt jezelf een extra kilo veroorloven als je na de vakantie de draad maar weer oppakt. Met behulp van de volgende tips kun je én genieten van je wintersportvakantie en toch op gewicht blijven!

Belangrijkste tips...

1. Ontbijt goed met twee of drie volkoren boterhammen of een bakje magere, ongezoete yoghurt met muesli.
2. Veel mensen vergeten genoeg te drinken tijdens het wintersporten. Neem daarom een waterflesje mee wanneer je de piste opgaat.
3. Vergeet je tussendoortje niet om je spijsvertering op gang te houden en lekkere trek te voorkomen.
4. Neem Evergreens en plakjes voorverpakte ontbijtkoek mee van huis, deze zijn in Duitsland, Oostenrijk en Zwitserland moeilijk te krijgen. Cupjes halvajam meenemen is ook handig.
5. Gebruik 's middags een lichte maaltijd.
6. Eet niet twee keer warm op een dag!
7. Pas extra goed op met koolhydraten bij je avondeten als je moe en voldaan, vroeg naar bed gaat. Kies dan vis of mager vlees en laat je frites staan.
8. Vraag om extra groentes bij het avondeten.
9. Wanneer je een bord pasta eet, kies voor een gerecht met een rode saus.

Weet wat je eet!

- Een bord spaghetti Bolognese bevat circa 480 calorieën. Hiervoor moet je ruim 1 uur skiën of 1 uur langlaufen om deze te verbranden.
- Een hamburger met patat bevat circa 550 calorieën. Hiervoor moet je circa 75 minuten skiën of ruim een uur langlaufen.
- Koffie en een stuk taart bevat circa 300 calorieën. Dat betekent drie kwartier skiën of een half uur langlaufen.
- Een wienerschnitzel met patat bevat circa 540 calorieën. Hiervoor moet je circa 75 minuten skiën of ruim 1 uur langlaufen.
- Een Duits of Oostenrijks biertje van een halve liter bevat circa 350 calorieën. Dit betekent ruim drie kwartier skiën of 40 minuten langlaufen.

De beloning van wintersporten

In 60 minuten...

- skiën verbrand je circa 400 calorieën
- langlaufen verbrand je circa 480 calorieën
- wandelen door de sneeuw verbrand je circa 300 calorieën
- schaatsen verbrand je circa 490 calorieën

Weet wat je drinkt!

chocolademelk

1 glas chocolademelk, vol = 237 kcal, 6 gram vet
1 glas chocolademelk, halfvol = 170 kcal, 3,9 gram vet
1 glas chocolademelk, light = 49 kcal, 1,5 gram vet

Vragen

Wat is het verschil tussen bakken in olijfolie en bakken in Bak & Braad?

Olijfolie is plantaardig en goed tegen een hoog cholesterolgehalte. Het nadeel van olijfolie is dat je geen bruin randje aan je vlees of vis krijgt en dat het spettert. Daarom ben ik gaan zoeken naar een vergelijkbaar product, en dat heb ik gevonden in de vloeibare Bertolli Bak & Braad of Becel multi Bak & Braad. Let op er zijn veel verschillende soorten vloeibare 'bak en braad' dus kijk goed wat er in zit. Het product mag per 100 gram niet meer dan 740 kcal bevatten. Vergelijk bijvoorbeeld Croma vloeibaar, deze bevat 880 kcal per 100 gram.

Vakantie, wat en hoe?

Tijdens de vakantie doorbreek je de vaste eetpatronen. Op de camping, in het vliegtuig en in de auto is het roeien met de riemen die je hebt. Dan dreigen natuurlijk ook nog de gevaren van de buitenlandse lekkernijen. Wees niet te streng voor jezelf zijn op vakantie; probeer je zoveel mogelijk te houden aan de drie maaltijden en twee of drie tussendoortjes per dag. Neem eventueel wat gezonde tussendoortjes mee van huis.

HOOFDSTUK 7

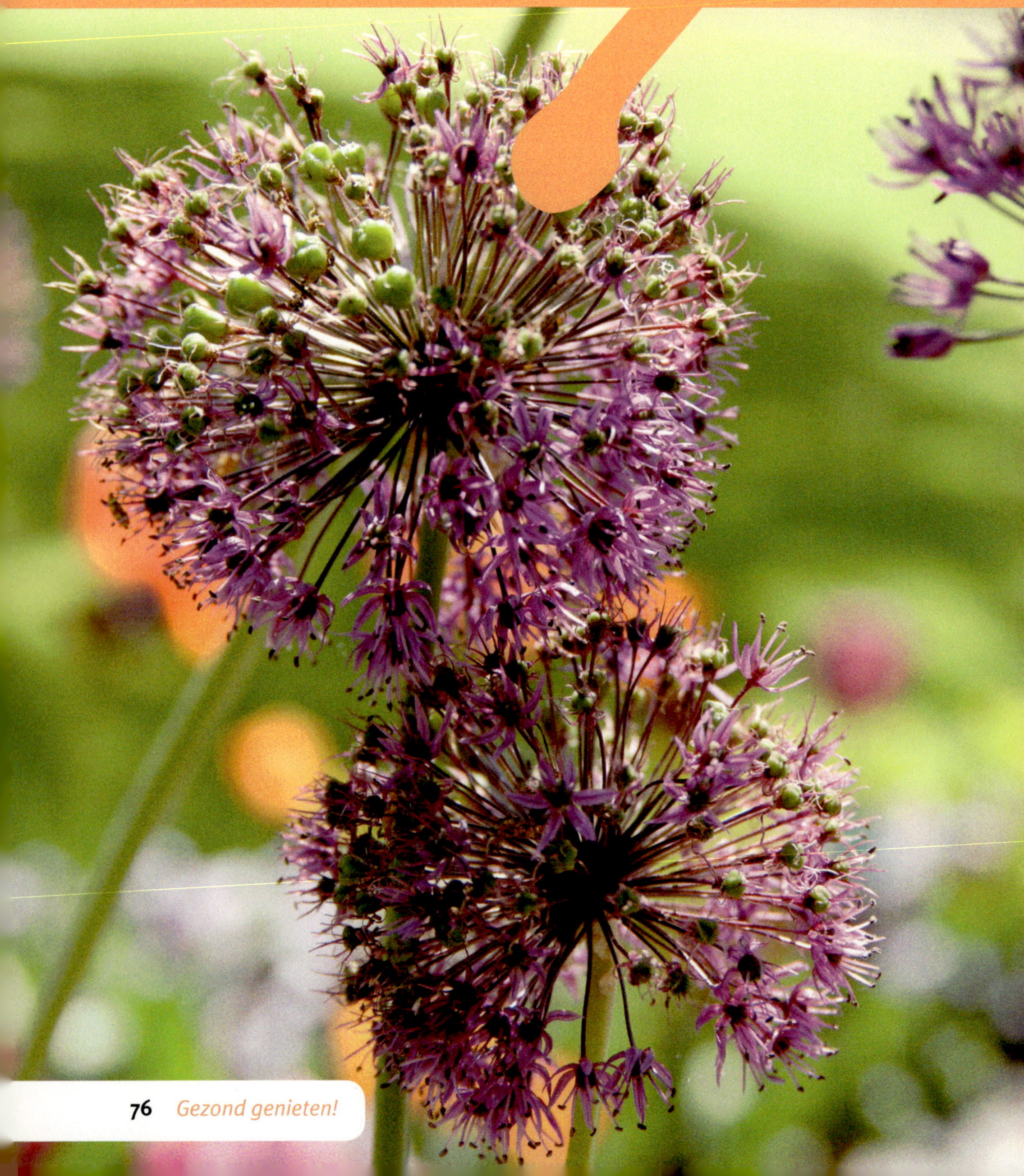

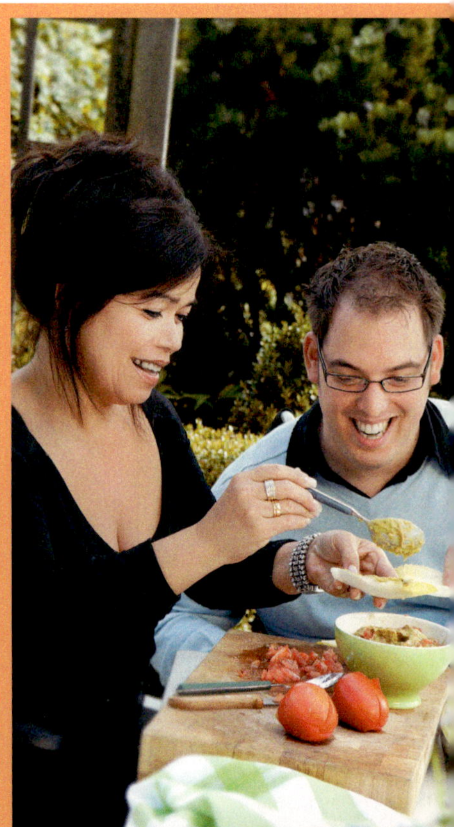

'Vraag niet om liefde of aandacht, maar geef het'

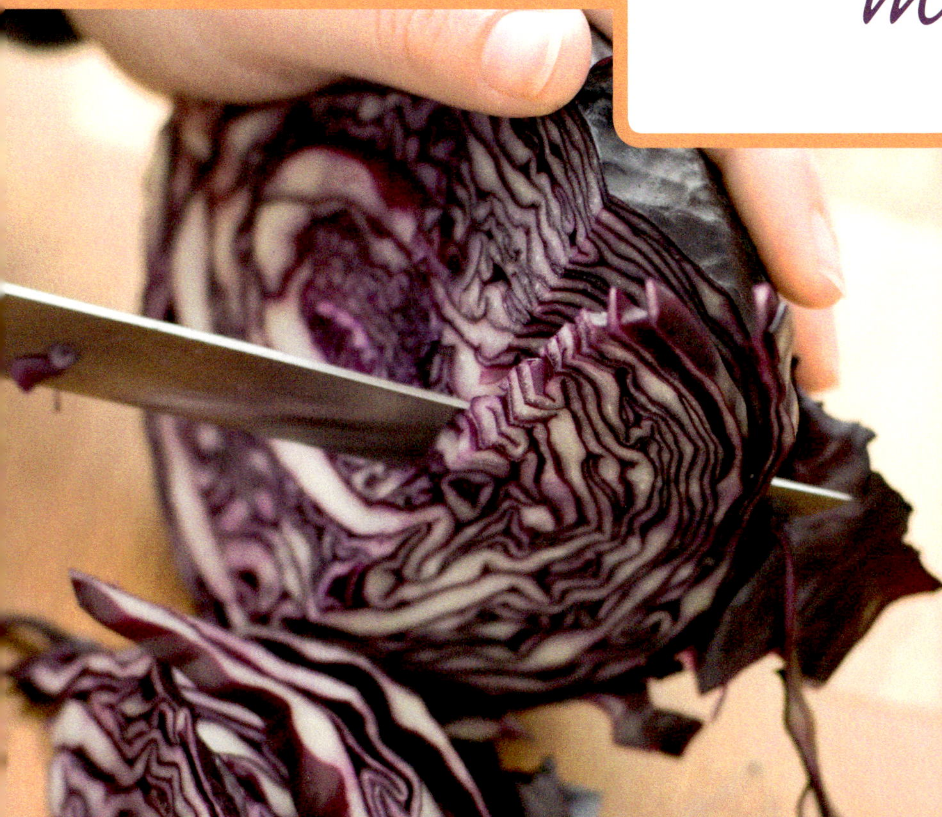

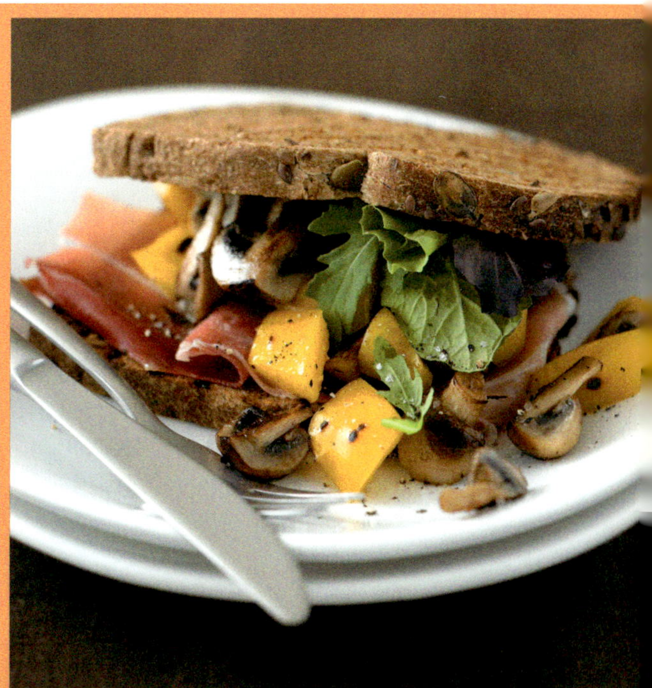

Thema: lekker uit eten

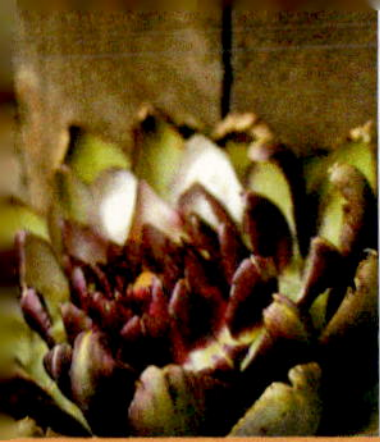
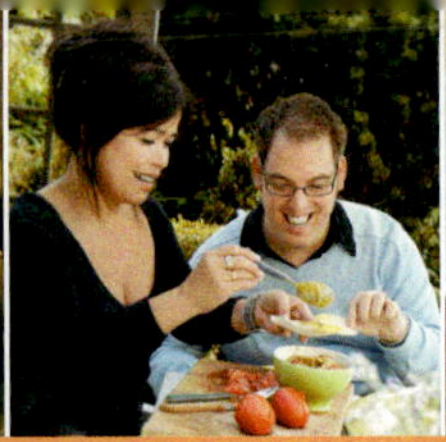
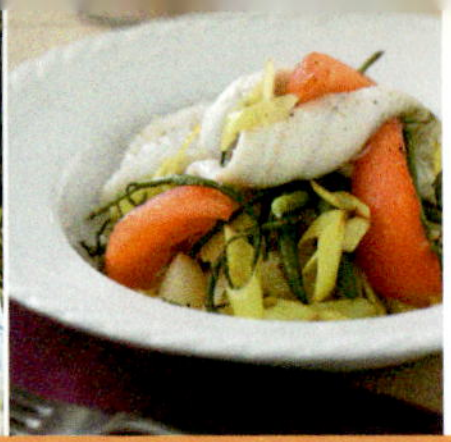
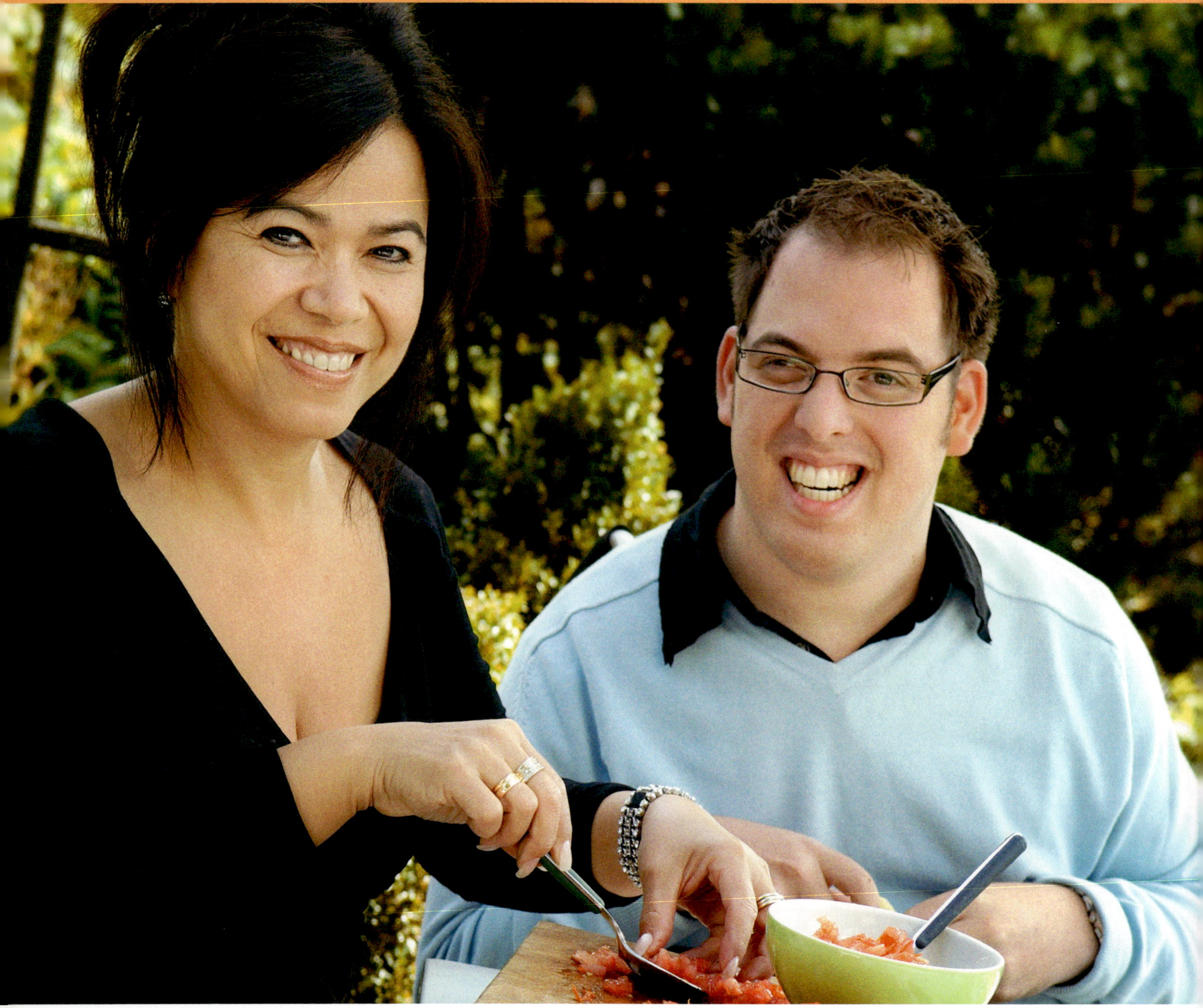

Succesverhaal

'Zelfs zonder extra beweging is het me gelukt'

Raymond (24) en moeder Sonja (48) uit Arnhem

'Ga maar sporten,' was het advies van Raymond's huisarts toen bleek dat zijn bloeddruk aan de hoge kant was. Dat is makkelijker gezegd dan gedaan wanneer je al bijna vanaf je geboorte in een rolstoel zit. Raymond die rechten studeert ging Sonjabakkeren. En zijn moeder, die niet echt last had van overgewicht, besloot haar zoon te steunen.
Vanaf dat moment werden er twee maaltijden gekookt. Een voor Raymond's broer en vader en een weekmenu voor moeder en zoon.
De eerste week miste Raymond zijn chips en frisdrank maar al gauw was hij gewend aan de gezonde voeding. 'Ik was verbaasd dat het zo snel ging. Bij andere diëten duurde het lang voordat ik ook maar iets aan gewicht verloor. Bij de weekmenu's kwam het resultaat snel.'
Het samen afvallen bleek een goede beslissing. 'Je steunt elkaar en als je in de verleiding komt, weet de ander je daar vanaf te houden. En omgekeerd gebeurt dat ook.'
Raymond is ruim zeven kilo afgevallen en dat is te zien. 'Ik krijg veel complimenten van mensen die het opvalt dat ik ben afgevallen. Daarom ben ik ook helemaal niet bang om weer in het oude patroon te vervallen. Ik voel me geweldig en bij de laatste bloeddrukmeting zag het er allemaal goed uit. Het meest prettige is eigenlijk wel dat ik me veel minder moe voel dan vroeger.'

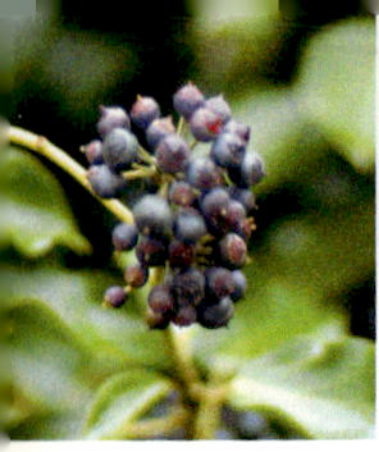
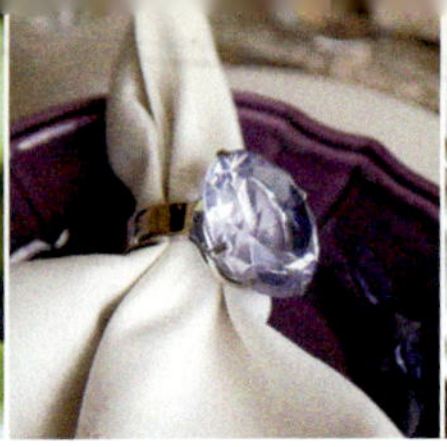
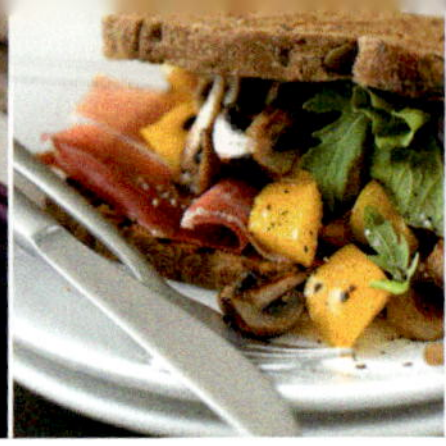

6e weekmenu

De afwijkende producten voor de man zijn met ***paars*** aangegeven. Als er niets bij staat neemt de man dezelfde porties als de vrouw.

Drink elke dag 6 glazen water à 300 ml per glas!

1 liter	=	1000 ml
3/4 liter	=	750 ml
1/2 liter	=	500 ml
1/4 liter	=	250 ml
1/8 liter	=	125 ml = 8 eetlepels

TIP

Heb je een keer veel trek neem dan een extra stuk fruit.

Maandag

Ontbijt
- 1 volkoren boterham met halvarine
- 1 beleg vruchtenhagel
- 1 glas Optimel drink
- 1 glas water

Tussendoor
- 1 appel
- 1 glas water

Lunch
- 250 gram Optimel yoghurt
- 2 scheplepels Kellogg's K ***voor de man 3 scheplepels***
- 1 plak ontbijtkoek met halvarine
- 1 glas water

Tussendoor
- 1 trosje druiven
- 1 glas water

Diner
- 125/***150*** gram gekookte aardappelen
- 200 gram snijbonen
- 75 gram tartaar of 1 vegaburger
- 1 scheplepel magere jus
- 1 glas water

's Avonds
- 1 sinaasappel
- 1 glas water

Dinsdag

Ontbijt
- 1 krentenbol met halvarine
- ***1 sinaasappel***
- 1 glas water

Tussendoor
- 1 glas halfvolle melk
- 1 glas water

Lunch
- 2 cracottes met halvarine
- 1 beleg 20+ smeerkaas
- 1 beleg halvajam
- 1 sinaasappel
- 1 glas water

Tussendoor
- 1 Bammetje of 1 Snelle Jelle
- 1 glas water

Diner
- 1 pizza (dr. Oetker low fat)
- 1 schaaltje rauwkost
- 1 glas water

's Avonds
- 1 kiwi
- 1 glas water

Woensdag

Ontbijt
- 1 mueslibol met halvarine
- ***1 cracker met halvarine***
- ***1 beleg appelstroop***
- 1 glas water

Tussendoor
- 1 appel
- 1 glas water

Lunch
- 1 volkoren pistolet met halvarine
- 1 beleg 30+ kaas en komkommerplakjes
- 1 glas Optimel drink
- 1 glas water

Tussendoor
- 1 schaaltje fruit (maximaal 2 stuks)
- 1 glas water

Diner
- 125/***150*** gram gekookte aardappelen
- 200 gram spruitjes
- 75 gram rundergehaktbal
- 1 schaaltje sla met komkommerschijfjes
- 1 glas water

's Avonds
- Streng!
- 1 glas water

Donderdag

Ontbijt
- 1 volkoren boterham met halvarine
- 1 beleg halvajam
- 250 gram Optimel vla
- 1 glas water

Tussendoor
- 1 sinaasappel
- 1 glas water

Lunch
- 2 cracottes met sandwichspread
- 1 schaaltje Optimel yoghurt
- 1 glas water

Tussendoor
- 1 speculaasje
- 1 glas water

Diner
- 225/***250*** gram spaghetti inclusief groente en 75 gram rundergehakt
- 2 scheplepels rode saus
- 1 schaaltje rauwkost
- 1 glas water

's Avonds
- Streng!
- ***1 banaan***
- 1 glas water

Vrijdag

Ontbijt
- 1 glas fruitontbijt
- ***1 mueslibol met halvarine***
- 1 glas water

Tussendoor
- 1 appel
- 1 glas water

Lunch
- 3 volkoren crackers met halvarine
- 2 beleg 30+ kaas
- 1 beleg sandwichspread
- 1 glas chocolademelk light
- 1 glas water

Tussendoor
- 1 peer
- 1 glas water

Diner
- 125/***150*** gram aardappelpuree
- 200 gram groene kool aanmaken met wat maïzena, peper en zout
- 75 gram kipschnitzel
- 1 scheplepel magere jus
- 1 schaaltje rauwkost
- 1 glas water

's Avonds
- 1 glas jus d'orange
- 1 glas water

Zaterdag

Ontbijt
- 250 gram magere yoghurt met 2 scheplepels muesli ***voor de man 3 scheplepels***
- 1 glas water

Tussendoor
- 1 eierkoek
- 1 glas water

Lunch
- 1 pistolet met halvarine
- 1 beleg gekookt ei
- 1 glas jus d'orange
- 1 glas water

Tussendoor
- 1 appel
- 1 glas water

Diner
- 1 fantasiebroodje (recept v/d week) ***voor de man 2***
- 1 schaaltje rauwkost
- 1 glas water

's Avonds
- 1 glas rode wijn of 1 glas jus d'orange
- 30 gram cracottes luchtige zoutjes
- 1 glas water

Zondag

Ontbijt
- 1 afbakpistolet met halvarine
- 1 beleg rosbief of 1 beleg 30+ kaas
- 1 glas halfvolle melk
- 1 glas water

Tussendoor
- 1 speculaasje of een bastogne
- 1 glas water

Lunch
- 1 tosti ham/30+ kaas
- 1 kop heldere drinkbouillon (Opkikker)
- 1 glas water

Tussendoor
- 1 taaitaai
- 1 glas water

Diner
- 1 portie salade naar keuze bijvoorbeeld bladzijde 134
- 1 glas water

's Avonds
- 1 glas jus d'orange
- 1 glas water

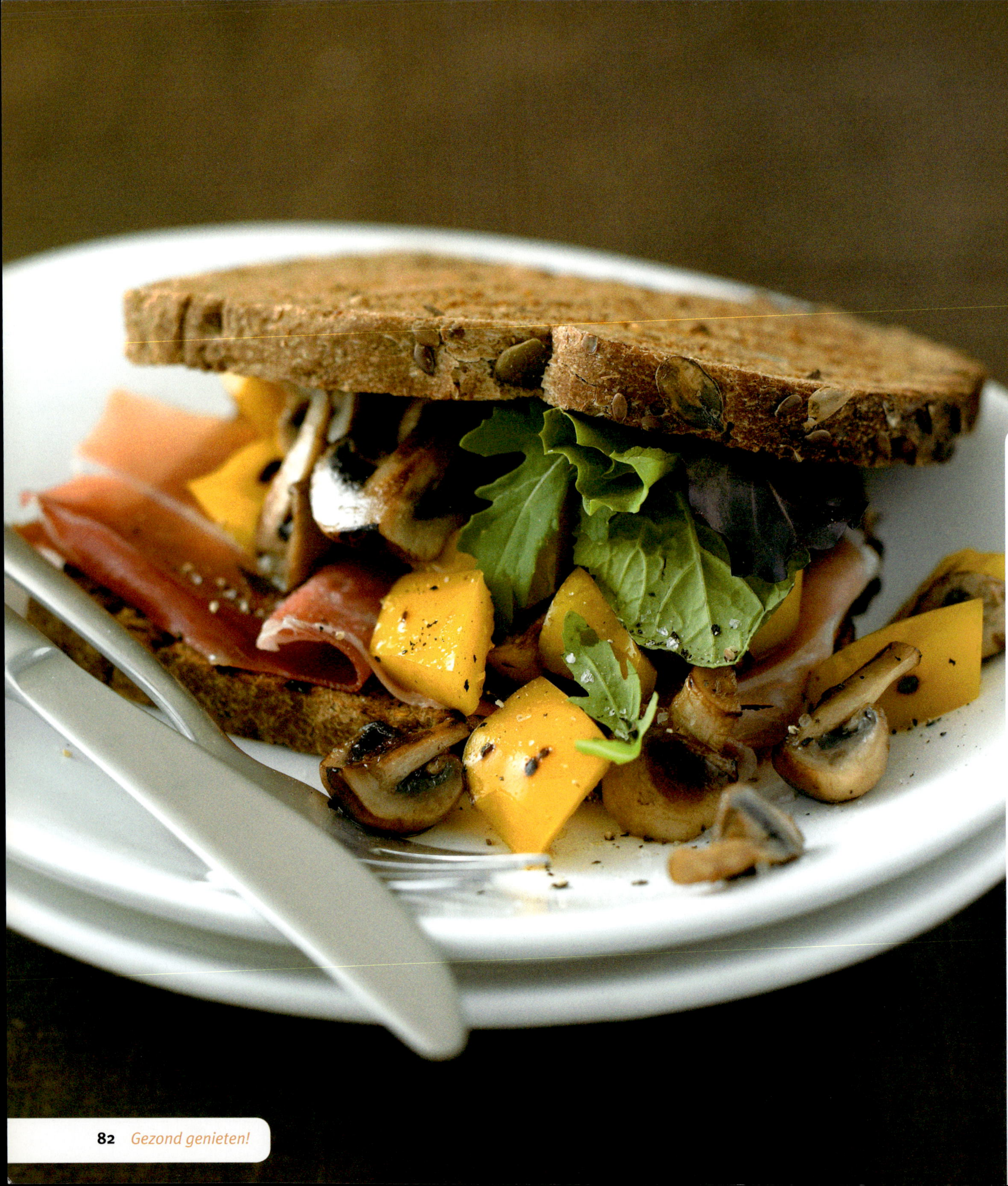

week 6 - recept van de week

Fantasiebroodje

voor 4 personen

ingrediënten

8 bruine boterhammen
1 eetlepel olijfolie
4 grote plakken rauwe ham
250 gram champignons
1 rode (of gele) paprika
1 teen knoflook
peper en zout
Eventueel sla of rucola

Extra
broodrooster

bereiding

Snijd de paprika in kleine blokjes. Knoflook uitpersen of fijnhakken en met de paprika in een koekenpan met wat olijfolie bakken. Champignons schoonmaken dit in een aparte pan snel bakken. Vermeng de paprika met de champignons. De boterhammen roosteren, per 2 boterhammen 1 plak rauwe ham. Leg daarop het champignon-paprikamengsel. Eventueel garneren met wat sla of rucola en peper en zout.

Tip
Gebruik ook eens Serranoham.

Bevat per portie:
circa 245 kcal.

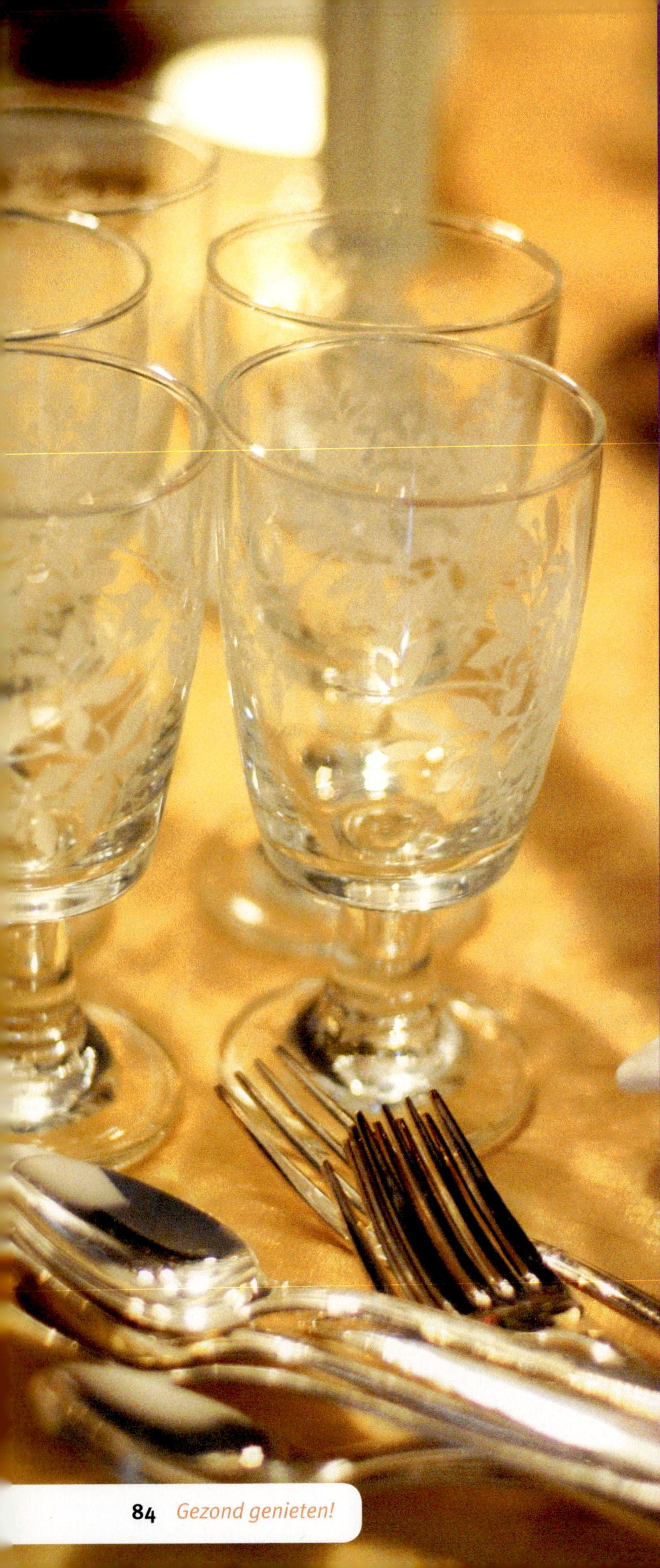

Lekker uit eten

Wanneer je uit eten gaat is het soms moeilijk om te bepalen welke gerechten je beter wel of niet kunt nemen. Hieronder vind je een aantal tips en vergelijkingen die je keus makkelijker maken om toch een heerlijke maaltijd te nemen die ook nog 'SonjaProof' is.

Voorgerechten

Bestel dit wel:

- Heldere groente-, tomaten- en kippensoep
- Carpaccio met zongedroogde tomaten, pijnboompitjes en Parmezaanse kaas.
- Combinatie van meloen, Ardennerham.
- Cocktail van Hollandse garnalen met cocktailsaus (saus apart vragen).

En dit liever niet:

- Gebonden en romige soepen en erwtensoep met spek/worst.
- Mandje (wit)brood en aioli of kruidenboter.
- In knoflookboter gebakken gamba's of slakken.
- Kippenlevers met spek en ui.
- Vitello Tonato, gesneden fricandeau met tonijnmayonaise.

Hoofdgerechten

Bestel dit wel:

- Biefstukje (gegrild) met Stroganoffsaus of gebakken champignons (saus apart vragen).
- Kalfs-, kip- of kalkoenschnitzel met een rode saus.
- Mixed grill van biefstuk, kip en varkensoester.
- Wokschotel van groenten met kalkoen of biefstukreepjes met rijst.
- Maaltijdsalade met kip, kalkoen of biefstukreepjes.

- Gestoofde slib-/zeetong, zalmfilet, kabeljauw, heilbot, tilapia met beurre blanc, kreeft- of andere vissaus (saus wel apart vragen en met mate doseren).
- Wokschotel van groenten met gamba's of panga- of tilapiafilet.
- Risotto met bospaddestoelen en pecorinokaas.
- Wokschotel met tofu, zoetzure saus en rijst.
- Groentelasagne.

Bestel dit liever niet:
- Entrecote met kruidenboter of gebakken paddestoelen.
- Varkenshaas met champignonroomsaus of gevuld met ham en kaas.
- (Kalfs)lever met ui en spek.
- Spare ribs.
- Cordon bleu (met brie of andere kaassoort en ham).
- Varkenshaassaté.
- Pastagerechten met witte roomsaus en spek.
- Pizza's met salami, ham of pancetta of alleen kaasgarnering.

TIP

- Kies altijd voor de gegrilde variant van vlees of vis, wanneer dit op de kaart staat.
- Laat wijn een ondersteuning zijn bij je maaltijd.

Weet wat je eet!

Gourmetsauzen

1 sauslepel mayonaise is 150 kcal.
1 sauslepel jus van boter is 140 kcal.
1 sauslepel halvanaise is 80 kcal.
1 sauslepel knoflooksaus is 75 kcal.
1 sauslepel kerriesaus is 70 kcal.
1 sauslepel satésaus is 65 kcal.
1 sauslepel cocktailsaus is 60 kcal.

Weet wat je eet!

Vleessauzen

1 sauslepel fritessaus (25% olie) is 55 kcal.
1 sauslepel Bolognese (met vlees) is 30 kcal.
1 sauslepel Stroganoff is 25 kcal.
1 sauslepel sjasliksaus is 25 kcal.
1 sauslepel kaassaus is 20 kcal.
1 sauslepel roomsaus is 20 kcal.
1 sauslepel zoetzure saus is 10 kcal.

Nagerechten

Bestel dit eventueel wel:
- Hangop.
- Vers fruit met een toefje slagroom.
- Suikervrij ijsdessert.

Weet wat je eet!

IJs

aantal kcal en grammen vet per 100 gram

Yoghurtijs, naturel	=	195 kcal, 8,5 gram vet
Roomijs	=	159 kcal, 7 gram vet
Viennetta ijs	=	150 kcal, 11 gram vet
Sorbetijs passievrucht	=	130 kcal, 0 gram vet
Slagroom light ijs (Hertog)	=	73 kcal, 3,1 gram

Verschil tussen kilocalorieën (kcal) en kilojoules (kj)

Zonder benzine loopt de motor niet dus is er brandstof nodig. Je lichaam verbruikt dus constant energie en dat zal moeten worden aangevuld. De enige manier om dit te kunnen aanvullen is via je voeding: koolhydraten, vetten en eiwitten uit ons voedsel zijn de belangrijkste energieleverende voedingsstoffen. De ene brandstof levert meer energie dan de andere.

Een overzicht:

- Eén gram koolhydraat levert gemiddeld 4 kcal (17 kJoule) energie
- Eén gram eiwit levert gemiddeld 4 kcal (17 kJoule) energie
- Eén gram vet levert gemiddeld 9 kcal (37 kJoule) energie
- Eén gram alcohol levert gemiddeld 7 kcal (29 kJoule) energie.

Om calorieën (kcal) om te rekenen in kJoules (kj) moet je weten dat 1 kcal overeenkomt met 4,184 kJoules. Tegenwoordig maken we alleen nog maar gebruik van calorieën anders moeten we alles verviervoudigen.

Tips

1. In veel restaurants kun je om een aangepaste portie vragen, ook wel een lady steak of seniorenportie genoemd. Je kunt ook twee voorgerechten eten voor een volwaardige maaltijd!
2. Drink geen zoete witte wijn (caloriebom) maar een glas droge witte wijn, rosé, of een glas rood en bestel een kan met (kraan)water bij je eten.
3. Vraag om extra groenten in plaats van patat bij het hoofdgerecht.
4. Wil je toch een paar frietjes, gebruik dan ketchup of vraag om fritessaus.
5. Neem de tijd voor je gerecht, eet langzaam en kauw goed dan ben je sneller verzadigd en heb je ook minder of geen behoefte meer aan een nagerecht.
6. Neem in plaats van een toetje een kopje koffie of thee met eventueel een chocolaatje of koekje. Wil je toch een dessert, deel het met een tafelgenoot en vraag een extra vorkje!

Vragen

Mag ik onbeperkt bouillon?
Je mag niet meer dan drie kopjes heldere bouillon per dag drinken. Neem bijvoorbeeld een Opkikker, deze bevat 4 kcal per zakje. Omdat in de bouillon extra zouten zitten, is de kans groter dat je vocht vasthoudt. Let ook op met de Cup-a-soup met lekkere smaakjes zoals Champignon/Ham, deze bevatten circa 80 kcal per kopje.

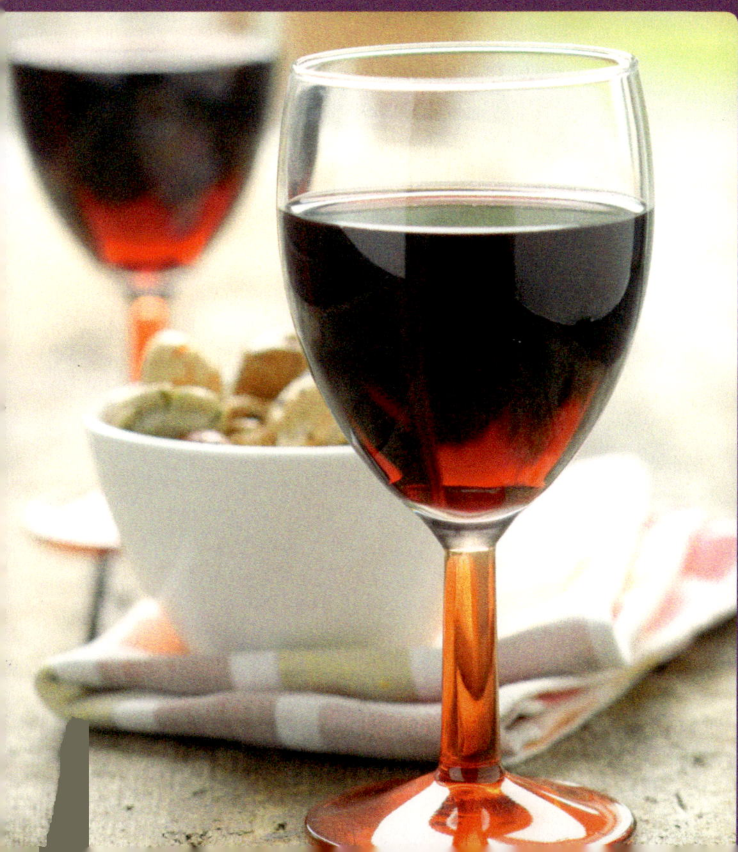

Moet ik mijn tussendoortje nemen?
Het is belangrijk dat je elke maaltijd en alle tussendoortjes neemt. Dit om de suikerspiegel op peil te houden en zo eetbuien te voorkomen en om de stofwisseling te stimuleren. Een uitzondering is het avondtussendoortje, dat mag je weglaten, omdat 's avonds je stofwisseling immers op een laag pitje staat.

Ik mag pindakaas 25% minder vet, mag ik die onbeperkt?
Pindakaas 25% minder vet bevat slechts 3/4 van het normale vetgehalte en bevat net als gewone pindakaas groei- en bouwstoffen die onmisbaar zijn, zoals eiwitten, zuiver plantaardige vetten en koolhydraten. Bovendien bevat pindakaas 25% minder vet voedingsvezels, vitamine B, vitamine E. Pindakaas 25% minder vet is daarom gezond broodbeleg voor iedereen. Pindakaas 25% minder vet bevat per boterham circa 87 kcal en een boterham met gewone pindakaas bevat circa 97 kcal. Dus evengoed oppassen, smeer een dun laagje op je brood, alle beetjes helpen.

HOOFDSTUK 8

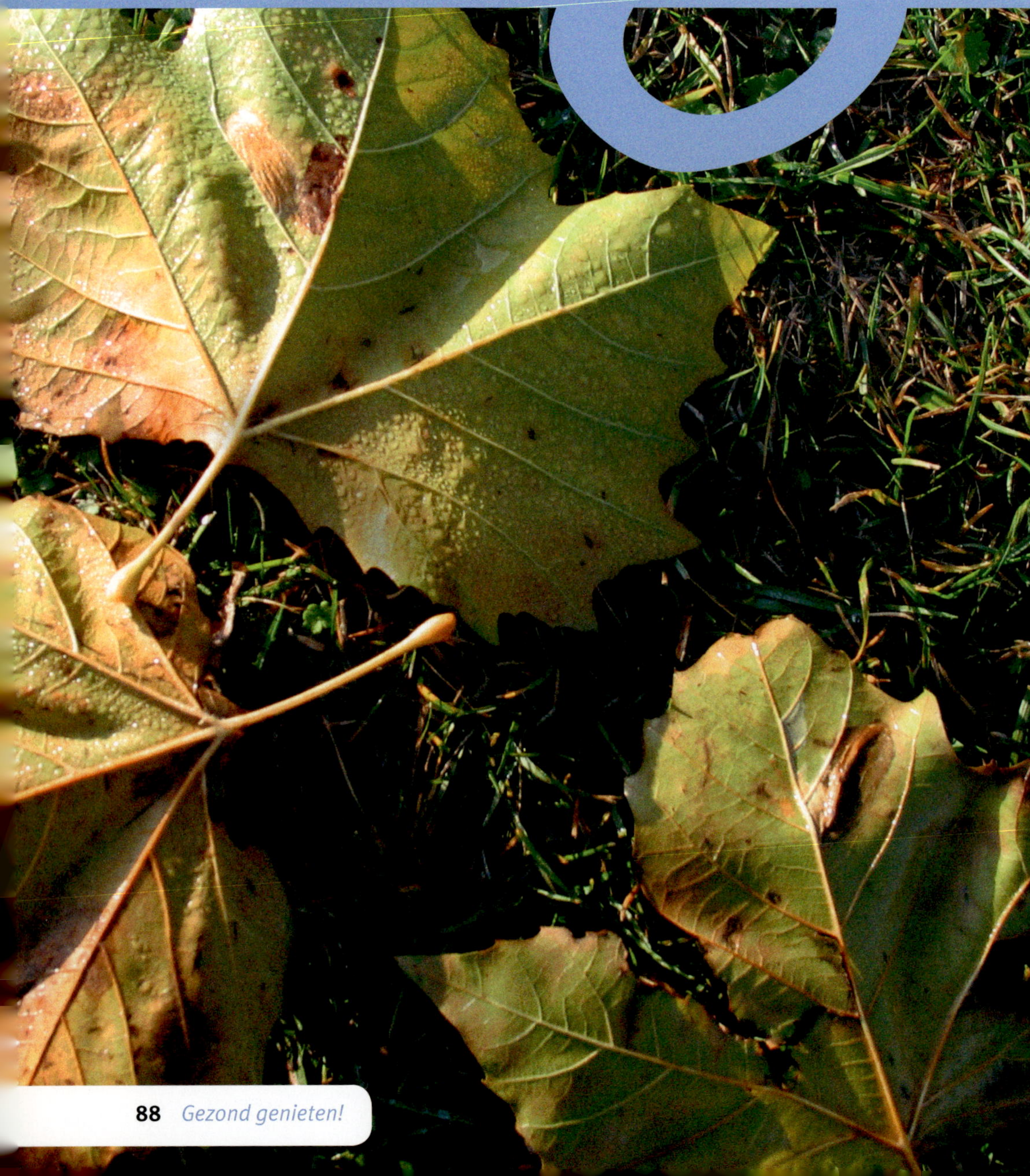

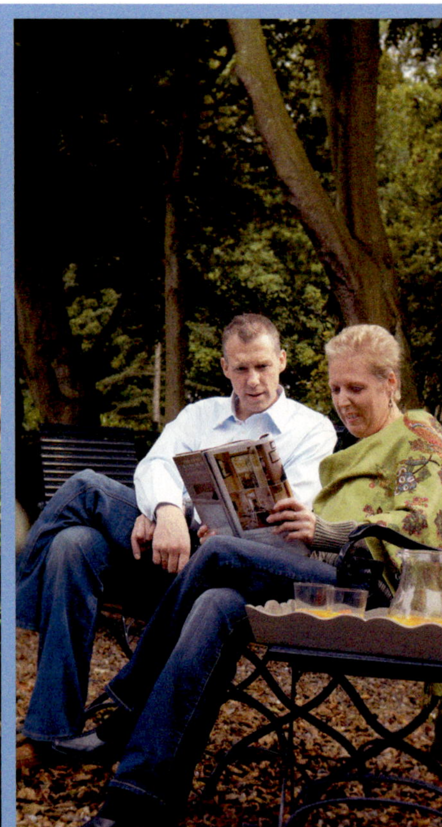

‘Een positieve gedachte is duizend maal sterker dan een negatieve gedachte’

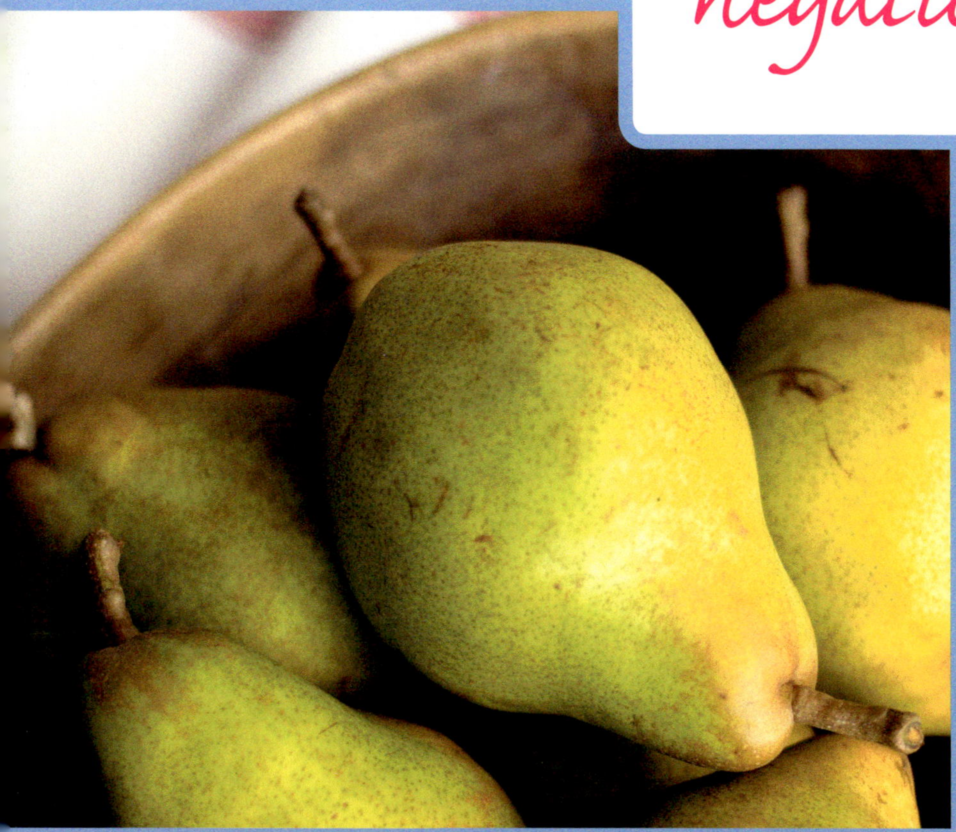

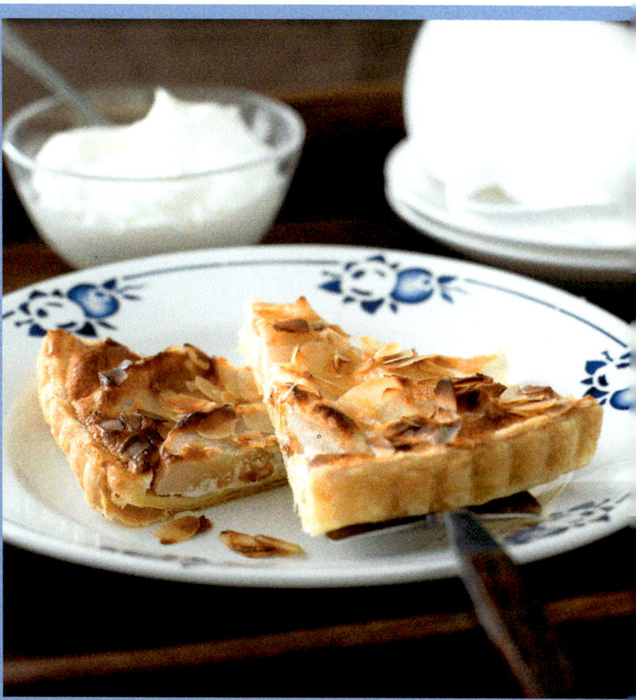

Thema: denk in mogelijkheden

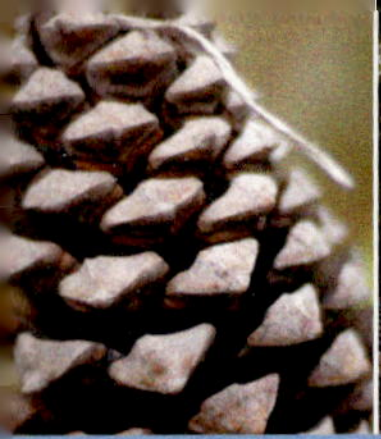
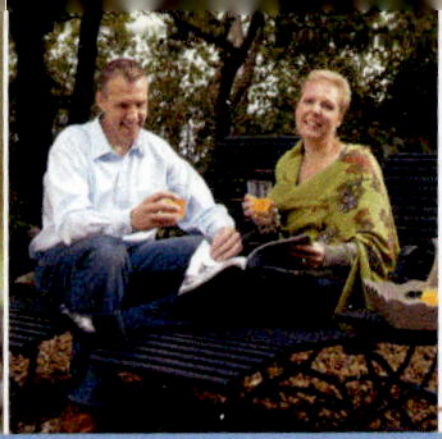
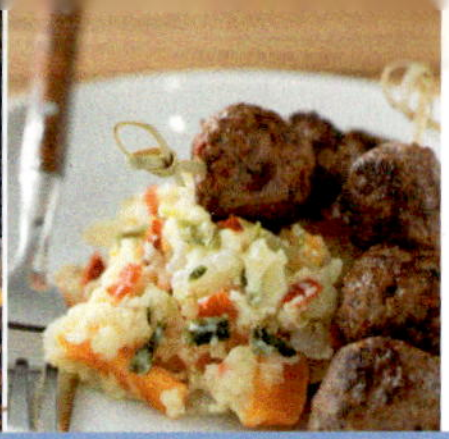
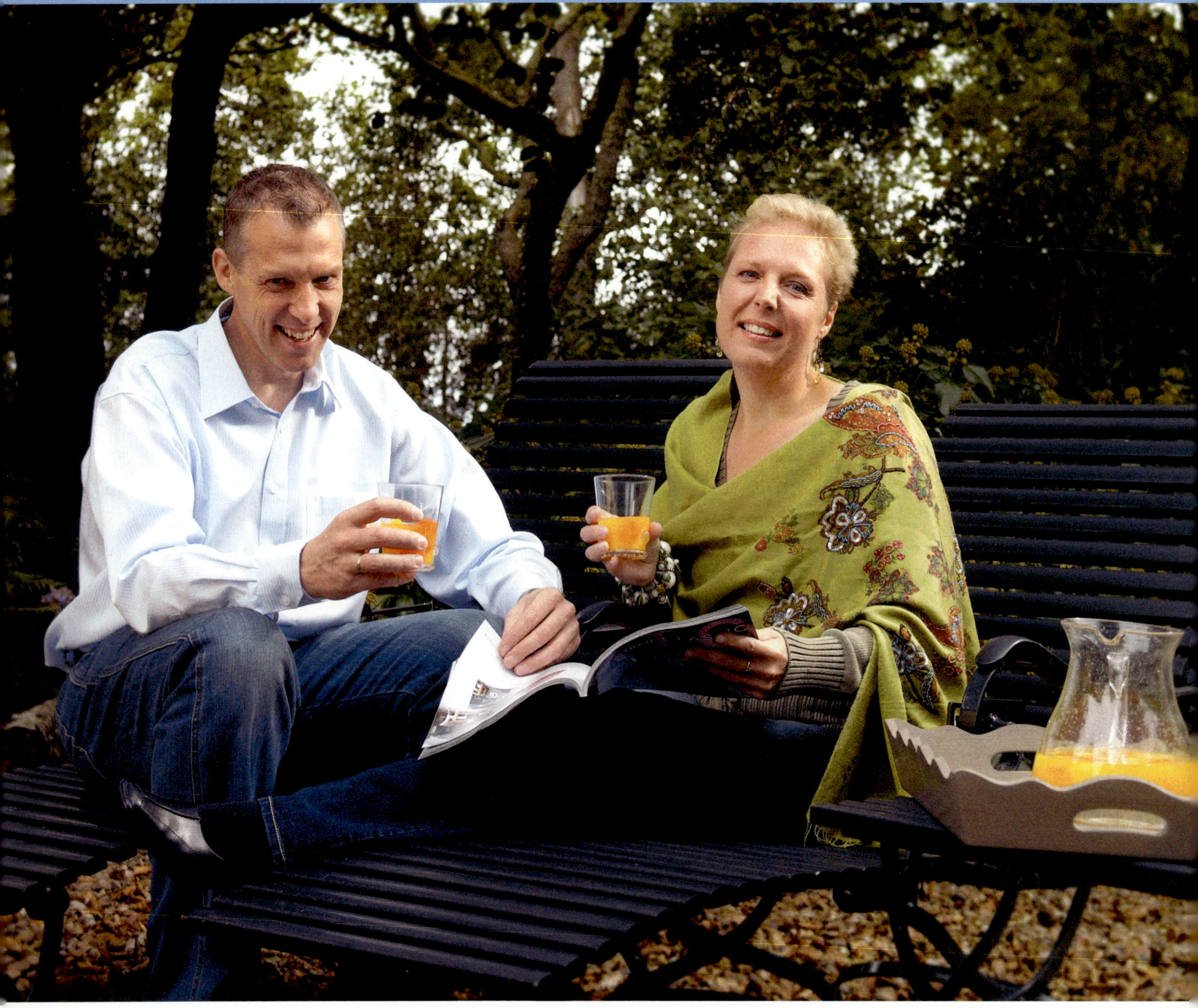

Succesverhaal

'We merken nu pas hoe slecht onze conditie was'

Jan (41) en Stephanie (37) uit Spijkenisse

Wanneer Jan twee jaar geleden de trap op liep kon hij naar eigen zeggen meteen aangesloten worden op een zuurstofapparaat. Stephanie merkte vooral bij het fietsen dat ze snel buiten adem raakte. Toch duurde het lang voordat Jan met zijn toenmalige 114 kilo, en Stephanie met 96 kilo, de stap maakten. Jan: 'We zijn dit jaar 12 $^1/_2$ jaar getrouwd en vanaf ons huwelijk kwamen de kilo's er ongemerkt bij. Omdat we beiden gezond zijn maakten we er niet zo'n punt van. De mensen moesten ons maar nemen zoals we waren. Nu kan ik me niet meer voorstellen dat we zo dachten.'

Stephanie nam medio 2006 de eerste stap, toen ze zag hoe haar zuster met de Sonja Bakker-methode heel snel gewicht verloor. Jan keek het een paar maanden aan maar toen hij het resultaat bij zijn vrouw zag, besloot hij mee te doen. 'Natuurlijk hadden we moeilijke momenten maar eigenlijk viel het ons mee. Wat bij mij ook helpt is dat ik ook besloot het biertje te laten staan. Wanneer we met de zaak de maandborrel doen, neem ik een frisje.'

Nu is Stephanie al bijna een halfjaar op haar gewicht van 64 kilo en Jan weegt 93 kilo, waar zij heel tevreden mee zijn. In het weekend nemen ze het niet zo nauw. Stephanie: 'We hebben nog een heel leven voor ons en we hoeven niet eeuwig op een worteltje te bijten om het zo maar te zeggen. Als je meteen maandag weer de draad oppakt, ben je de extra kilootjes zo weer kwijt. Dus overgewicht? Dat overkomt ons nooit meer...'

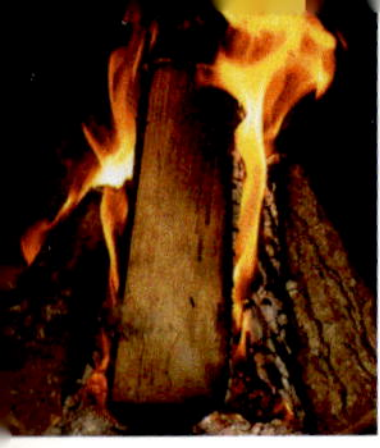
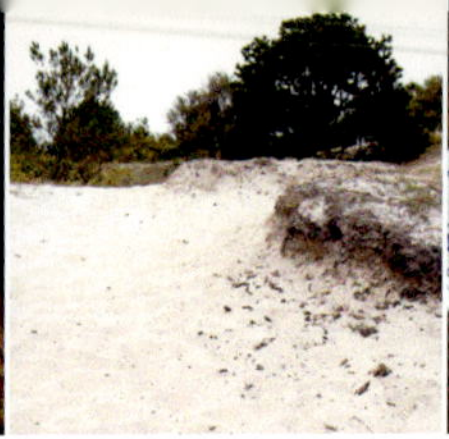
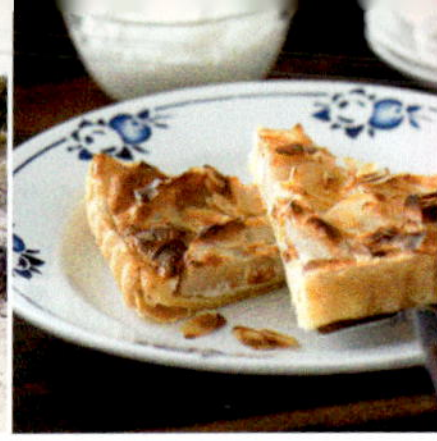

7e weekmenu

De afwijkende producten voor de man zijn met ***roze*** aangegeven. Als er niets bij staat neemt de man dezelfde porties als de vrouw.

Drink elke dag 6 glazen water à 300 ml per glas!

1 liter	=	1000 ml		
3/4 liter	=	750 ml		
1/2 liter	=	500 ml		
1/4 liter	=	250 ml		
1/8 liter	=	125 ml	=	8 eetlepels

TIP

Houd je niet van pasta; neem hiervoor een basismaaltijd 125 gram aardappelen, 200 gram groente en een stukje vlees van 75 gram.

Maandag

Ontbijt
- 1 glas fruitontbijt
- ***1 volkorencracker met halvarine***
- ***1 beleg 30+ kaas***
- 1 glas water

Tussendoor
- 1 appel
- 1 glas water

Lunch
- 2 volkoren boterhammen met halvarine
- 1 beleg 30+ kaas
- 1 beleg halvajam
- 1 glas Optimel drink
- 1 glas water

Tussendoor
- 1 plak Indische cake (vetarm)
- 1 glas water

Diner
- 225/***250*** gram hutspot
- 75 gram runder gehaktbal
- 1 juslepel magere jus
- 1 glas water

's Avonds
- Streng!
- 1 glas water

Dinsdag

Ontbijt
- 1 plak ontbijtkoek met halvarine ***voor de man 2 plakken***
- 1 glas jus d'orange
- 1 glas water

Tussendoor
- 1 glas Optimel drink
- 1 glas water

Lunch
- 3 volkoren cracottes met halvarine
- 2 beleg 20+ smeerkaas
- 1 beleg pindakaas light
- 1 glas water

Tussendoor
- 1 banaan
- 1 glas water

Diner
- 225/***250*** gram nasi
- 1 schaaltje rauwkost
- 1 glas water

's Avonds
- 250 gram magere vruchten-kwark
- 1 glas water

Woensdag

Ontbijt
- 2 volkoren crackers met halvarine
- 2 beleg halvajam
- 1 glas halfvolle melk
- 1 glas water

Tussendoor
- 1 sinaasappel
- 1 glas water

Lunch
- 250 gram magere kwark met vruchten
- 1 krentenbol met halvarine
- 1 glas water

Tussendoor
- 1 eierkoek
- 1 glas water

Diner
- 125/***150*** gram aardappelpuree
- 200 gram prei aangemaakt met maïzena, peper en zout
- 100 gram scholfilet
- 1 juslepel magere jus
- 1 glas water

's Avonds
- Streng!
- 1 glas water

Donderdag

Ontbijt
- 1 glas fruitontbijt
- ***1 appel***
- 1 glas water

Tussendoor
- 1 Evergreen ***voor de man een heel pakje***
- 1 glas water

Lunch
- 2 volkoren crackers met halvarine
- 2 beleg 30+ kaas met komkommerschijven
- 1 beker chocolademelk light
- 1 glas water

Tussendoor
- 1 bakje magere kwark met vruchten
- 1 glas water

Diner
- 125/***150*** gram gekookte aardappelen
- 200 gram bietjes
- 75 gram runderlapje
- 1 juslepel magere jus
- 1 glas water

's Avonds
- 1 speculaasje of een bastogne
- 1 glas water

Vrijdag

Ontbijt
- 1 plak ontbijtkoek
- 250 gram magere yoghurt
- 1 glas water

Tussendoor
- 1 kiwi
- 1 glas water

Lunch
- 1 volkoren pistolet met halvarine
- 1 beleg kipfilet met komkommerschijven
- 1 kop heldere bouillon (Opkikker)
- 1 glas water

Tussendoor
- 1 glas Optimel drink
- 1 glas water

Diner
- 225/250 gram Italiaanse pasta met champignons, recept op pagina 196
- 1 glas water

's Avonds
- 1 glas rode wijn of 1 glas jus d'orange
- 1 glas water

Zaterdag

Ontbijt
- 1 shake van 250 gram magere yoghurt, 2 schijven ananas en 1 kiwi
- 1 glas water

Tussendoor
- 1 banaan
- 1 glas water

Lunch
- 1 tosti ham/30+ kaas met ananas
- 1 glas halfvolle melk
- 1 glas water

Tussendoor
- 1 plakje ontbijtkoek
- 1 glas water

Diner
- 125/***150*** gram ovenfrites
- 75 gram runderhamburger
- 1 schaaltje rauwkost
- 1 glas water

's Avonds
- 1 glas rode wijn
- 30 gram Baked chips of 1 zakje Snack-a-Jack
- 1 glas water

Zondag

Ontbijt
- 250 gram magere kwark met vruchten
- 1 volkoren boterham met halvarine en 1 gekookt eitje
- 1 glas water

Tussendoor
- 1 glas Optimel drink
- 1 glas water

Lunch
- 1 krentenbol met halvarine
- 1 glas jus d'orange
- 1 glas water

Tussendoor
- 1 plak vetarme cake (Cakyline) of 1 stukje perentaart (recept v/d week)
- 1 glas water

Diner
- 1 portie carpaccio op pagina 116
- 3 stukjes volkoren stokbrood ***voor de man 5 stukjes***
- 1 portie groene salade
- 1 glas water

's Avonds
- 1 bakje Japanse mix zonder de nootjes
- 1 glas water

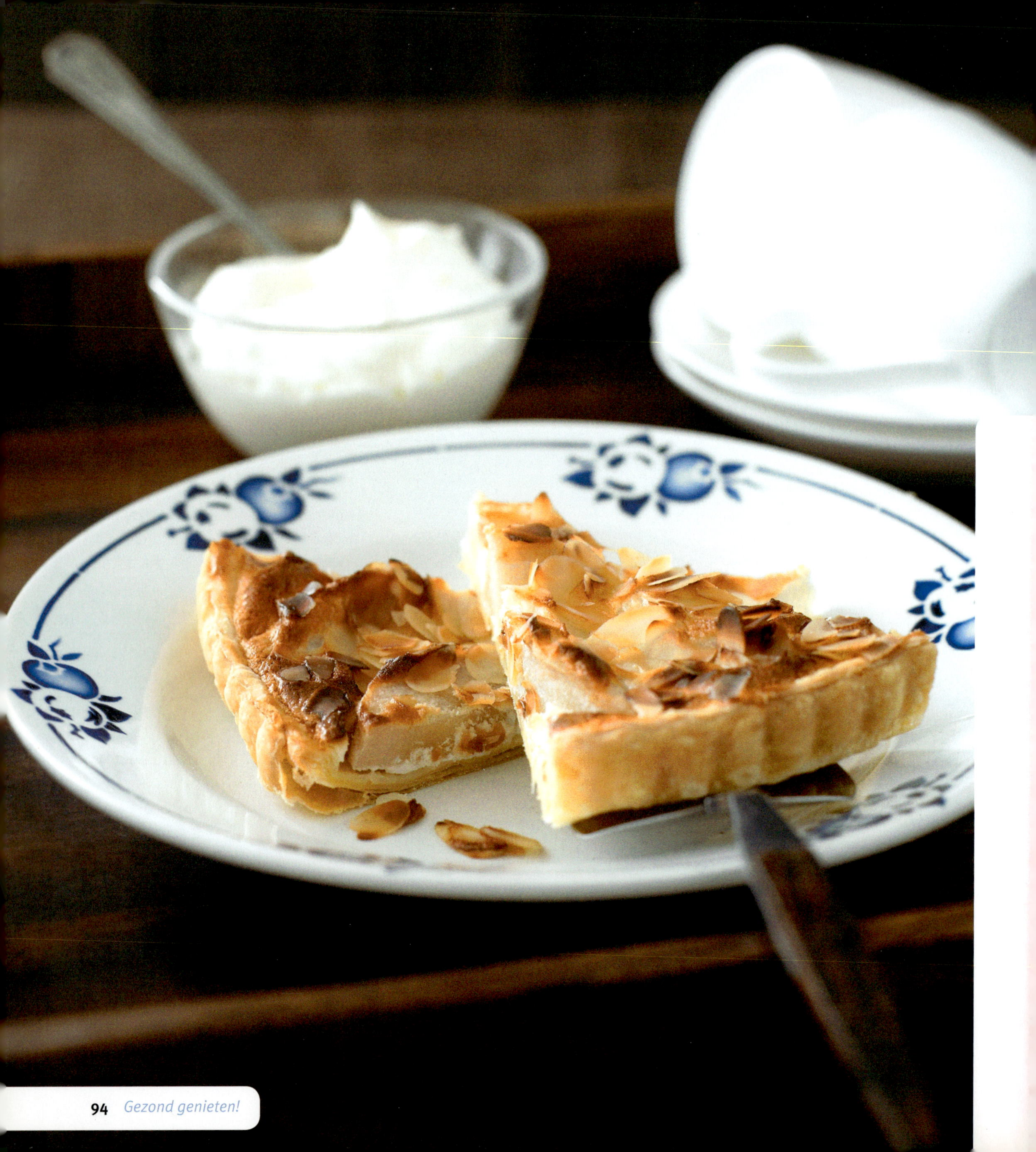

week 7 - recept van de week

Perentaart

voor 10 personen

ingrediënten

4 plakjes bladerdeeg
1 beschuit
1 eetlepel zoetstof
3 rijpe handperen
citroensap
2 dl demi crème fraîche
1 zakje vanillesuiker
2 eiwitten
40 gram geschaafde amandelen

Extra
ronde taartvorm
Bakspray van Dr. Oetker

bereiding

Laat de plakjes bladerdeeg ontdooien en trek ze iets uit elkaar. Spray een lage, ronde taartvorm in en bekleed de vorm met het deeg. Prik hier en daar in de bodem en bestrooi 'm met de zoetstof en één verkruimelde beschuit. Schil de peren en snijd ze in dunne parten. Leg ze in de vorm en bestrijk ze met citroensap. Klop de demi crème fraîche los met de vanillesuiker en daarna de eiwitten stijf. Spatel het eiwit door de demi crème fraîche en schep dit mengsel over de peren. Bestrooi de bovenkant met de geschaafde amandelen en schuif de vorm in een voorverwarmde oven van 200 °C. Laat de taart in 30-35 minuten goudbruin bakken.

Tip
10 gram zoetstof is gelijk aan 100 gram suiker.

Bevat per portie:
circa 155 kcal.

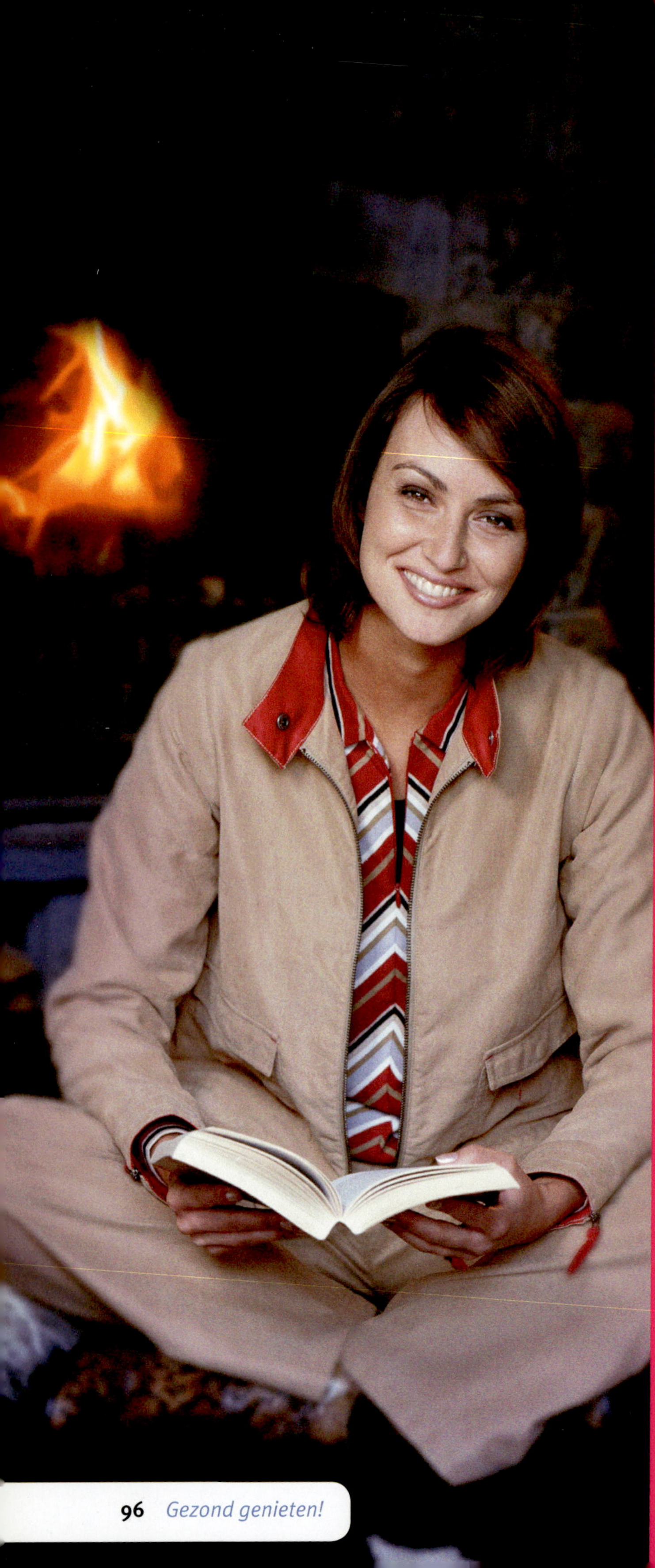

Denk in mogelijkheden

Ieder mens krijgt soms te kampen met dips of negatieve gedachten. Dat is eigenlijk maar goed ook, want dan geniet je er des te meer van als het geluk je toelacht. Je moet negativiteit niet omzetten in eten. Troost-eten noemen ze dat ook wel eens. Probeer juist op dat soort momenten kracht te putten uit positief denken. Hieronder vind je wat voorbeelden.

Houd een dagboekje bij!

Houd af en toe een dagboekje bij en beschrijf hoe je je voelt. Schrijf bijvoorbeeld puntsgewijs de dingen op waarover je je druk hebt gemaakt die dag. Vraag jezelf af wat je die dag anders of beter had kunnen doen. En geef jezelf een cijfer voor hoe je je voelt. Schrijf dit cijfer bijvoorbeeld op in je agenda. Je kunt dan terugkijken en zien waarom je een bepaald cijfer aan jezelf hebt gegeven, soms is het seizoensgebonden of heb je wat stress door een drukkere periode. Je zult zien dat het signaal, waarom je je rot voelt, er vaak al uitkomt tijdens het schrijven! Door regelmatig je dagboekje bij te houden, ontdek je dat bepaalde zaken steeds terugkeren. Dat inzicht is pure winst. Want inzicht is de eerste stap op weg naar een positieve verandering.

Succeslijstje

Je kunt ook een lijst aanleggen met dingen die goed zitten in jouw leven of met je successen tot nu toe. Ga die lezen als je niet lekker in je vel zit.

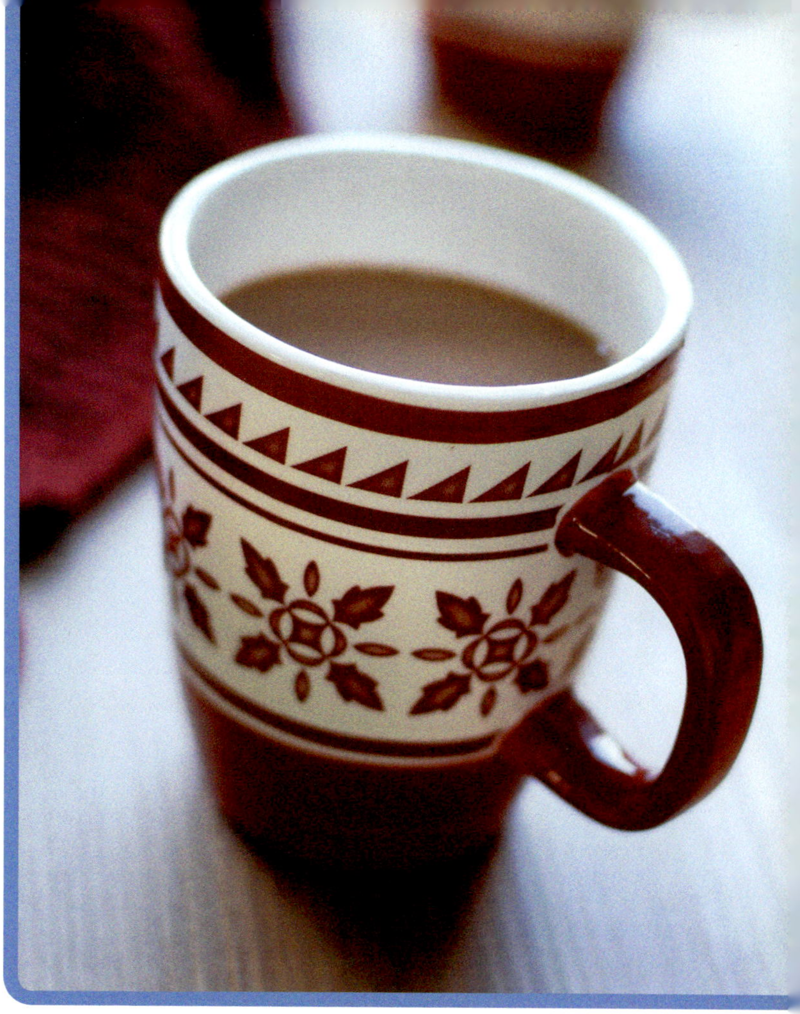

Gebaar

Soms kan niets je zo'n goed gevoel geven als een gebaar maken naar een ander. En dat hoeft helemaal niet groot te zijn. Ik stuur bijvoorbeeld elke maand een aantal vrienden een kaartje. Koop het kaartje van een goed doel, en stuur die naar mensen waarvan je denkt dat ze wel een hart onder de riem kunnen gebruiken, of om gewoon een teken van leven te geven. En het leuke is, je krijgt soms weer een kaartje terug!

Een moeilijke beslissing nemen

Moet je een beslissing ergens over nemen en kom je hier niet uit, doe het volgende. Neem een stuk papier en zet bovenaan het vel, in één zin, de vraag die je bezighoudt. Zet vervolgens in het midden van het papier een lijn (van boven naar beneden), zodat er twee kolommen op het vel staan.
In de linkerkolom zet je puntsgewijs de pluspunten die de beslissing je opleveren en zet rechts de negatieve kanten van het probleem. Is je lijst klaar, kijk dan welke kolom het langste is en welke argumenten het zwaarst wegen. Vaak is het nemen van een beslissing beter dan niets doen of de beslissing uitstellen, omdat van het één altijd weer het ander komt.

Stress

Tegenwoordig heeft bijna iedereen het druk met als gevolg te veel stress. Hoofdpijn, slecht slapen, vermoeidheid en lusteloosheid, je labiel voelen, het is allemaal het gevolg van overbelasting. Om meer balans in je leven te creëren, kun je het volgende doen. Zet regelmatig een kruis door een dag in je agenda en gebruik deze tijd echt voor jezelf. Gun jezelf activiteiten zoals een boswandeling, een museum bezoeken of pak een oude hobby weer op. Die kwalitieitsmomentjes helpen je om je hoofd leeg te maken en te ontspannen.

Blijf positief

Vergeet niet dat het soms moet regenen om daarna de zon weer te waarderen! Probeer daarom altijd om positief te blijven. Je mag gerust eens lekker balen en dat goed uiten, dat lucht lekker op, maar blijf er niet in hangen.

Glimlach

Geef een aantal mensen die je deze dag ontmoet een compliment of een glimlach. Je buurman, maar ook de caissière in de supermarkt. Ik weet zeker dat jij je aan het eind van de dag heel anders voelt!

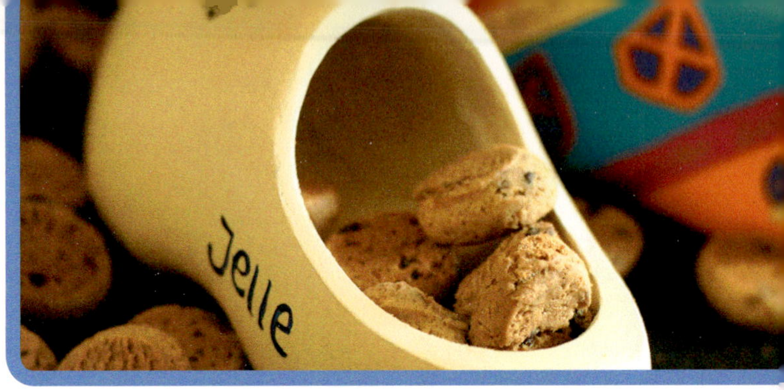

Omega vetzuren

Je hoort de laatste tijd veel over de Omega 3 en Omega 6 vetzuren. Van Omega 3 is een hele waslijst van positieve effecten bekend. Zo is het goed voor hart- en bloedvaten en voor de hersens. Zelfs tegen hartritmestoornissen biedt Omega 3 een bepaalde preventie en het schijnt zelfs goed te zijn tegen depressies. Omega 3 komt in ruime mate voor in vis en noten. Maar ook melk en vlees van koeien die voornamelijk gras eten en kippenvlees van kippen die vrij kunnen rondlopen leveren een goede bijdrage aan de Omega 3 vetzuren.

Waar het om gaat is dat er een goede balans is tussen de Omega 6 en Omega 3 vetzuren. Bij de oermensen was dat dik in orde omdat die veel zeevoedsel tot zich namen. Bij de moderne mens is die ideale verhouding van 3:1 soms wel verslechterd naar 20:1.

Het is heel lastig om zelf aan de slag te gaan met die kennis. Want hoe balanceer je dat nu uit met je voeding? Het is in ieder geval goed om geregeld, zeg maar minstens eens per week, vis te eten. Er zijn ook genoeg visoliesupplementen te koop als je niet zo'n visliefhebber bent. Ik moet wel waarschuwen voor bijvoorbeeld mensen die last hebben van hartfalen. Voor hen is te veel Omega 3 niet altijd even goed. Dus neem in dat geval altijd contact op met je huisarts om te kijken of het voor jou wel is aan te raden.
Van alle oliën bevat lijnzaadolie verreweg de meeste Omega 3 vetzuren.

Weet wat je eet!

Decembermaand

aantal kcal en grammen vet per 100 gram

Speculaasbrok	=	493 kcal, 20 gram vet
Pepernoten	=	489 kcal, 21,3 gram vet
Borstplaat	=	430 kcal, 4 gram vet
Gevulde speculaas	=	488 kcal, 27 gram vet
Schuimpjes (let op bevat veel suikers)	=	370 kcal, 0 gram vet
Marsepein	=	360 kcal, 8 gram vet
1 Appelflap	=	146 kcal, 24 gram vet
1 Oliebol(=50 gram)	=	140 kcal, 5 gram vet

Weet wat je eet!

Chips

aantal kcal en grammen vet per 100 gram

Lays bolognese chips	=	525 kcal, 33 gram vet
Bugles nacho cheese	=	525 kcal, 30 gram vet
Chips naturel	=	490 kcal, 26 gram vet
Wokkels	=	473 kcal, 21 gram vet
Snack a Jack barbecue	=	416 kcal, 7 gram vet
Cracottes luchtige zoutjes	=	405 kcal, 8,4 gram vet
Baked chips Mediterranean (Lays)	=	400 kcal, 9,5 gram vet

Vragen

Ik sta stil of het afvallen gaat langzaam
Tijdens het afvallen kan het voorkomen dat je even stil staat of dat het heel langzaam gaat. Dit kan verschillende oorzaken hebben. Het kan zijn dat je intensief bent gaan sporten naast het afvallen. Spieren wegen zwaarder dan vet en hierdoor kan het zijn dat je in gewicht niets bent afgevallen, maar wel in vetmassa. Daarom adviseer ik je in je weegschaal een vet-meter te hebben, want dan kun je zien dat je inderdaad afvalt. Of je kunt je elke week meten met een meetlint. Doe deze 1 cm onder je navel. En houd dit dan wekelijks bij in een schriftje/computer. Als je al wat langer bezig bent, gaat het afvallen minder snel. Stel: je bent 20 kilo afgevallen in drie maanden tijd. Dit is een hele opgave voor je lichaam, je lichaam moet even wat herstellen voor zelfbescherming. Doe het even rustig aan, houd gewoon je goede eetwijze in tact. Let op: dit kan best 4 tot 6 weken duren, maar vertrouw me, je zult weer afvallen.

Tips om het afvallen te bevorderen:
- Zorg voor voldoende beweging (half uur per dag)
- Zorg ervoor dat je voldoende water drinkt; circa 2 liter per dag
- Geef niet op en houd vol!

Ik heb last van een moeizame stoelgang
Wanneer je gaat afvallen, kan de stoelgang minder worden en moeizamer gaan. Dit komt vaak doordat je anders gaat eten. Drink genoeg water en beweeg elke dag een half uur om je darmen te stimuleren. Een goede tip is drie kiwi's op de nuchtere maag te nemen met een glas lauw water. Dit werkt uitstekend. Doe dit drie dagen achter elkaar, ik weet zeker dat je verbetering ziet. Je mag naast de kiwi's gewoon je ontbijt eten. Eén lepel lijnzaad in de yoghurt helpt de darmflora ook op gang te brengen. Ook kun je 's morgens een flesje Actimel bij je ontbijt drinken om je weerstand te verhogen.

Waarom krijg ik het zo koud?
Doordat je vetlaag geleidelijker dunner wordt kun je het na een paar weken sneller koud krijgen. Benader dit proces positief, je vetverbranding is goed op gang.

Mag ik de maaltijden omwisselen?
Het is geen enkel probleem om maaltijden onderling te wisselen, als je er maar rekening mee houdt, dat je alles binnen een dag houdt. Dus niet het ontbijt van maandag met het ontbijt van dinsdag ruilen. Je mag overigens wel een hele dag omruilen, dus als je het zaterdagmenu liever op de maandag neemt dan wissel je de hele dag.
De weekmenu's zijn zo samengesteld dat je alle voedings-stoffen binnenkrijgt die je nodig hebt om gezond te blijven. Alles is uitgebalanceerd met vetten, mineralen, vitaminen, koolhydraten en eiwitten.

HOOFDSTUK 9

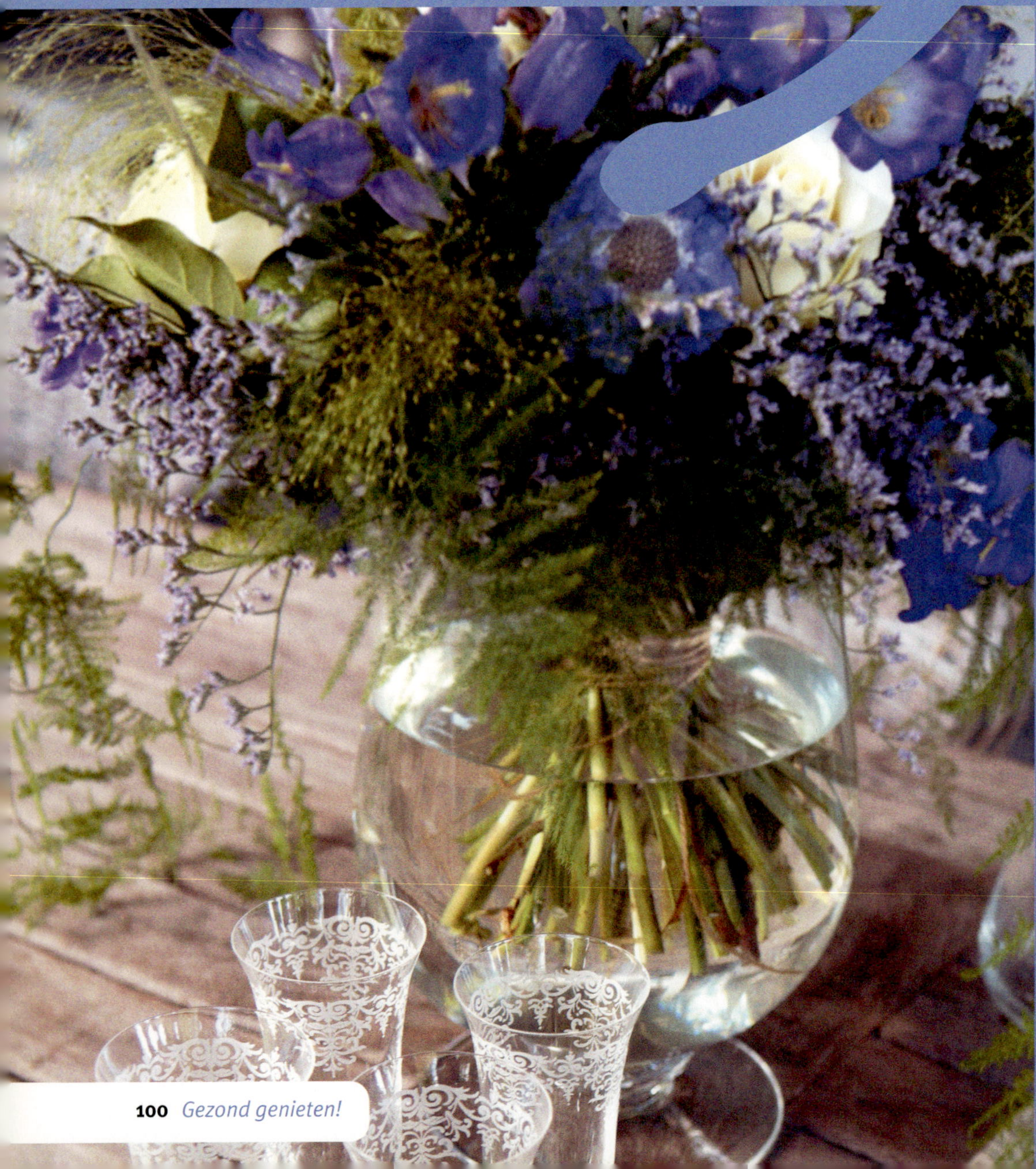

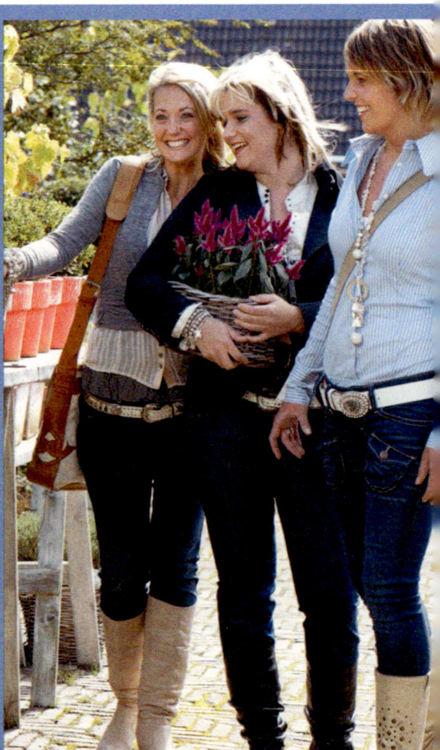

‘Sfeer in huis is belangrijker dan luxe’

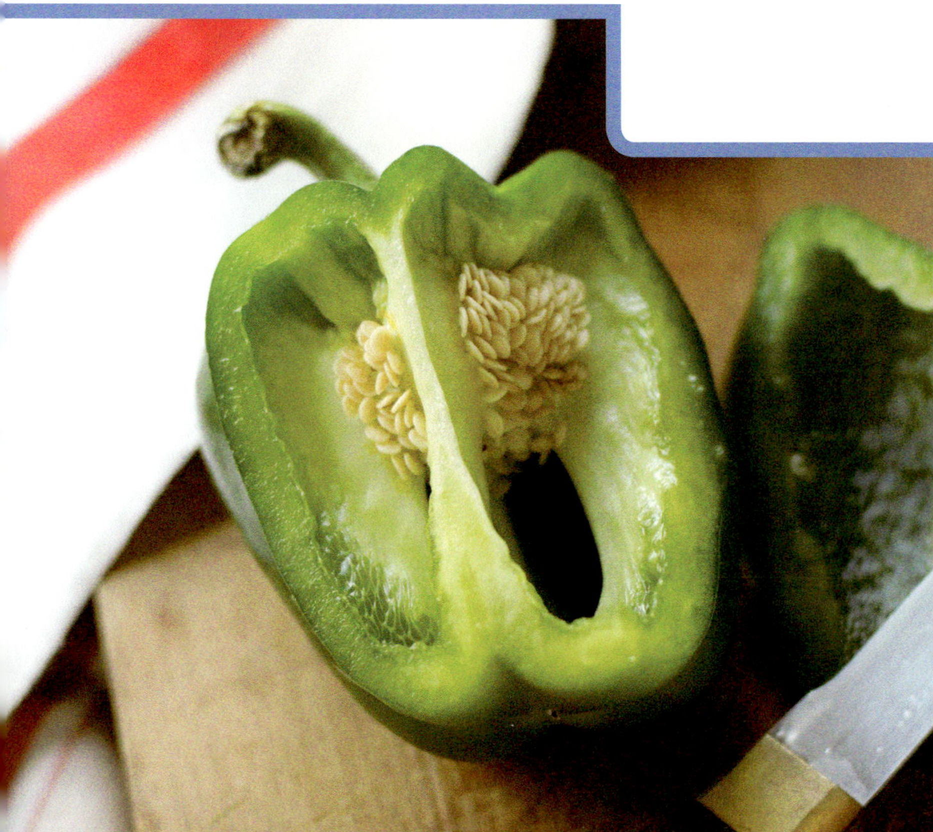

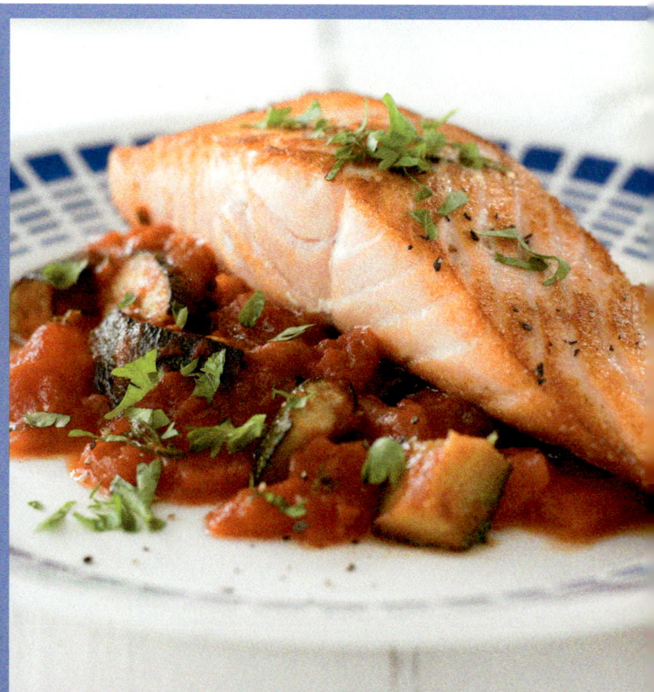

Thema: sfeervol aan tafel

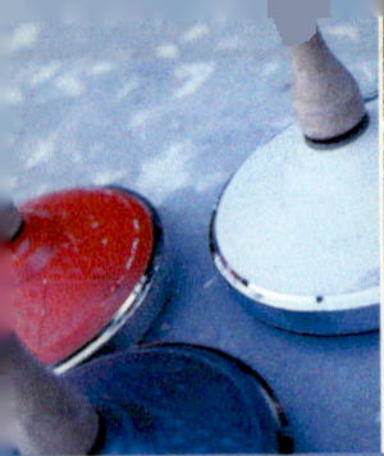
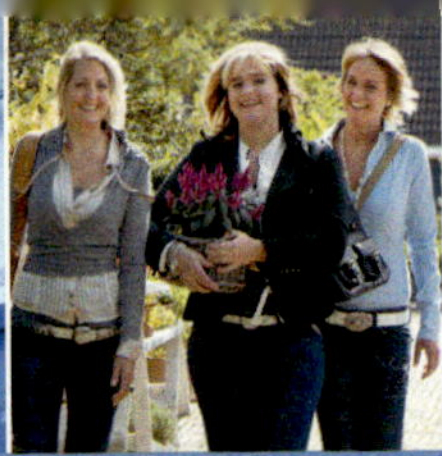
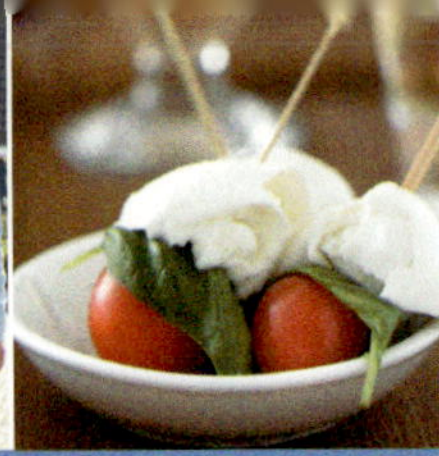
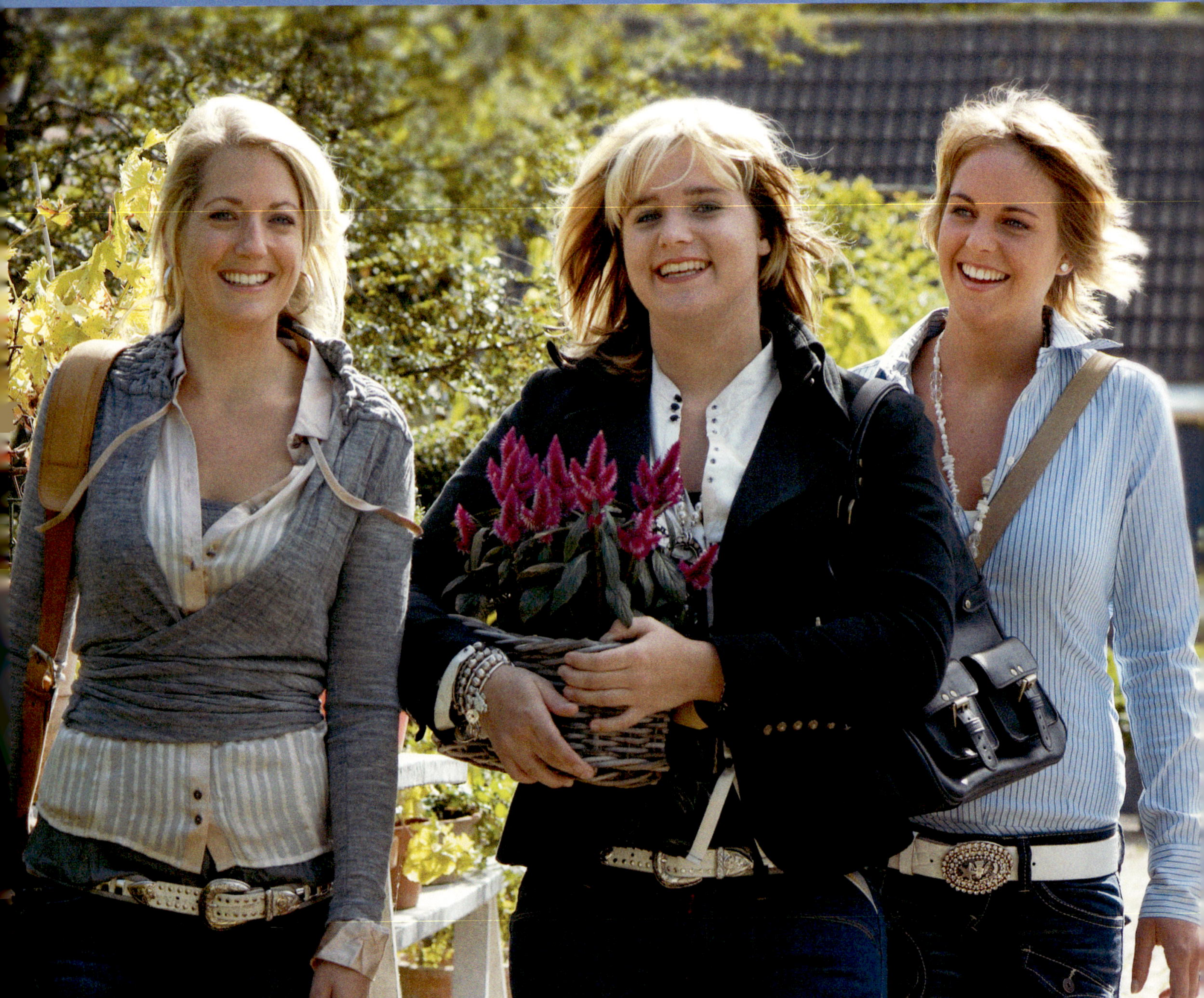

Succesverhaal

'Je geeft het succes ook door aan je klanten'

Collega's Petra (22), Maaike (26) en Sanne (18) uit Schagen

Omdat Petra de eerste was van de collega's die aan Sonja Bakker begon, doet zij ook het woord namens Maaike en Sanne. 'Maar niet alleen wij drieën zijn er mee bezig. Bij de drie filialen in Schagen en Heerhugowaard waar wij werken in de dames- en herenmode, zijn er nu al, denk ik, tien collega's, die aan het Sonjabakkeren zijn! We hebben zo'n goede band met elkaar dat we ook dat met elkaar bespreken. En niemand wil voor de ander onderdoen.'

Toen Petra een jaar geleden begon, werd haar voorbeeld al snel door Maaike en Sanne gevolgd. 'Sanne is nu 13 kilo kwijt, Maaike 12 en ik 7. Vooral omdat het zo makkelijk is om vol te houden en omdat er zo veel variatie in de menu's zit, vliegen de kilo's eraf. Ik hoef er nu zelfs niet meer bij na te denken. Als ik 2 kilo aankom weet ik wat ik fout heb gedaan en neem ik daarna een balansdag. Ik heb de menu's zelfs niet meer nodig.'

De klanten die ze dagelijks ontvangen is het ook niet ontgaan dat de collega's zijn afgevallen. 'Vaak zijn ze er zelf ook mee bezig en bespreek je elkaars ervaringen. Maar de leukste momenten zijn natuurlijk wanneer een klant je al een tijd niet heeft gezien en dan zegt: 'Goh, wat ben jij afgevallen...'

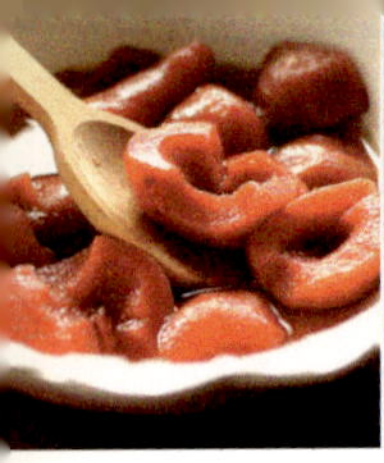
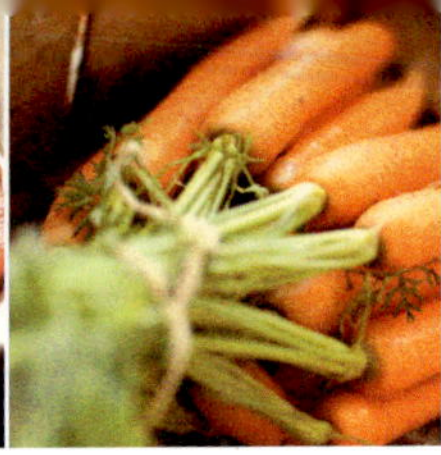
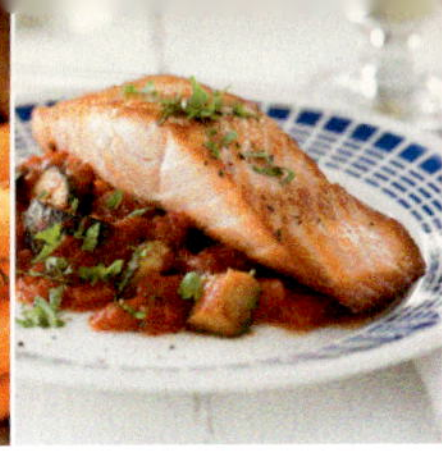

8e weekmenu

De afwijkende producten voor de man zijn met ***blauw*** aangegeven. Als er niets bij staat neemt de man dezelfde porties als de vrouw.

Drink elke dag 6 glazen water à 300 ml per glas!

1 liter	=	1000 ml
3/4 liter	=	750 ml
1/2 liter	=	500 ml
1/4 liter	=	250 ml
1/8 liter	=	125 ml = 8 eetlepels

TIP

Is je zuivellunch lastig mee te nemen; draai je lunch en ontbijt dan om.

Maandag

Ontbijt
- 1 bakje chocolademousse light
- ***1 cracker met halvarine***
- ***1 beleg rookvlees***
- 1 glas water

Tussendoor
- 1 appel
- 1 glas water

Lunch
- 2 volkoren crackers met halvarine
- 1 beleg 30+ kaas
- 1 beleg rookvlees
- 1 plak ontbijtkoek
- 1 glas water

Tussendoor
- 1 glas Optimel drink
- 1 glas water

Diner
- 225/***250*** gram zuurkoolstamppot met ananasstukjes
- 1 rundergehaktbal
- 1 schaaltje rauwkost
- 1 glas water

's Avonds
- Streng!
- 1 glas water

Dinsdag

Ontbijt
- 1 volkoren boterham met halvarine
- 1 beleg pindakaas light
- 1 glas water

Tussendoor
- 1 sinaasappel
- 1 glas Optimel drink
- 1 glas water

Lunch
- 1 bakje chocolademousse light
- 1 volkoren cracker met halvarine
- 1 beleg 30+ kaas
- 1 banaan
- 1 glas water

Tussendoor
- 1 glas jus d'orange
- ***1 liga fruitkick***
- 1 glas water

Diner
- 225/***250*** gram bami
- 1 schaaltje sla, tomaat, lente-uitje, komkommer, yoghurtdressing
- 1 glas water

's Avonds
- 250 gram Optimel vla
- 1 glas water

Woensdag

Ontbijt
- 250 gram magere vruchtenkwark
- 1 glas water

Tussendoor
- 1 plak Indische cake of 1 fruitkick
- 1 glas water

Lunch
- 1 volkoren pistolet met halvarine
- 1 beleg filet américain of kipfilet met komkommerschijven
- 1 glas halfvolle melk
- 1 glas water

Tussendoor
- 1 trosje druiven (15 stuks)
- 1 glas water

Diner
- 125/***150*** gram gekookte aardappelen
- 200 gram broccoli
- 100 gram kabeljauw, bakken in de olijfolie
- 1 juslepel magere jus
- 1 glas water

's Avonds
- 1 mandarijn ***voor de man 2 mandarijnen***
- 1 glas water

Donderdag

Ontbijt
- 250 ml halfvolle melk met 4 scheplepels Brinta
- 1 glas water

Tussendoor
- 1 appel
- *1 glas Optimel drink*
- 1 glas water

Lunch
- 2 volkoren cracottes met halvarine
- 1 beleg kipfilet
- 1 beleg halvajam
- 1 banaan
- 1 glas water

Tussendoor
- 250 gram magere vruchtenkwark
- 1 glas water

Diner
- 125/*150* gram gekookte aardappelen
- 200 gram bloemkool
- 75 gram kipfilet
- 1 juslepel magere jus
- 1 glas water

's Avonds
- Streng!
- 1 glas water

Vrijdag

Ontbijt
- 1 volkoren boterham met halvarine
- 1 beleg appelstroop
- *250 gram magere yoghurt*
- 1 glas water

Tussendoor
- 1 glas fruitontbijt
- 1 glas water

Lunch
- 1 krentenbol met halvarine
- 1 volkoren cracker met 20+ smeerkaas
- 1 glas halfvolle melk
- 1 glas water

Tussendoor
- 1 trosje druiven (15 stuks)
- 1 glas water

Diner
- 225/*250* gram Foo yong hai (gemaakt van een pakje van Conimex) inclusief rijst
- 1 glas water

's Avonds
- 1 bakje Japanse mix zonder de nootjes of 30 gram baked chips
- 1 glas water

Zaterdag

Ontbijt
- 1 shake van 250 gram magere yoghurt met 2 schijven ananas en 2 schijven meloen
- 1 glas water

Tussendoor
- 1 krentenbol met halvarine
- 1 glas water

Lunch
- 1 tosti ham/30+ kaas
- 1 glas halfvolle melk

Tussendoor
- 1 taai taai
- 1 glas water

Diner
- 1 portie salade van sla, tomaat, komkommer, 25 gram 30+ kaasblokje
- 100 gram rundervink bakken met champignons en uitjes
- 1 glas water

's Avonds
- 1 glas rode wijn of 1 glas jus d'orange
- 30 gram cracottes zoutjes of 3 toastjes met filet américain
- 1 glas water

Zondag

Ontbijt
- 1 shake van ananas, meloen en appel
- 1 glas water

Tussendoor
- 1 plak vetarme cake (Cakyline)
- 1 glas water

Lunch
- 2 volkoren crackers met Boursin light of filet américain
- 1 kop heldere bouillon (Opkikker)
- 1 glas water

Tussendoor
- 250 gram magere vruchtenkwark
- 1 glas water

Diner
- zalm op courgette (recept v/d week)
- 100/*125* gram gekookte krieltjes
- 1 glas water

's Avonds
- 1 eierkoek
- 1 glas water

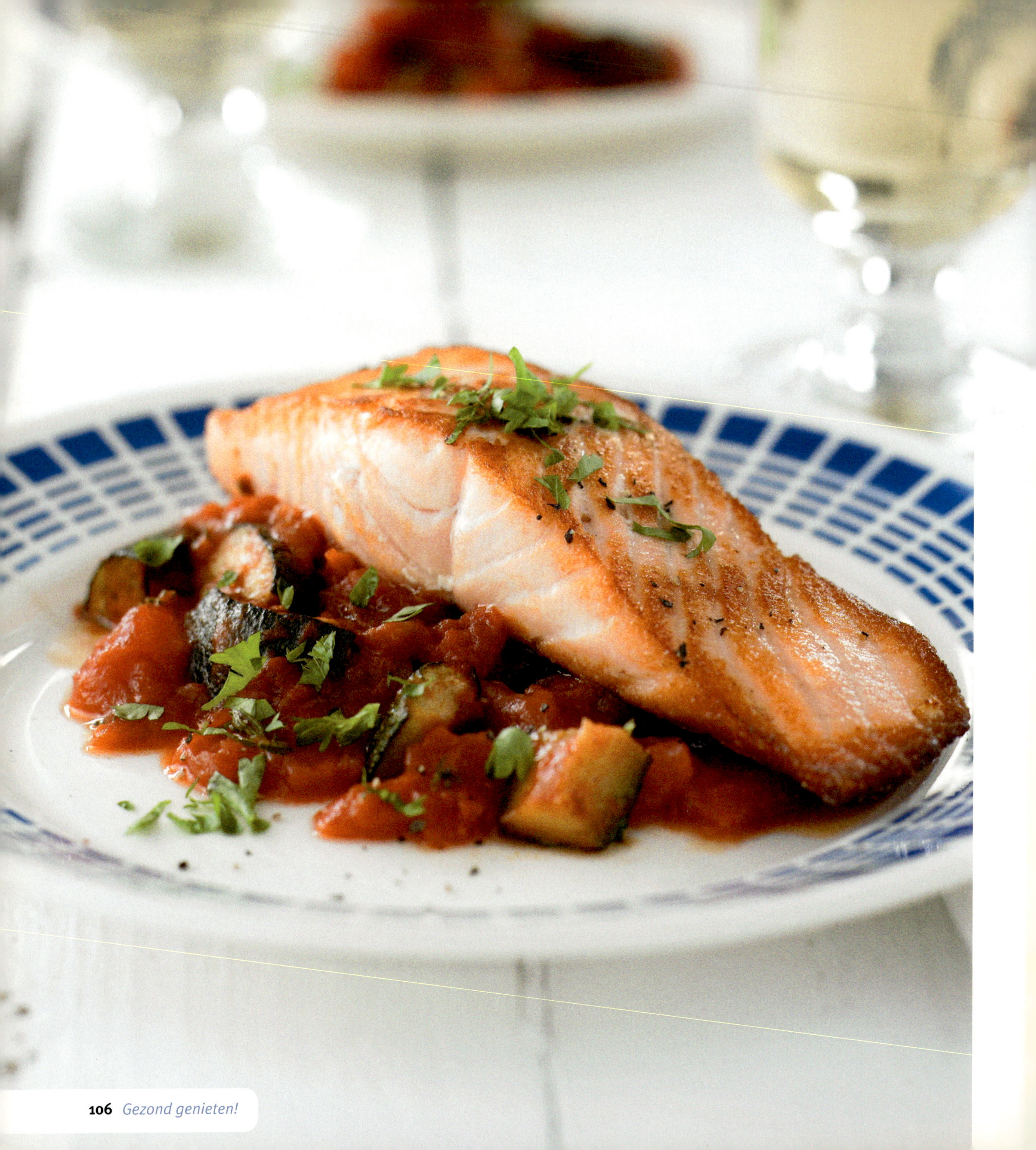

week 8 - recept van de week

Zalmfilet op courgette

voor 4 personen

ingrediënten

4 zalmfilets (moten van ongeveer 115 gram)
sap van 1/2 citroen
2 eetlepels olijfolie
350 gram kleine courgettes
1 teentje knoflook
300 gram vleestomaten
1 theelepel verse tijm
zout en peper

bereiding

De zalmfilets schoonmaken en droogdeppen. Besprenkel ze met citroensap, wat zout en peper erover en afgedekt in de koelkast zetten. De courgettes wassen, de steel verwijderen en daarna in stukjes snijden. De knoflook schoonmaken, kokend water over de tomaten gieten, pellen en in vieren snijden. De helft van de olie in een koekenpan verhitten, de courgette kort bakken. De knoflook erboven uitpersen en het vuur lager zetten, de tomaten toevoegen, erdoor mengen en alles op smaak brengen met peper, zout en tijm. Met de deksel op de pan ongeveer 8 minuten laten smoren. Ondertussen de rest van de olie in een koekenpan verhitten, de filets erin leggen en het vuur een beetje lager zetten. Vier minuten bakken aan beide kanten. De groente nogmaals op smaak brengen en op voorverwarmde borden scheppen. De zalmfilets erop leggen.

Tip

Ideaal gerecht bij een etentje, makkelijk te bereiden met een luxe uitstraling.

Bevat per portie:

circa 249 kcal.

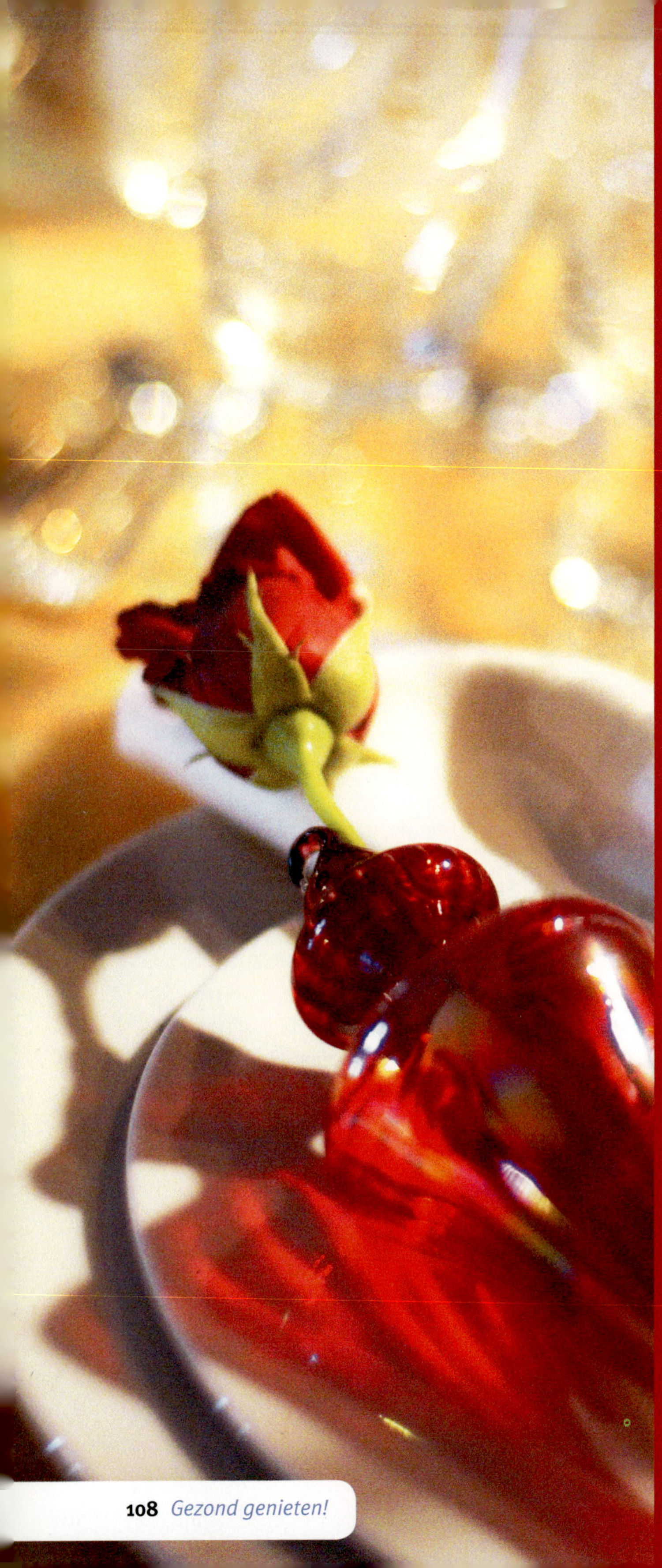

Sfeervol aan tafel

Tafel
Natuurlijk staat of valt een sfeervol gedekte tafel met het servies wat je gebruikt. Stem het tafellinnen en het servies op elkaar af qua kleur. Ook kun je de menukaartjes en de kaarsen in dezelfde tinten houden. Zo creëer je een rustig gedekte tafel. Zet op tafel een mooi boeket bloemen en leg eventueel een zelfgemaakt naambordje op het bord.

Bestek
Het bestek wordt van buiten naar binnen gebruikt. Stel je voor: je heb een voor-, hoofd- en nagerecht, dan zijn het meest rechtse mes en de meest linkse vork voor het eerste gerecht (voorgerecht), dan het volgende mes en vork voor het hoofdgerecht en zo verder.

Servetten
Servetten liggen bij voorkeur op het bord. Eventueel mogen ze ook rechts van het bord liggen. Het mooiste is dat de servetten passen bij het tafellinnen.

Wijnglazen
Het wijnglas voor het hoofdgerecht staat recht achter de punt van het mes voor het hoofdgerecht. Het wijnglas voor de witte wijn staat daar schuin voor, en het champagneglas staat er schuin achter.

Koffie
Koffie is een aparte gang bij het diner en wordt dus niet tegelijk met het dessert geserveerd. Voordat je de koffie serveert, mag al het andere servies van tafel worden gehaald. Lege koffiekopjes laat je gewoon op tafel staan anders krijgen je gasten het gevoel dat ze niet langer meer welkom zijn.

Sonja's Supertips

1. Begin op tijd met het zoeken naar lekkere gerechten, bijvoorbeeld in tijdschriften, internet en mijn boeken.
2. Kies gerechten die je van tevoren kunt bereiden.
3. Heel makkelijk: een gerecht uit de oven. Van tevoren bereiden en als je gasten arriveren, hoef je het alleen nog maar in de oven te schuiven.
4. Bij gespecialiseerde kookwinkels kun je heel handig keukengereedschap kopen waarmee je bijvoorbeeld wortelrozetjes of uienslingertjes kunt maken. Succes verzekerd!
5. Bereid gerechten zo veel mogelijk de dag van tevoren. Dat kun je doen bij bijvoorbeeld het marineren van het vlees en het maken van de soep of het dessert.
6. Vlees bakken in een bak- en braadproduct is vaak net wat lekkerder dan in olijfolie. Maar bak- en braadproducten kunnen erg vet zijn. Kies voor een product met minder dan 740 kcal per 100 gram, dan zit je goed.
7. Probeer zo weinig mogelijk suiker te gebruiken of vervang suiker door honing of zoetstof.
8. Ga bij slagroom en crème fraîche voor de slanke varianten.
9. Een echte instinker is het stokbrood vooraf. Het kan wel, maar laat de kruidenboter achterwege of kies voor een lichte variant.
10. Wil je een light toetje, maak dan eens een rabarbertoetje, of werk met gelatine. Snijd wat fruit in stukjes en meng dit met wat yoghurt of kwark. Dan de gelatine laten wellen en mengen met het fruit. Giet dit vervolgens in mooie vormpjes en doe deze op een bord met een toefje slagroom en een blaadje munt. Feestelijk en gezond.
11. Een simpel en toch feestelijk nagerecht: bak flensjes en leg er een bolletje kaneelijs op, prikkertjes erdoorheen en het is helemaal af.
12. Zet zelfgemaakte naambordjes op tafel en maak zelf menukaartjes. Op de achterkant van de menukaartjes maken wij ieder jaar een nieuwsbrief met daarin alles wat we het afgelopen jaar hebben beleefd. Dat doe ik al sinds ik het huis uit ben. Als je al die nieuwsbrieven bewaart, bouw je een leuk overzicht op.
13. Trek je feestjurk aan en maak er een mooie foto van. Geeft je een extra goed gevoel!

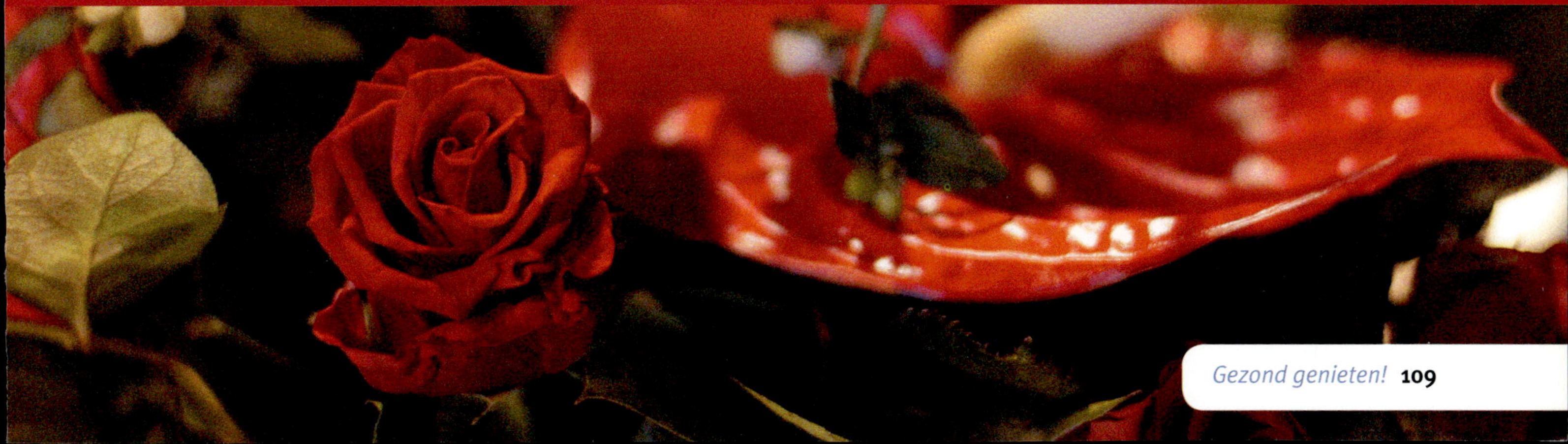

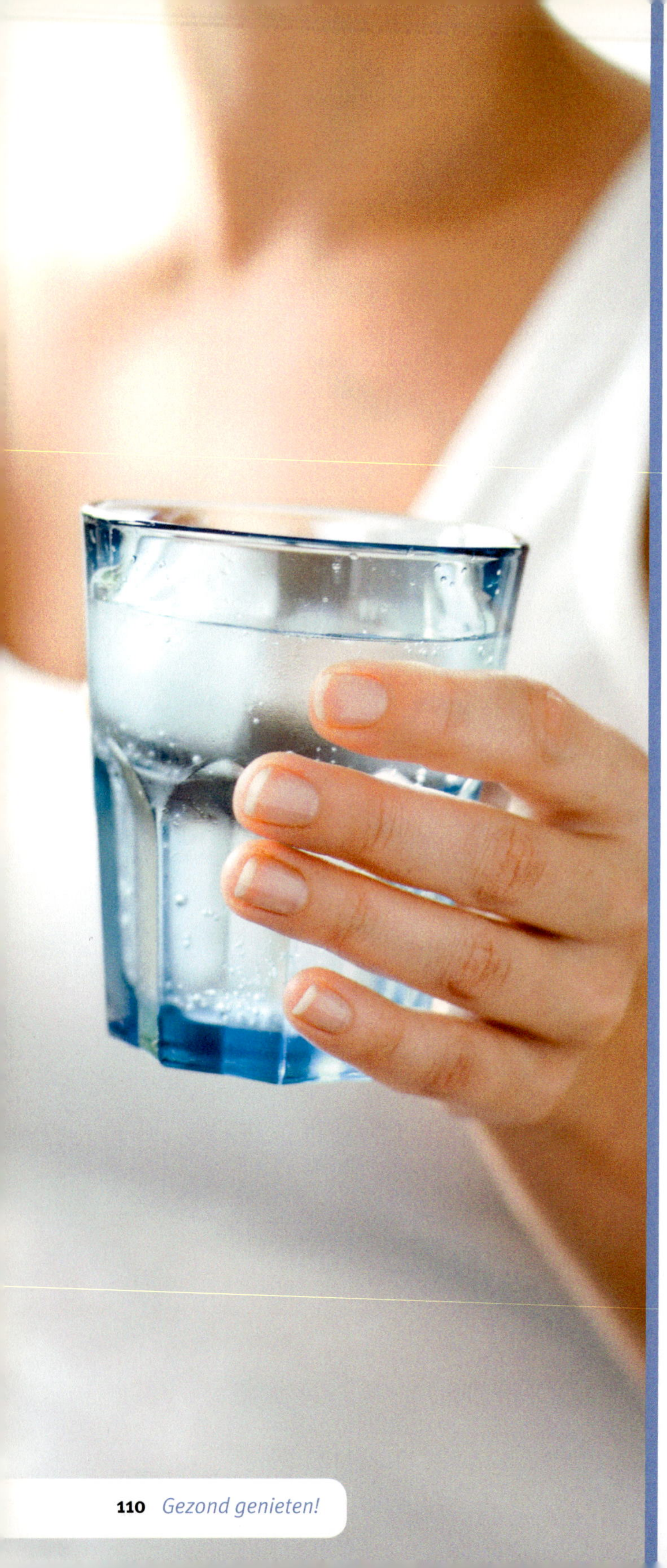

Wijs met water

Water drinken is heel gezond en ik raad iedereen aan om dagelijks een paar glazen te nemen. Ik bedoel dan het water uit de kraan. Goedkoop en kwalitatief prima in orde. Maar de laatste jaren is er een enorme groei gekomen in watertjes uit de fles. Zowel bron- als mineraalwater. Was Spa jarenlang voor de meeste mensen het enige merk bronwater dat ze kenden, nu zijn er naar schatting maar liefst over de hele wereld 2800 verschillende etiketten te vinden. En hebben we zelfs in Amsterdam een echte waterwinkel. Daar komen klanten die niet eens knipperen met hun ogen en 75 euro neertellen voor een fles. Dan heb je wel een heel speciaal soort.

Het is ook niet voor iedereen duidelijk wat nu het verschil is tussen mineraalwater en bronwater. In mineraalwater zitten mineralen die de smaak veranderen zoals zouten en zwavel. Bronwater komt uit de ondergrond en heeft niet in verbinding gestaan met grondwater. In Nederland hebben we verschillende bronnen waar mineraalwater wordt gewonnen en op andere plaatsen komt ook prima bronwater naar boven. In delen van Brabant komt zelfs bronwater uit de kraan!

Ik vind dat iedereen voor zichzelf een keuze moet maken en afwegen of je het geld ervoor over hebt. Over smaak valt nu eenmaal niet te twisten en er zijn mensen die zweren bij een bepaald merk. Alle soorten water zijn goed voor je, maar bedenk dat je honderden flessen uit de kraan kunt vullen voor maar 1 euro en kraanwater blijft het meest milieuvriendelijk.

Vragen

Mag ik gebruik maken van supplementen?
Er zijn veel meningen over het gebruik van supplementen. Je mag best supplementen gebruiken als aanvulling op je dagelijkse voeding, maar naar mijn mening kun je beter al je vitaminen en mineralen uit je voeding te halen door goed je variatie te behouden. Je lichaam gaat er na een tijd aan wennen. Dus gebruik de supplementen maar een paar weken.

Ik wil stoppen met roken. Kom ik dan aan?
Iedereen die stopt met roken is bang om in gewicht toe te nemen. En het is inderdaad zo dat roken de stofwisseling versnelt en je eetlust remt. Maar wanneer je stopt met roken hoef je niet meer dan 2 à 3 kilo aan te komen. Wanneer je wel wat meer aankomt komt dit vaak door het snoepen en eten ter vervanging van de sigaretten. Probeer goed de week-menu's te blijven volgen en neem eventueel een suikervrij kauwgumpje dan kom je heus niet veel aan.

Mag ik onbeperkt fruit eten?
Bij het volgen van de weekmenu's mag je gerust wat extra fruit nemen. Pas alleen op met bananen, mango's, druiven en kersen; zij bevatten van nature veel suikers. Een extra appel of peertje per dag kan absoluut geen kwaad, maar er is wel een limiet van 5 stuks per dag. Let op, een glas verse vruch-tensap telt als 2 stuks fruit.

Mag ik onbeperkt suikervrije dropjes eten?
Je mag gerust wel eens een suikervrij dropje eten, maar niet onbeperkt. In drop zitten zoetstoffen zoals aspartaam. Door de zoetstoffen in de dropjes kun je krampen in je buik krijgen wat kan leiden tot winderigheid. Dus beperk je tot 1 tot 3 suikervrije dropjes per dag.

Wat te doen bij verjaardagen?
Het is belangrijk dat je gewoon je dagmenu aanhoudt. Sla geen maaltijd over om tijdens de verjaardag meer te kunnen nemen. Door een maaltijd over te slaan, krijg je trek waardoor het eten van lekkere hapjes uit de hand kan lopen. Spreek van te voren met jezelf af wat je wel en niet wilt nemen en houd je daaraan. Bij de borrel kun je kiezen uit de rauwkost die misschien wel op tafel staat, of een klein blokje kaas. Een eitje of augurkje met een plakje vleeswaren mag ook altijd en als nootjes zijn de Japanse mix of zoute stokjes geschikt. Neem twee toastjes met mager beleg zoals filet américain of misschien heeft de gastvrouw wel een light kaasje voor op de toast. Twee glaasjes wijn mag maar drink er ook voldoende water bij.

Ik lust echt geen water, wat kan ik dan nemen?
Wanneer je water echt niet lust kies er dan voor een scheutje Slimpie (suikervrije limonade siroop) door je water te mengen. Ook kun je in plaats van water rooibos of groene thee nemen.

HOOFDSTUK 10

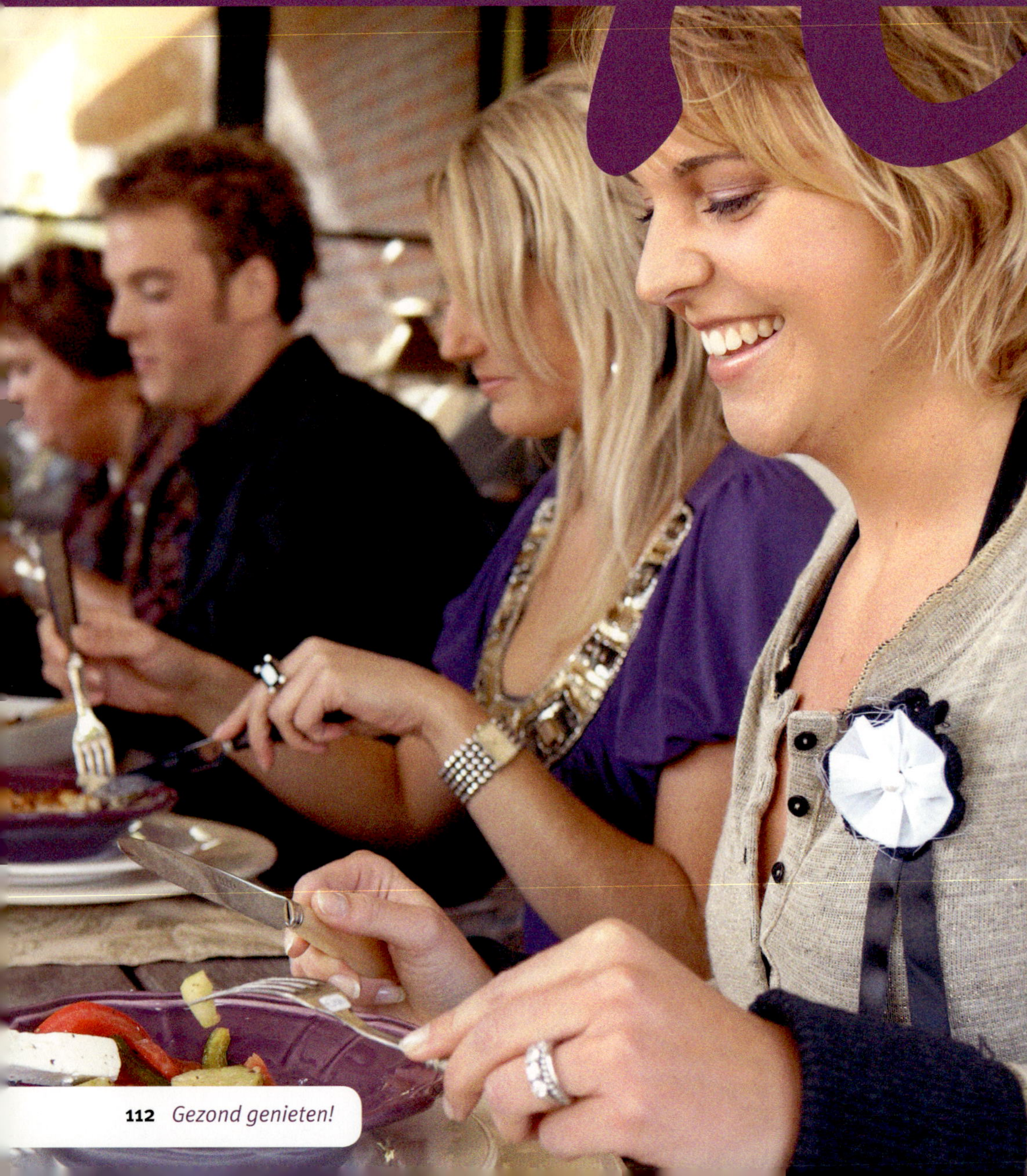

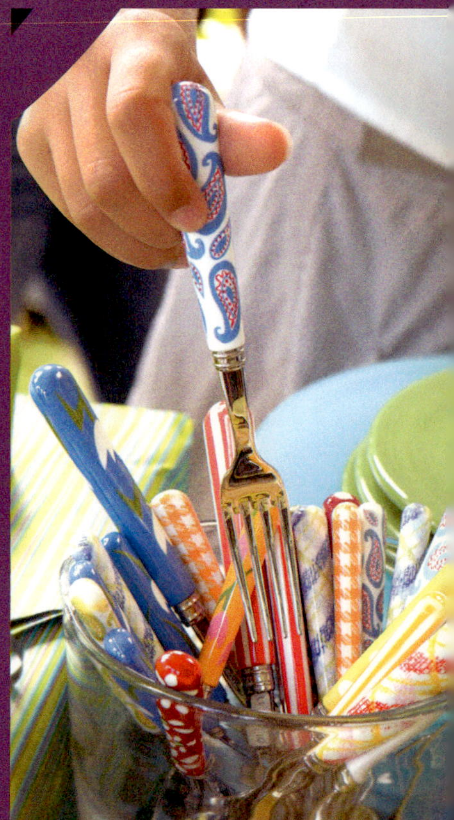

Feestelijke menu's voor speciale momenten

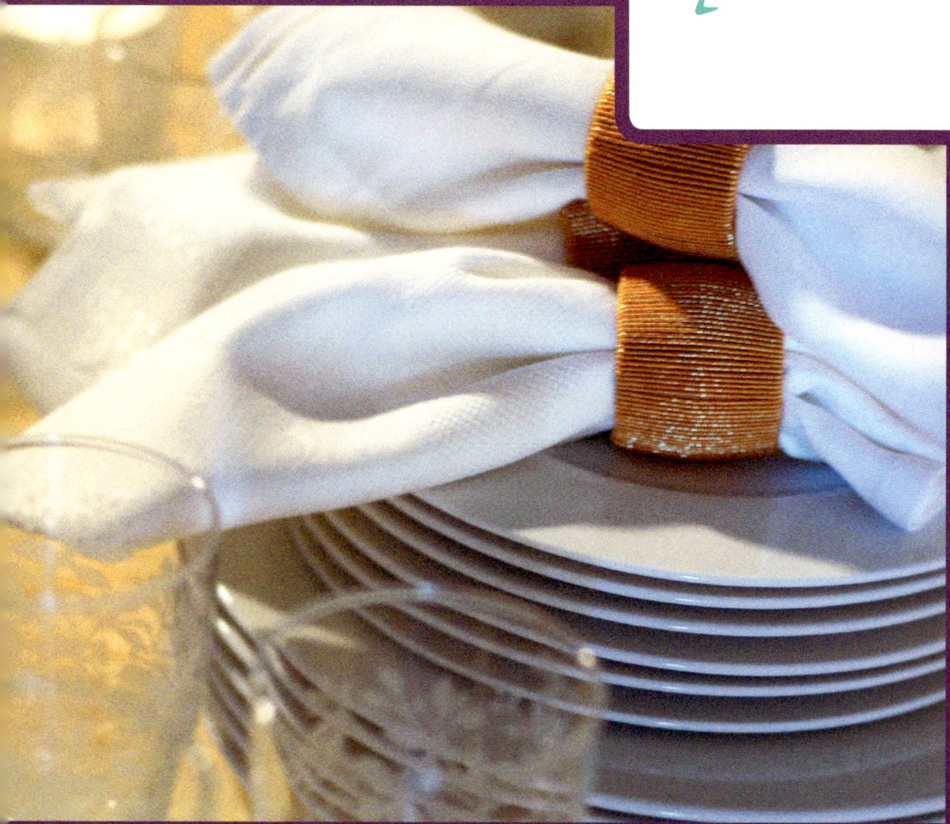

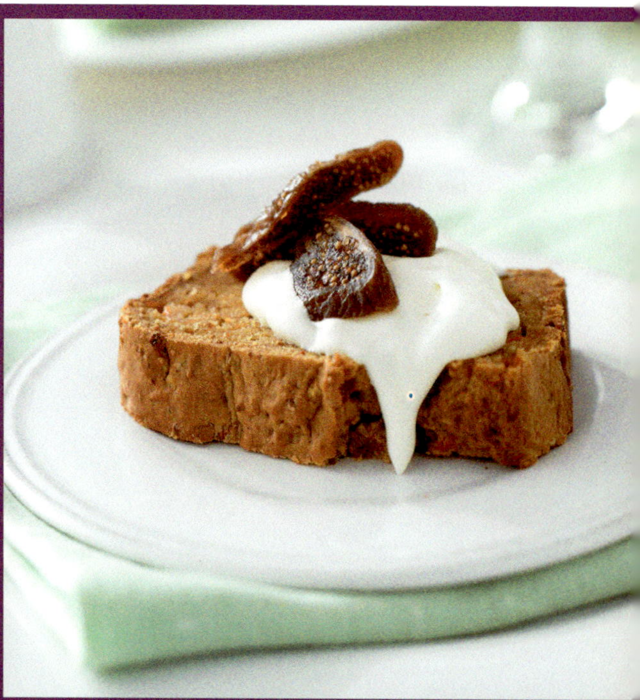

Wat is er gezelliger dan aan de eettafel zitten met je gezin, familie of een groep vrienden. Genieten van een uitgebreid diner waarbij je alle tijd neemt om de smaak van de gerechten tot je te laten doordringen en heerlijk bijpraat met iedereen uit het gezelschap. Kerstmis, Pasen, een familiediner of een maaltijd met je beste vrienden zijn daarvoor een uitstekende gelegenheid. En dan mag je voor een keer wel even de teugels laten vieren. Dat gaat prima wanneer je je overdag houdt aan het menu dat ik bij de feestmenu's heb samengesteld.

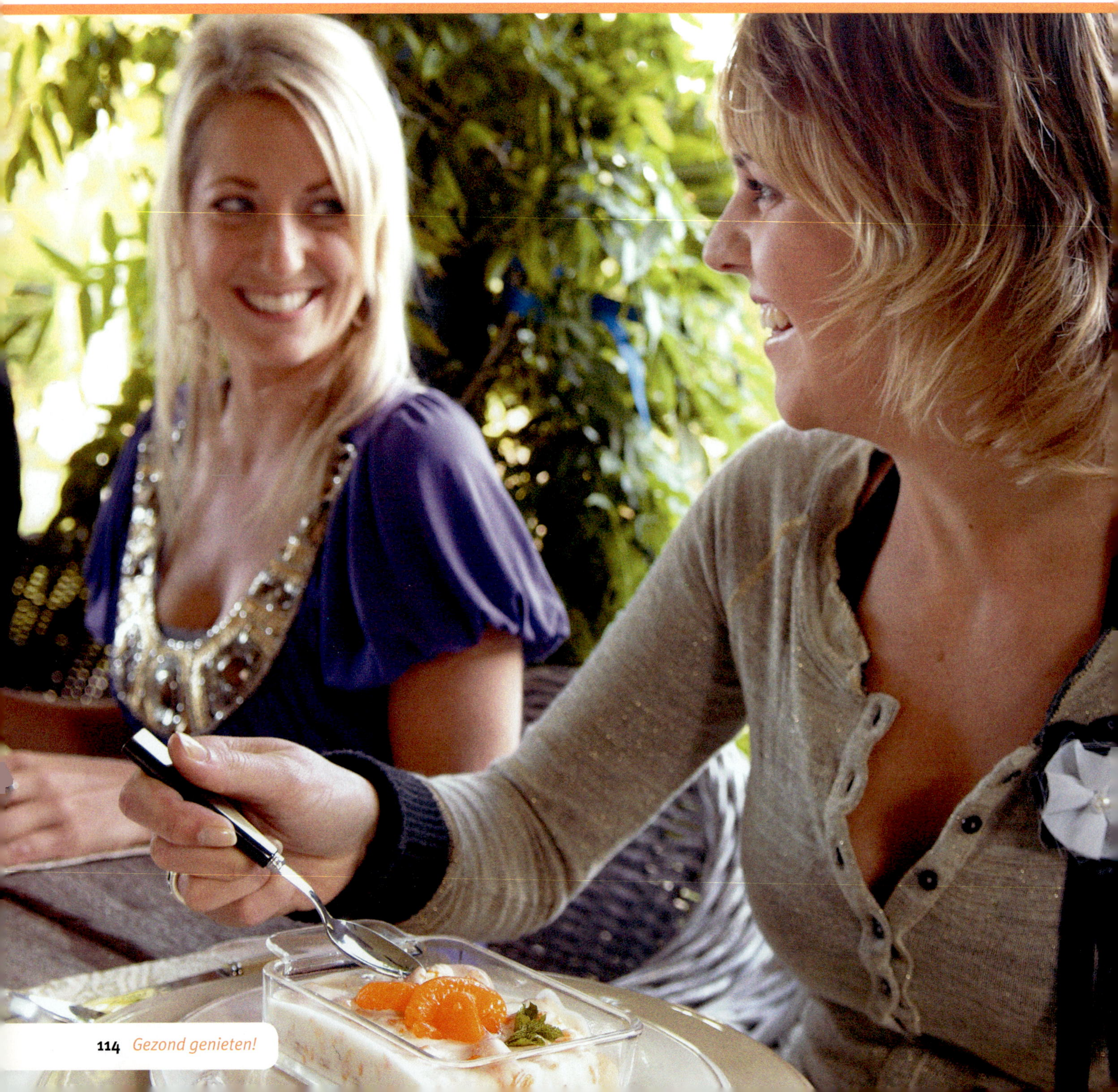

Vriendenmenu

Voorgerecht:

Carpaccio met salade

Hoofdgerecht:

Scholfilet op een bedje van groenten

Nagerecht:

Kwarkdessert met mandarijntjes

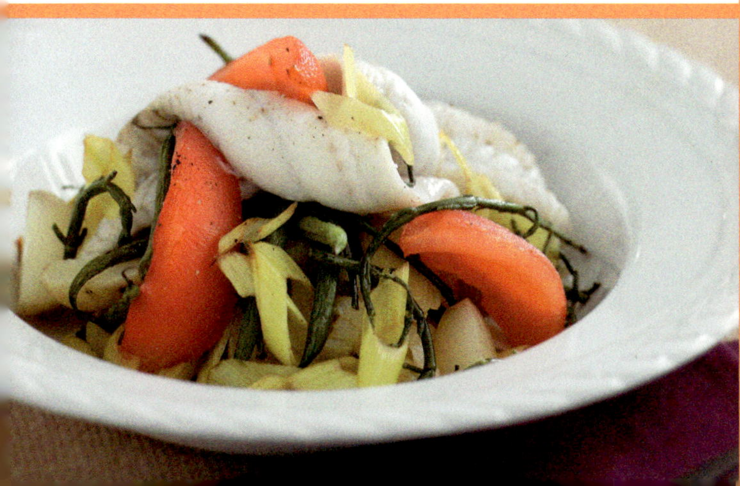

Je alternatieve dagmenu wanneer je 's avonds gaat genieten van je diner met vrienden.

Ontbijt
- 1 glas Fruitontbijt
- ***1 plak ontbijtkoek voor de man***
- 1 glas water

Tussendoor
- 1 sinaasappel
- 1 glas water

Lunch
- 2 volkoren crackers met halvarine
- 1 beleg 20+ smeerkaas met komkommerschijven
- 1 beleg halvajam
- 1 glas halfvolle melk
- 1 glas water

Tussendoor
- 1 zelfgemaakte shake van magere yoghurt met 1 banaan of 1 appel
- 1 glas water

Diner
- vriendenmenu
- 2 glazen rode wijn
- 1 kan water

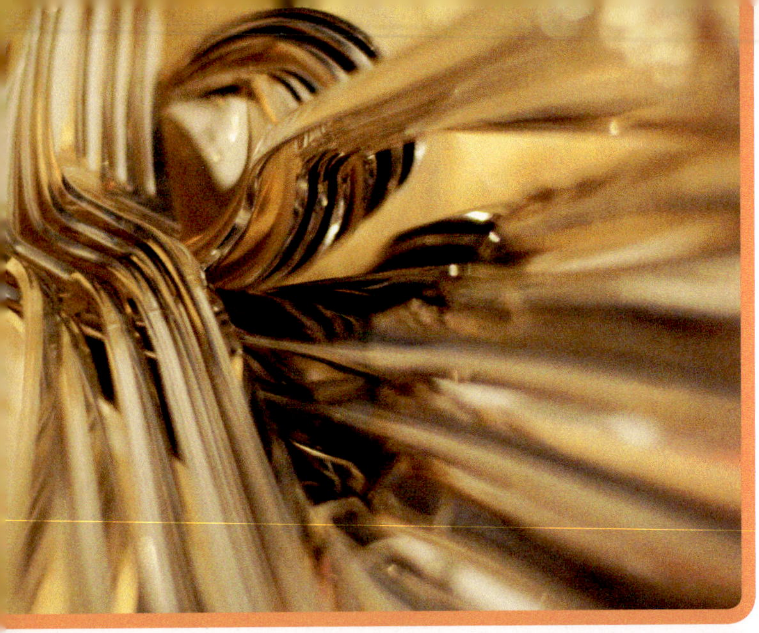

Voorgerecht - Vriendenmenu

Carpaccio met salade

voor 4 personen

ingrediënten

4 porties carpaccio (kant en klaar bij supermarkt) of
350 gram ossenhaas ingevroren en
dun gesneden op 4 borden
babysla melange
1 citroen
6 eetlepels olijfolie
4 tomaten
1/2 theelepel gedroogde Provençaalse kruiden
50 gram geraspte 30+ kaas
8 eetlepels yoghurt dressing
zout en peper

bereiding

Snijd elke tomaat in 6 gelijke parten. Doe ze in een ovenschaaltje met peper, grof zeezout en de gedroogde kruiden en 1 eetlepel olijfolie. Meng alles goed door elkaar en leg elk partje tomaat met de velkant naar beneden in het schaaltje. Zet dit 1 uur in een oven van 100 °C. Drapeer nu de carpaccio mooi in een cirkel op het bord. Maal hier peper en zout op. Knijp de citroen uit over de 4 borden en lepel over elk bord wat van de resterende olijfolie. Maak een mooi luchtig boeketje van de babysla in het midden en leg 6 stukken oven gedroogde tomaat op gelijke afstand aan de buitenkant. Druppel de dressing over de salade en maak af met de geraspte kaas.

Wijntip
Bij de carpaccio past een lichte wijn zoals een Côte du Rhone of een rode Montepulciano d'Abruzzo.

Bevat per portie:
circa 258 kcal.

Hoofdgerecht - Vriendenmenu

Scholfilet op een bedje van groenten

voor 4 personen

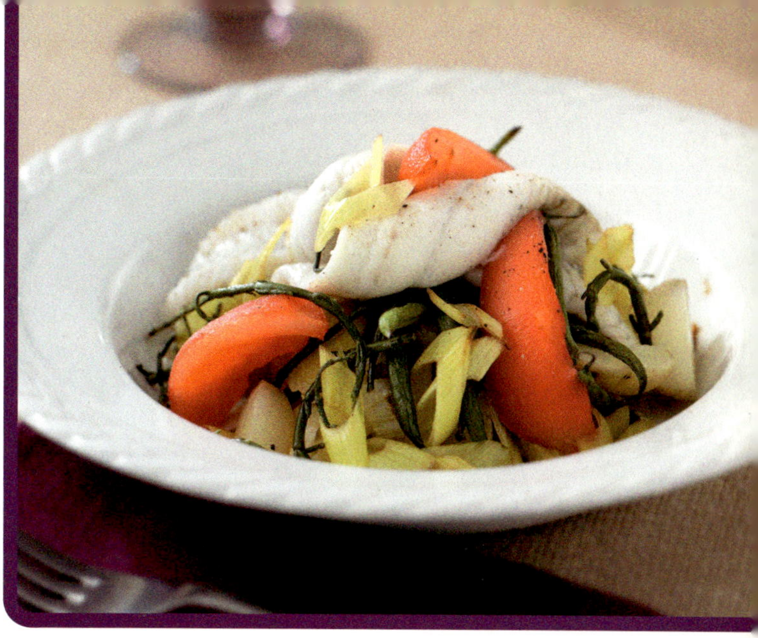

bereiding

Maak de haricots verts schoon en snijd de prei in stukjes van 1,5 cm. Ontvel de tomaat door er een klein kruisje onderin te maken en ze 6 seconden in kokend water te leggen. Spoel ze vervolgens af met koud water en haal het velletje er van af. Snijd elke tomaat in vieren en snijd de zaadlijst eruit. Kook de prei, de haricots verts en de krieltjes gaar. Verwarm twee eetlepels olijfolie en bak de scholfilet aan twee kanten in 4 minuten goud bruin. Verwarm in een steelpan twee eetlepels Bak & Braad en stoof hierin de zeekraal, prei en haricots verts even beetgaar en breng op smaak met peper en zeezout. Snijd de scholfilet schuin van voor naar achter in mooie stukken van zo'n 6 cm. Drapeer op 4 diepe borden eerst de krieltjes, dan de groenten en daar bovenop de scholfilet stukken. Tot slot leg je de tomaten rondom het gerecht. En strooi je er wat versgemalen peper en zout overheen.

Tip

Een feestelijk uitziend recept lijkt ingewikkelder dan het is.

Wijntip

Lekker met fruitrijke jonge rode wijn of en droge witte, zoals Côte de Gascogne of de Chileense Sauvignon Blanc.

Bevat per portie:

circa 202 kcal.

ingrediënten

600 gram gefileerde scholfilet
100 gram haricots verts
2 kleine preitjes
100 gram zeekraal of een paar snufjes zeezout
200 gram krielaardappeltjes
4 tomaten
2 eetlepels olijfolie
2 eetlepels Bak & Braad
peper en zeezout

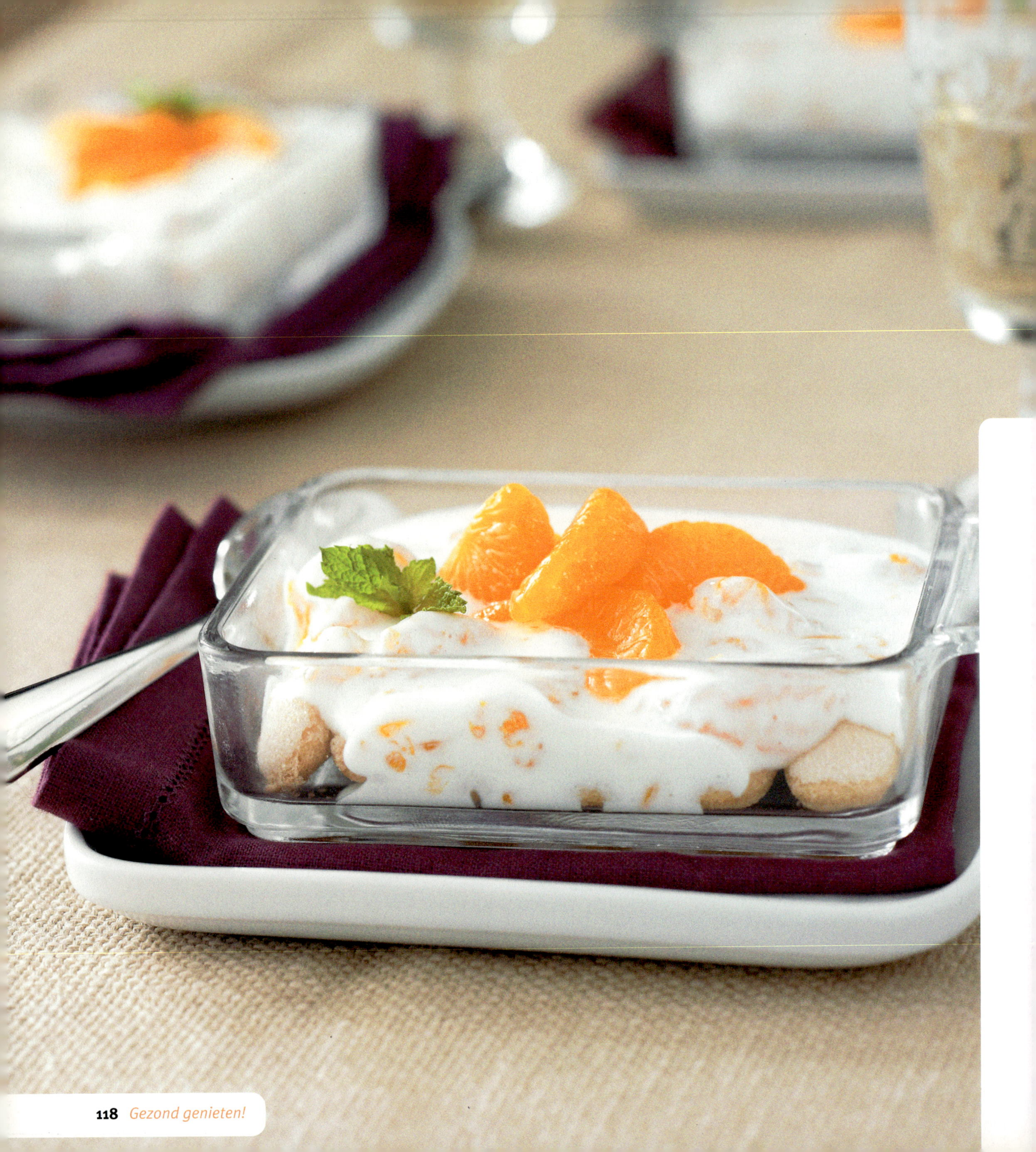

Nagerecht - Vriendenmenu

Kwarkdessert met mandarijntjes

voor 4 personen

ingrediënten

12 lange vingers
400 gram magere kwark
2 blikjes mandarijnen op sap
6 blaadjes gelatine
5 gram Canderel

bereiding

Week de gelatineblaadjes in koud water. Maak de blikjes mandarijn open. Zeef de mandarijnen en vang het sap in een steelpan op. Kook het sap en los hier de geweekte gelatine in op. Doe de kwark in een kom en breng het op smaak met 5 gram Canderel. Doe nu het warme mandarijnsap met gelatine bij de kwark en meng goed. Zoek wat mooie mandarijnpartjes uit en houd deze achter. De rest roer je door de kwark. Neem 4 schaaltjes en leg de lange vingers op de bodem, verdeel hier de kwark over en laat het minimaal 3 uur opstijven in de koelkast. Garneer de desserts met de achtergehouden mandarijntjes en eventueel wat mint.

Wijntip
Hierbij past een lichte zoete witte wijn, zoals de Moscato d'Asti of de Bergerac moelleux.

Bevat per portie:
circa 230 kcal.

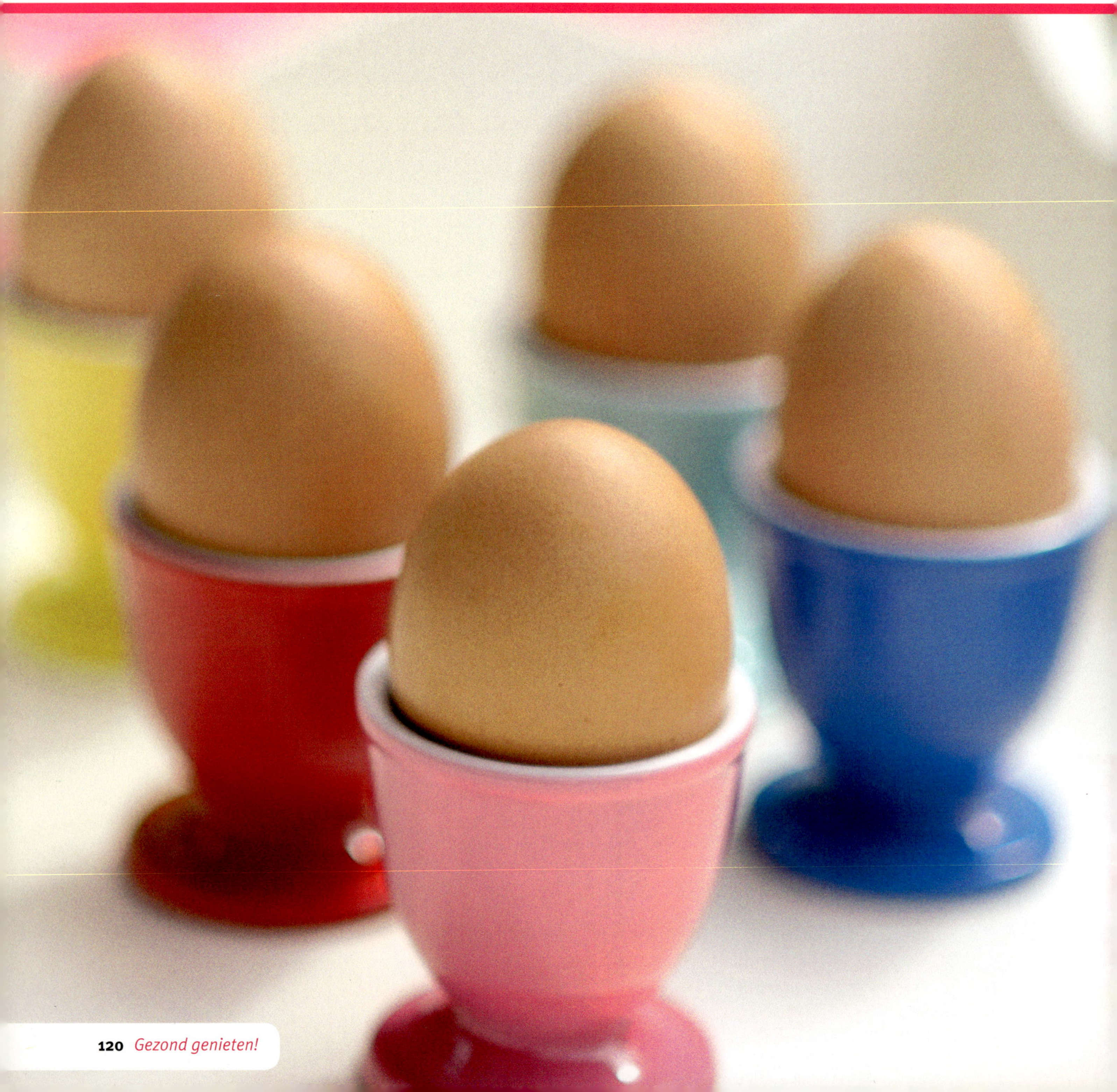

Paasdiner

Voorgerecht:

Geitenkaas met honing en walnoten

Hoofdgerecht:

Kipfilet met ratatouille

Nagerecht:

Feestelijke sorbet

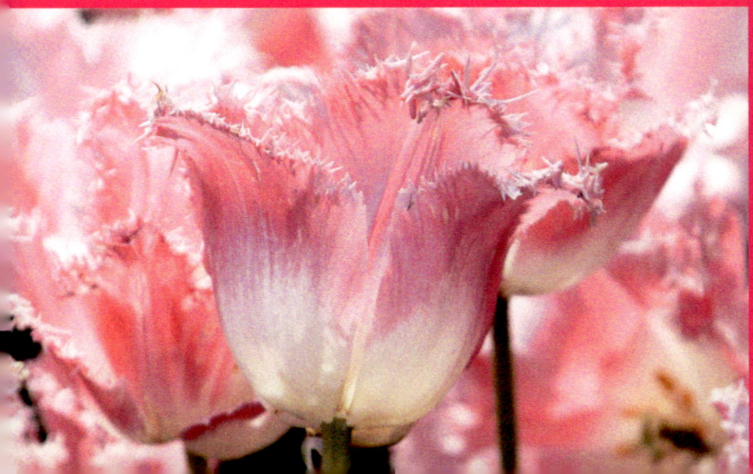

Je alternatieve dagmenu wanneer je 's avonds gaat genieten van je Paasdiner.

Ontbijt
- 250 gram magere vruchtenkwark
- 1 glas water

Tussendoor
- 1 kiwi
- ***1 evergreen voor de man***
- 1 glas water

Lunch
- 2 volkoren cracottes met halvarine
- 1 beleg kipfilet
- 1 beleg vruchtenhagel
- 1 glas jus d'orange
- 1 glas water

Tussendoor
- 1 appel
- 1 glas water

Diner
- Paasdiner
- 2 glazen rode wijn
- 1 kan water

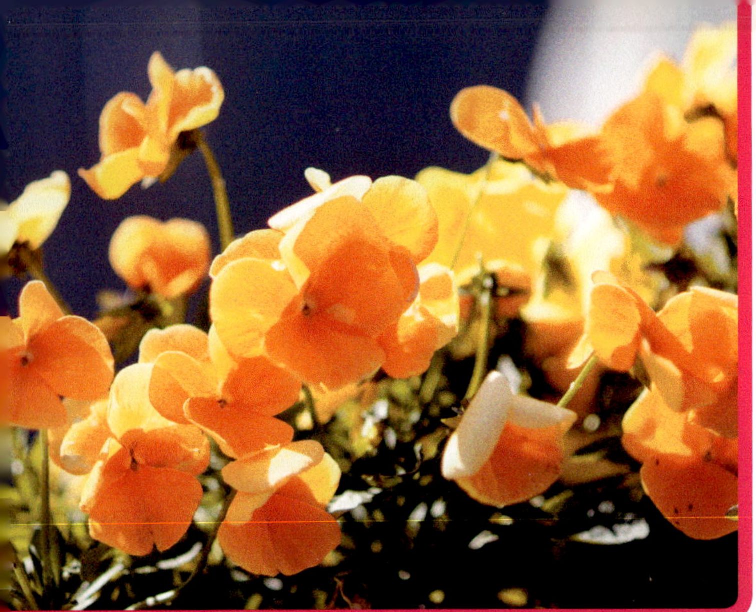

Voorgerecht - Paasdiner

Geitenkaas met honing en walnoten

voor 4 personen

ingrediënten

100 gram geitenkaas (Bettine Blanc)
1 zak rucola slamelange
8 halve walnoten
1 appel
1 eetlepel honing
2 eetlepels olijfolie (extra vierge)
1/2 eetlepel ciderazijn
1 eetlepel citroensap
zeezout en peper

bereiding

Haal het korstje van de geitenkaas. Verbrokkel de geitenkaas en roer dit samen met de honing en de zeezout in een kom. Doe de walnoten in een koekenpan (zonder olijfolie), even roosteren en daarna fijn hakken. De walnoten door het geitenkaasmengsel roeren en dan op smaak brengen met de peper. Maak in een schaaltje de dressing van de olie, azijn, zout, peper en de citroensap. Snijd de appel in lange reepjes.
Verdeel de sla over 4 bordjes. Maak daarna 4 balletjes van het geitenkaasmengsel en leg die op de slablaadjes. Nu de appelreepjes op het geitenkaasmengsel leggen. Als laatste de dressing er overheen sprankelen.

Tip
Je kan het geitenkaasmengsel ook nog even in de oven doen voor 5 minuten, dat geeft een heerlijke smaak.

Wijntip
Lekker met een frisse Sylvaner of Pinot Blanc uit de Franse Alsace of een Spaanse fijne, elegante witte wijn uit Navarra.

Bevat per portie:
circa 149 kcal.

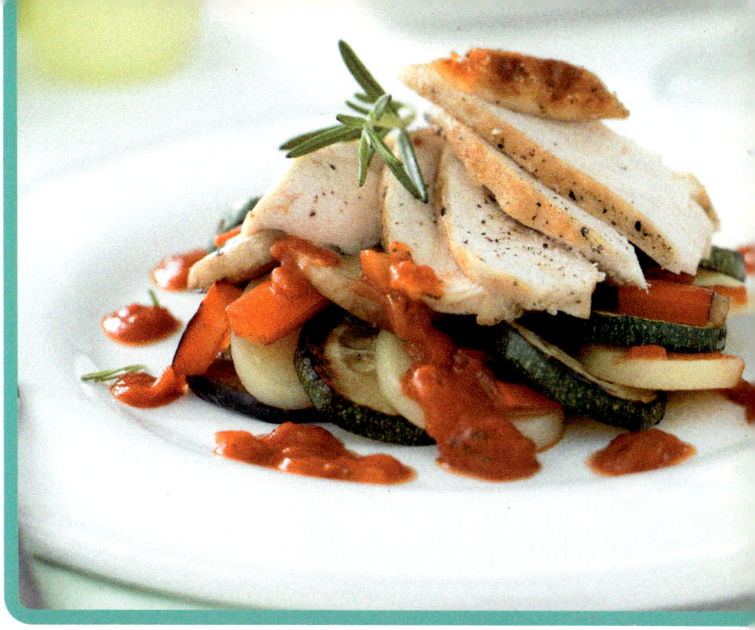

Hoofdgerecht - Paasdiner

Kipfilet met ratatouille

voor 4 personen

bereiding

Oven voorverwarmen op 140 °C. Snijd de courgette en de aubergine in plakken van een halve centimeter. Snijd de champignons in dikke plakken. Snijd de paprika in blokjes van 2 bij 2 cm. Bak de plakken groenten in een anti-aanbakpan in de olijfolie halfgaar en voeg Provençaalse kruiden, peper en zout toe. Bak de paprika apart en breng deze ook op smaak met Provençaalse kruiden en peper en zout. Bak de kipfilet en de aardappelschijfjes in een pan bijna gaar. Leg de groenten en aardappelplakjes om en om mooi in het rond neer in een ovenschaal. Leg de paprika in het midden. Maak vervolgens de saus door de ui fijn te snijden en in 1 eetlepel olijfolie zachtjes te bakken in een steelpan. Knijp hierop de knoflook uit en voeg een theelepel Provençaalse kruiden toe, een half bouillonblokje en doe de tomatenpuree en tomatenblokjes erbij. Laat dit zachtjes koken. De saus iets dikker maken (afbinden) met allesbinder. Leg de kipfilet op de groenten en doe de schaal 15 minuten in de oven van 140 °C. Haal de schaal eruit en schenk de saus langs de buitenkant.

Wijntip
Hierbij past een rijke, zacht rode wijn uit Australië.

Bevat per portie:
circa 336 kcal.

ingrediënten

1 kleine courgette
1 kleine aubergine
1 rode paprika
250 gram champignons
1 eetlepel gedroogde Provençaalse kruiden
400 gram aardappelschijfjes
4 kipfilets van 125 gram
1 blikje tomatenblokjes
1 eetlepel tomatenpuree
1 ui
1 teentje knoflook
1/2 bouillonblokje
allesbinder
zout en peper
2 eetlepels olijfolie

Extra
ovenschaal

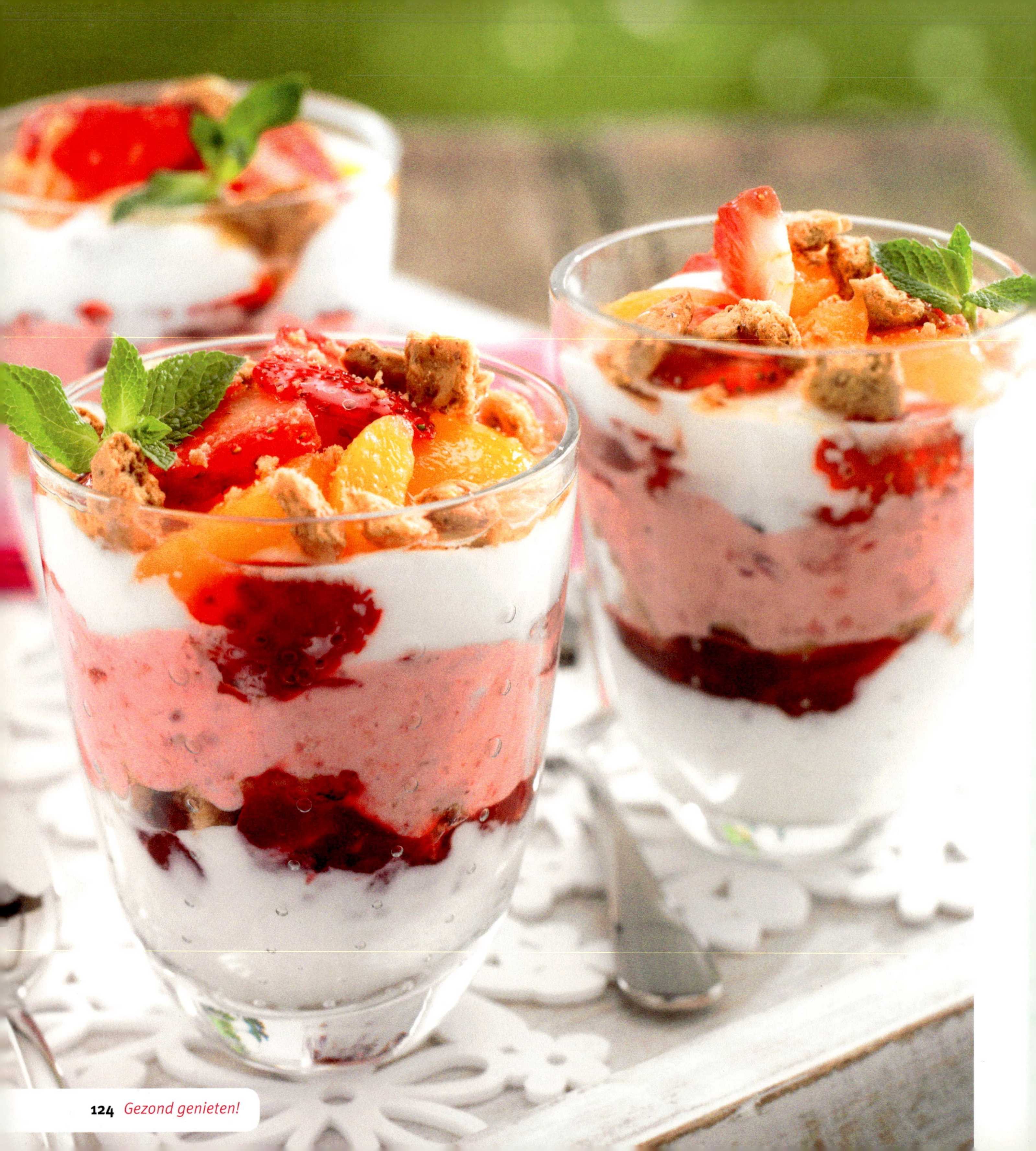

Nagerecht - Paasdiner

Feestelijke sorbet

voor 4 personen

ingrediënten

400 ml vanille yoghurt van Optimel
400 ml slagroomijs light
1 klein blikje aardbeien of 100 gram verse aardbeien
1 blikje mandarijntjes
4 eetlepels frambozensaus
4 lekkere krokante koekjes zoals
Koffieleutjes van Peijnenburg

bereiding

Laat het ijs een beetje smelten en pureer de aardbeien. Meng de aardbeien door het ijs en laat het weer hard worden in de vriezer. Vul 4 sorbetglazen met een eetlepel frambozensaus. Dan een laagje aardbeienijs en daarop een laagje vanille yoghurt. Wissel af met mandarijnen partjes en garneer met de koekkruimels.

Tip
Het aardbeienijs kun je al van te voren maken.

Wijntip
Een exotische, witte Viura wijn uit Extremadura (Spanje).
Of een intense, fruitrijke zoete witte wijn uit de Côtes de Duras in Frankrijk.

Bevat per portie:
circa 178 kcal.

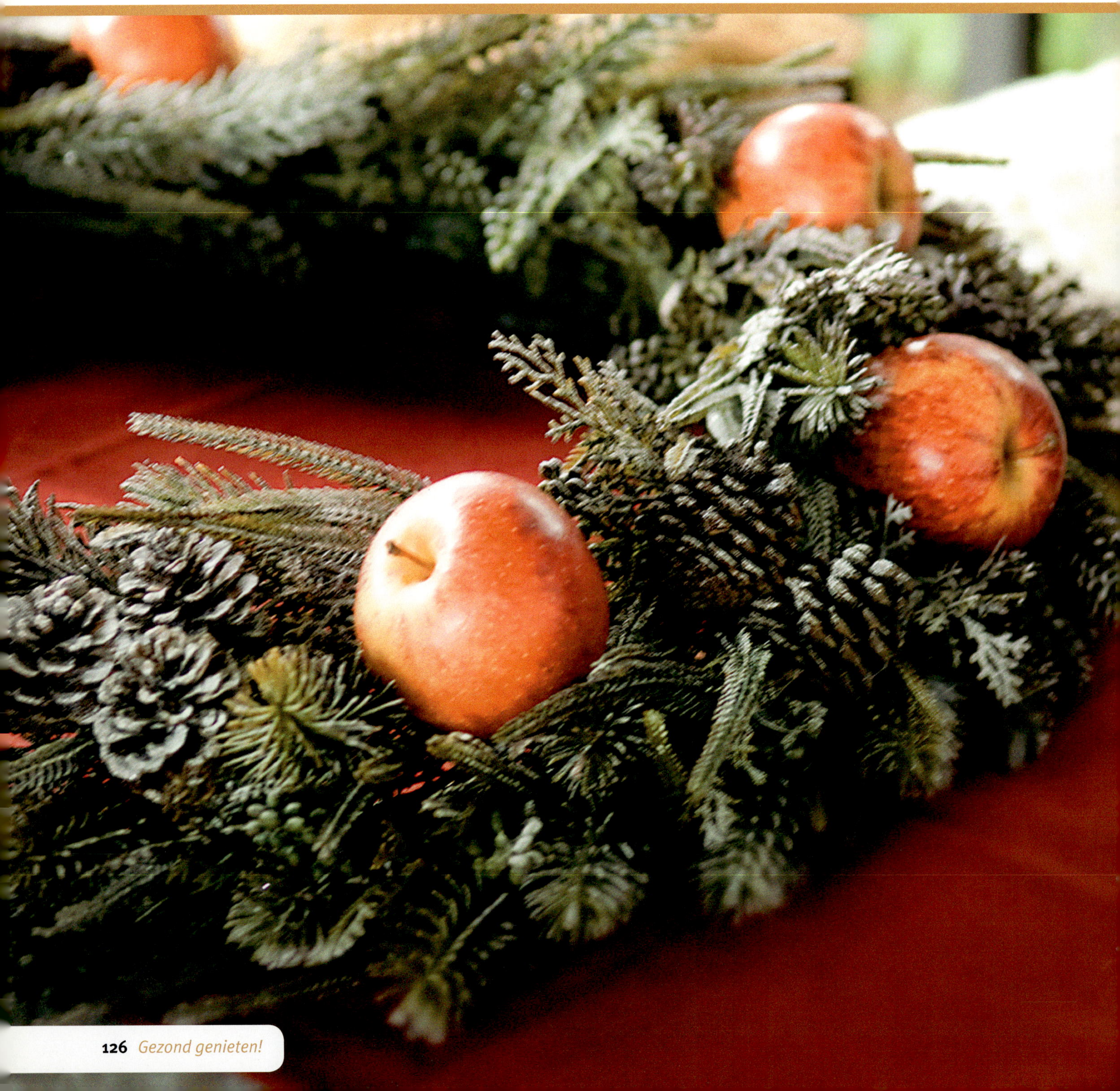

Kerstdiner

Voorgerecht:

Taartje van courgette

Hoofdgerecht:

Roerbakbroccoli met gegrilde biefstuk van de haas

Nagerecht:

Kaasplankje

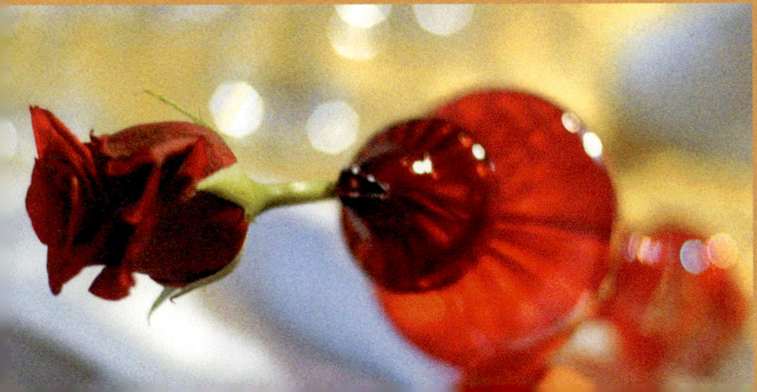

Je alternatieve dagmenu wanneer je 's avonds gaat genieten van je Kerstdiner.

Ontbijt
- 1 plakje tulband
- 1 cracker met halvarine
- 1 beleg rosbief of 30+ kaas
- 1 glas water

Tussendoor
- 1 kiwi ***voor de man 2 kiwi's***
- 1 glas water

Lunch
- 1 tosti 30+ kaas/ham
- 1 glas Optimel
- 1 glas water

Tussendoor
- 1 kop chocomel light
- 1 kerstkransje
- 1 glas water

Diner
- Kerstdiner
- 2 glazen rode wijn
- 1 kan water

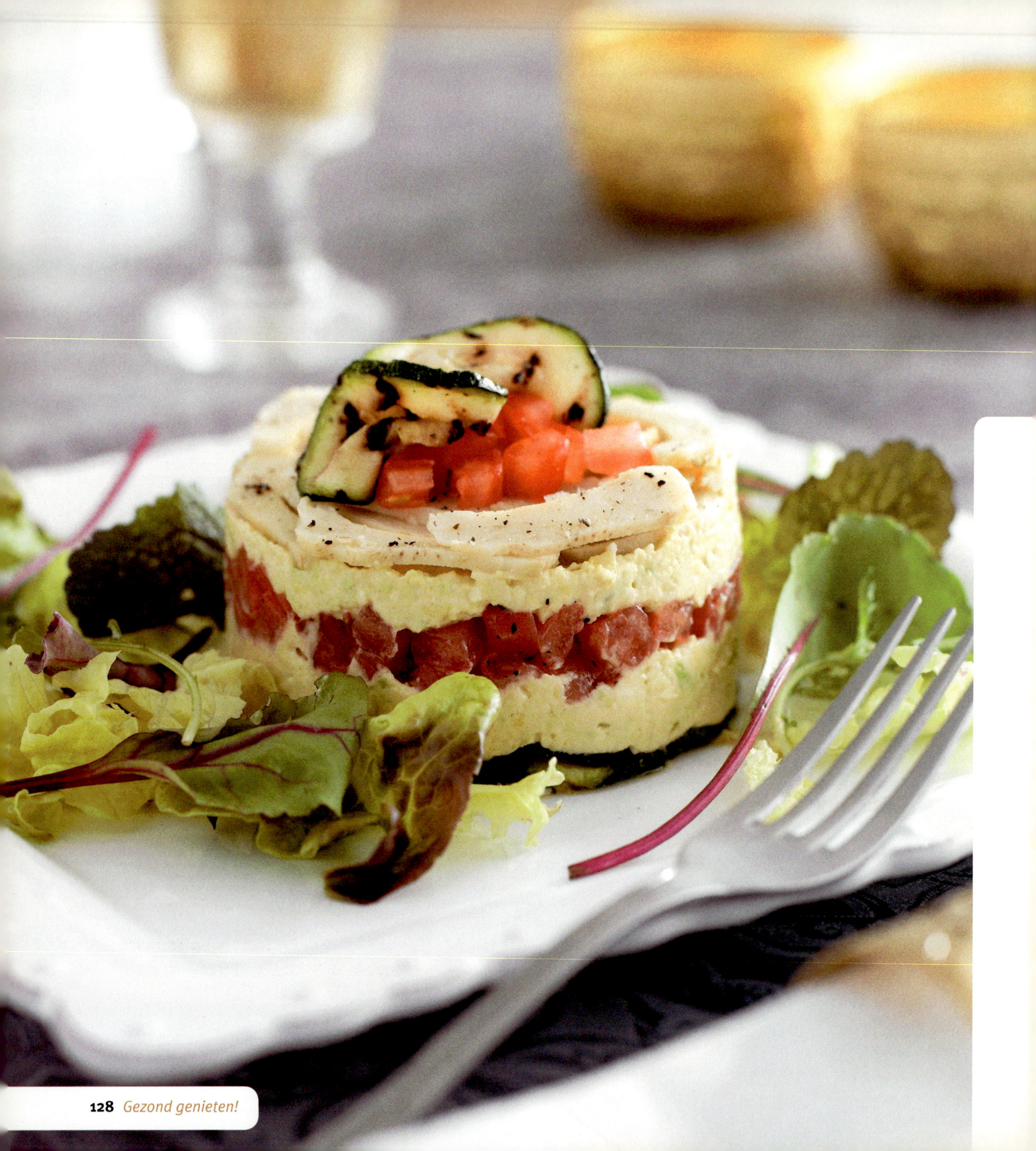

Taartje van courgette

voor 4 personen

ingrediënten

1 courgette
2 rijpe avocado's
6 tomaten
4 grote of 8 kleine artisjokkenbodems uit blik
1 krop mooie sla (lolo rosso of eikenblad)
2 eetlepels olijfolie
sap van een 1/2 citroen
1/2 theelepel mosterd
2 eetlepels ketchup
1 eetlepel halfvolle mayonaise
zout en peper

Extra

4 kookringen (koop je in een kookwinkel)

bereiding

Ontvel de tomaten, haal de zaadlijsten eruit en snijd ze in blokjes. Snijd de courgette in plakjes en kruid met zout en peper. Bak de plakjes met 2 eetlepels olijfolie in de koekenpan. Laat de artisjokken goed uitlekken. Schil de avocado, haal de pit eruit en meng samen met de halfvolle mayonaise, mosterd, ketchup, citroensap, peper en zout in de keukenmachine. Snijd de artisjokken in dunne plakjes. Zet de ringen bijvoorbeeld op een snijplank en leg onder op de plakjes courgette dakpansgewijs in het rond. Leg dan een laagje avocadocrème hierop. Vervolgens 3 stukken tomaat dan weer avocadocrème, de plakjes artisjokken verdelen over de avocadocrème, weer avocadocrème en als laatste bovenop tomaat. Met behulp van een mes het taartje op de salade zetten. Haal dan de ring er voorzichtig vanaf.

Tip

Avocado goed rijp kopen.

Wijntip

Droge smaakvolle Syrah rosé uit de Coteaux Libron (Frankrijk) of een fruitige droge rosé uit het Portugese Alentjo gebied.

Bevat per portie:

circa 187 kcal.

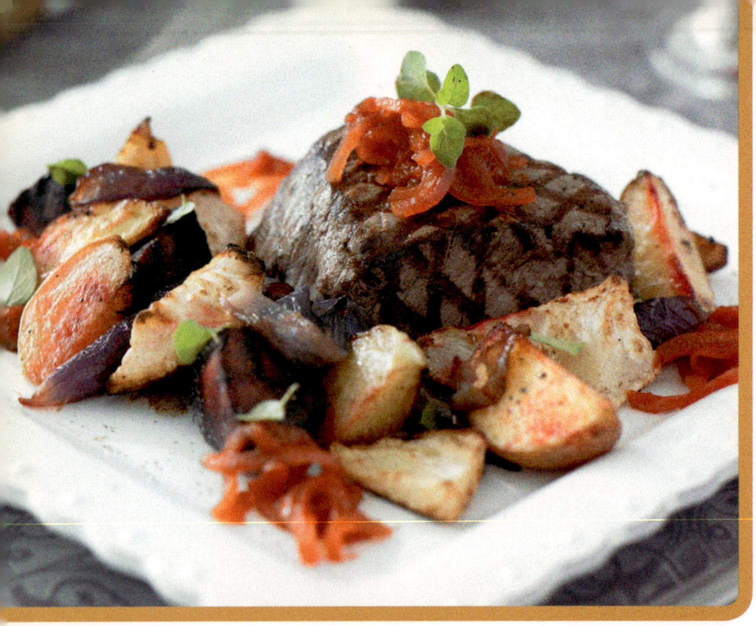

Hoofdgerecht - Kerstdiner

Roerbakbroccoli met gegrilde biefstuk van de haas

voor 4 personen

ingrediënten

4 tournedos van ieder 100 gram
500 gram aardappelpartjes met schil
600 gram broccoli
1 rode paprika in stukjes
1 gesneden ui
1 teentje geperste knoflook
250 gram grote champignons
1 eetlepel olijfolie
3 eetlepels Bak & Braad

Extra
grillpan

bereiding

Verwarm de oven voor op 200 °C. Leg de aardappelpartjes in een ovenschaal en kruid met peper en zout en besprenkel met één eetlepel olijfolie. Laat ze in 25 minuten gaar worden in het midden van de oven. Maak de broccoli schoon en kook ze 15 minuten, en giet de broccoli daarna af. Snijd de champignons in dikke plakjes. Verwarm een eetlepel Bak & Braad in een koekenpan en bak de champignons. In een andere koekenpan de ui en knoflook in een eetlepel Bak & Braad glazig laten worden, draai het vuur dan hoog en voeg de paprika toe. Doe de broccoli bij het ui en paprika mengsel en laat alles goed warm worden onder regelmatig omscheppen. Bestrooi de tournedos met peper en zout en bak ze in de grillpan. Vermeng de champignons met de aardappelpartjes en verdeel dit over de 4 borden. Schep hier overheen de groenten en leg tot slot de tournedos op de groenten.

Wijntip
Lekker met een houtgerijpte Crianza uit de Spaanse Valdepeñas. Of een krachtige rode wijn uit de Costières de Nîmes of een elegante rode Touraine.

Bevat per portie:
circa 327 kcal.

Nagerecht - Kerstdiner

Kaasplankje

voor 4 personen

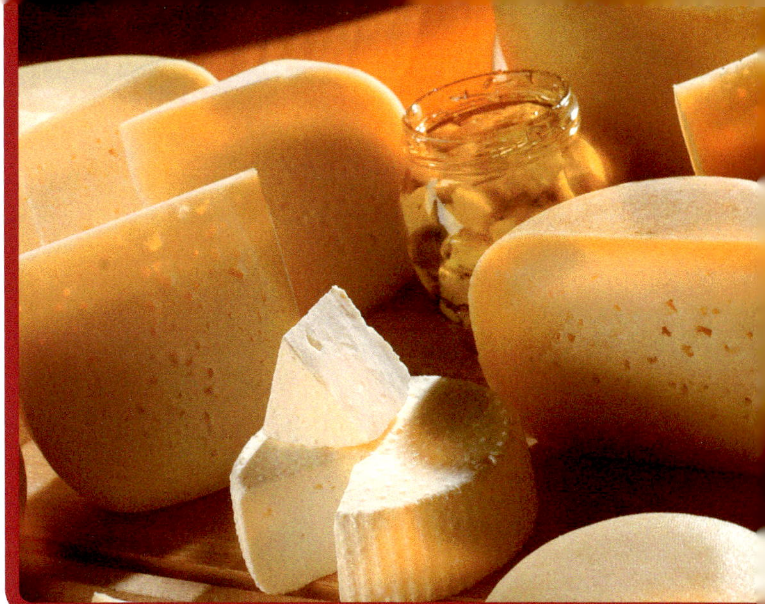

bereiding

In plaats van een zoet dessert nu een keer een kaasplateau, eventueel met een lekkere rode wijn. Snijd eventueel de korsten van de kazen en leg de kazen in stukjes op een houten plank. Serveer de kazen niet direct uit de koelkast, maar laat ze op kamertemperatuur komen.

Wijntip
Een lekkere Carbernet Sauvignon uit Chili.

Bevat per portie:
circa 345 kcal.

ingrediënten

75 gram Hollandse gatenkaas
75 gram kruidenkaas
75 gram Beemster light kaas old
75 gram Friese nagelkaas

Eventueel
10 druiven
8 stukjes walnoten
4 crackers of toastjes

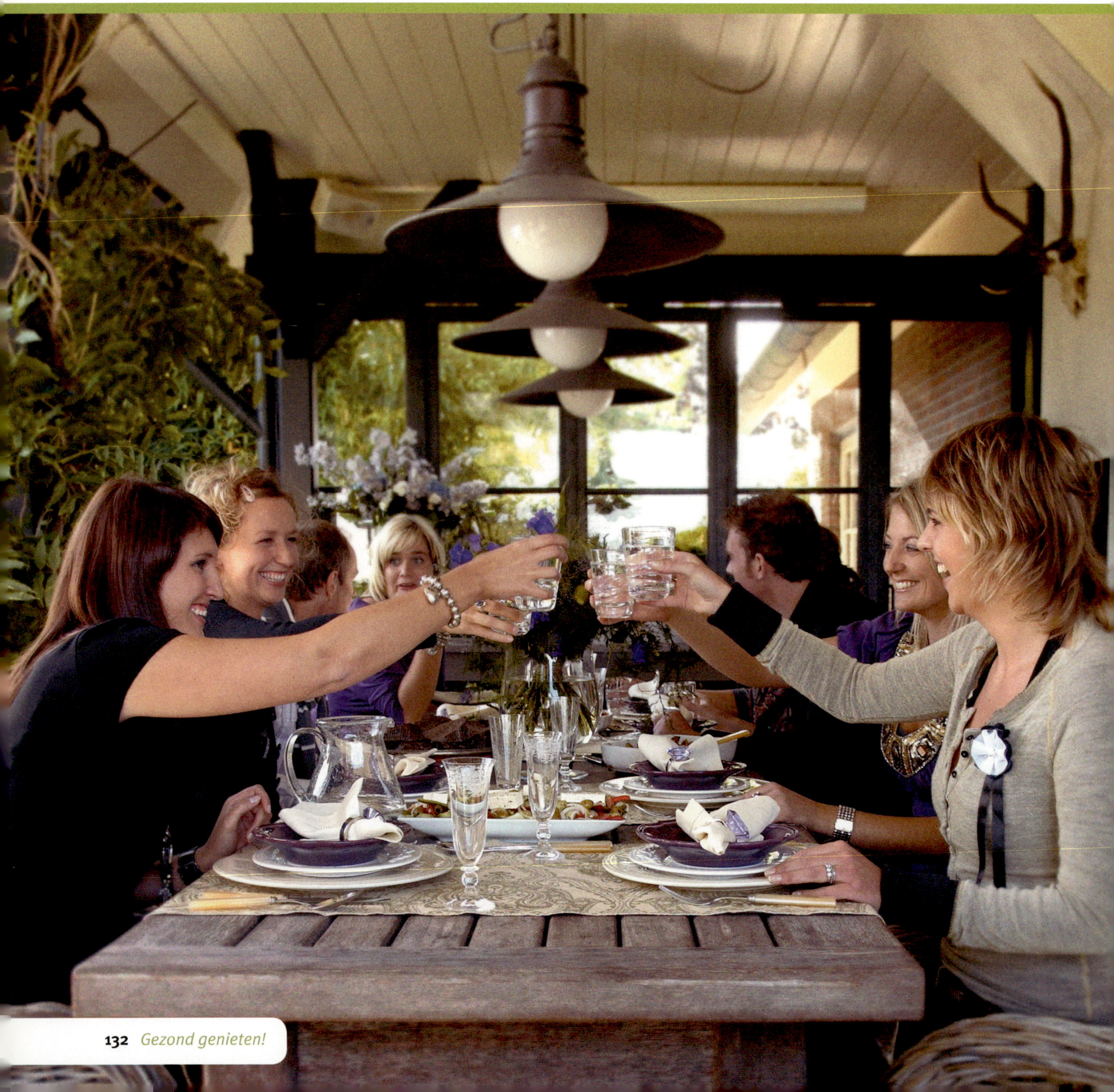

Familiediner

Voorgerecht:

Pastasalade met gegrilde groenten

Hoofdgerecht:

Zalm op gegrilde witlof met kruidenrösti

Nagerecht:

Tarte Tatin van appel en bladerdeeg

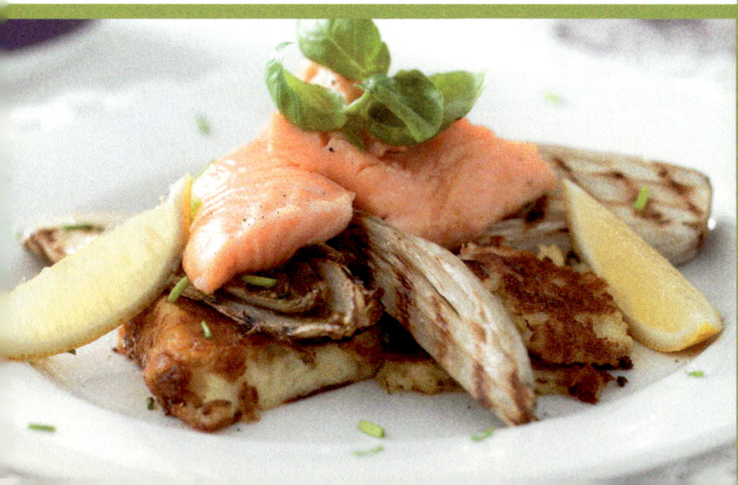

Je alternatieve dagmenu wanneer je 's avonds gaat genieten van je diner met familie.

Ontbijt
- schaaltje met 3 stuks vers fruit
- 1 glas water

Tussendoor
- 1 plak ontbijtkoek met halvarine
- 1 glas water

Lunch
- 1 volkoren boterham met halvarine
- ***2 volkoren boterhammen met halvarine voor de man***
- 1 beleg 30+kaas met komkommerschijven
- ***1 beleg rosbief voor de man***
- 1 glas halfvolle melk
- 1 glas water

Tussendoor
- 1 kop heldere bouillon (Opkikker)
- 1 glas water

Diner
- familiediner
- 2 glazen rode wijn
- 1 kan water

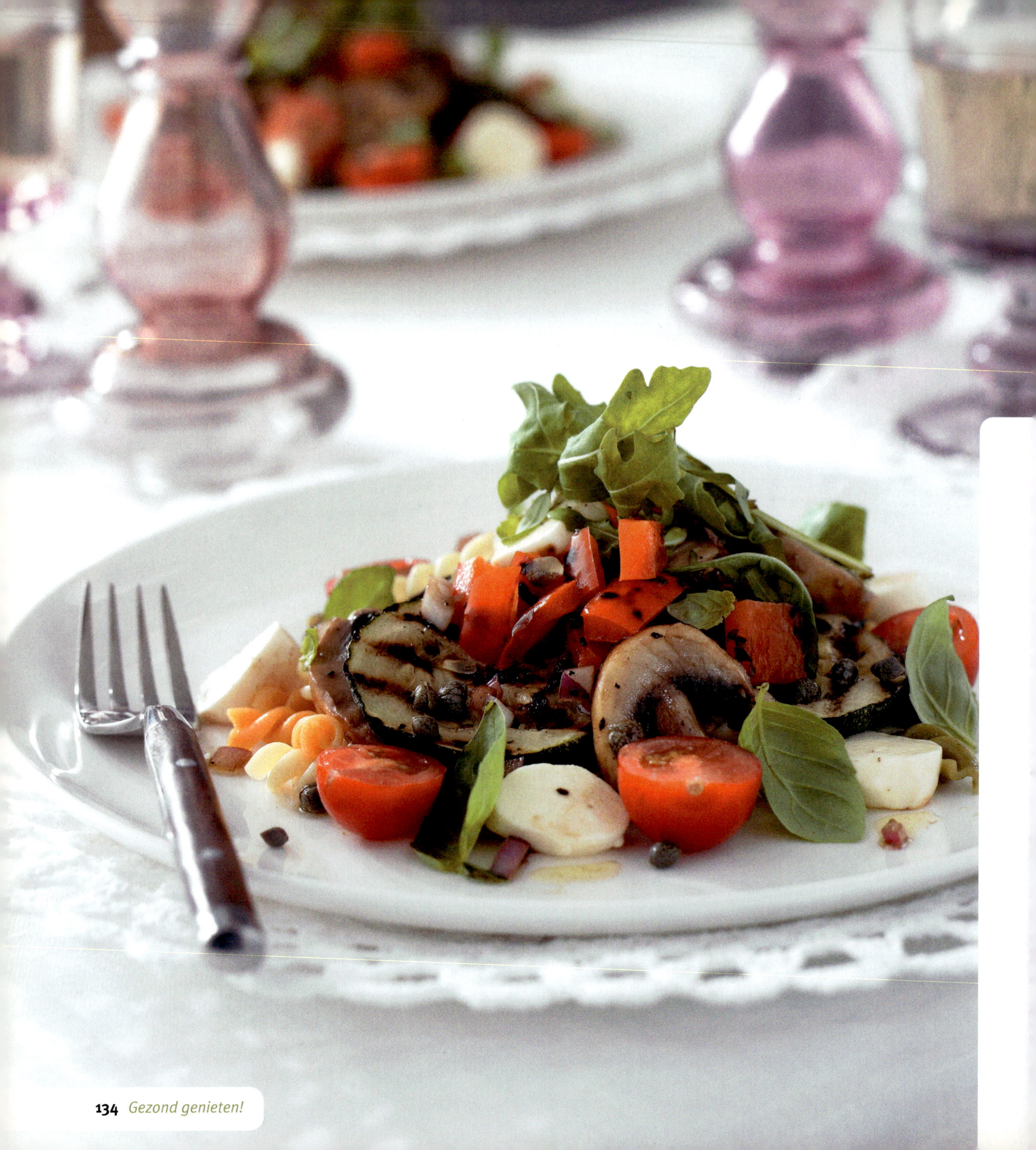

Voorgerecht - familiediner

Pastasalade met gegrilde groenten

voor 4 personen

ingrediënten

1 bakje rucola sla
1 courgette
1 aubergine
1 doosje champignons
1 rode paprika
1 rode ui
3 eetlepels kappertjes
200 gram 3 kleuren wokkelpasta
12 bolletjes mini mozzarella light
2 eetlepels olijfolie
6 eetlepels balsamico azijn
oregano
zout en peper naar smaak
basilicum om te garneren
12 cherrytomaatjes

bereiding

Kook de wokkelpasta beetgaar volgens de aanwijzingen op het pak en spoel het koud af. Courgette en aubergine in plakken snijden en deze met een beetje olijfolie, zout en peper in een kom doen. Goed mengen en de plakken in de grilpan grillen. De champignons in dikke plakken snijden van een halve cm. De paprika in blokjes van 1,5 bij 1,5 cm. De rest van de olie in een anti-aanbakpan en de champignons en paprika goed heet bakken. De ui in kleine blokjes snijden. Alle groenten daarna bij elkaar met de oregano, kappertjes, ui, peper en zout en meng als laatste de balsamico azijn erbij. Voor het serveren eerst de wokkelpasta op een bord leggen en de groenten erop. Snijd voor elk bord 3 cherrytomaatjes en 3 bolletjes mini mozzarella door de helft. Leg dit om en om rondom de gegrilde groenten aan de buitenkant. Maak af met een flinke pluk rucola sla.

Wijnadvies
Een licht fruitrijke rode wijn, zoals een Chileense Syrah of een Australische Chardonnay.

Bevat per portie:
circa 325 kcal.

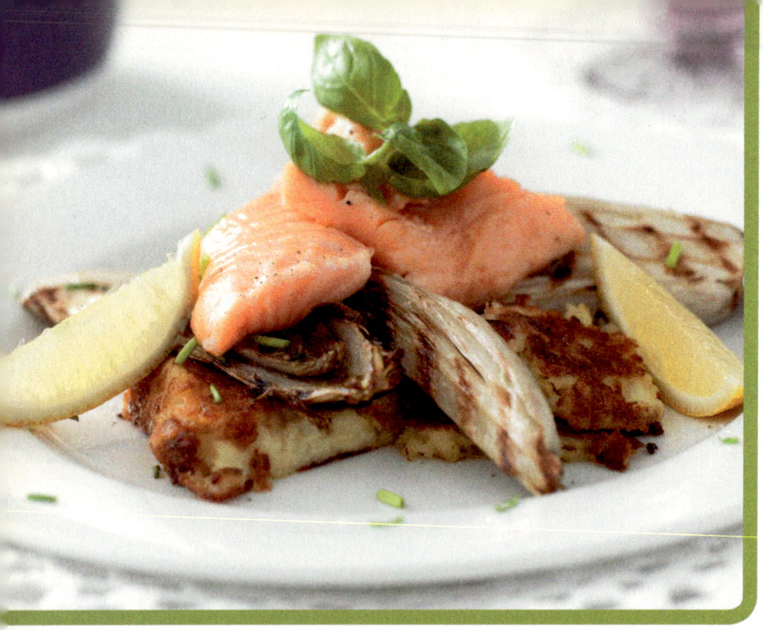

Hoofdgerecht - Familiediner

Zalm op gegrilde witlof met kruidenrösti

voor 4 personen

ingrediënten

500 gram diepvries rösti
1 eetlepel Provençaalse kruiden
4 stukken zalmfilet van 140 gram
8 stronken witlof
6 eetlepels olijfolie
zout en peper

bereiding

Verwarm de oven voor op 150 °C. Kruid de vooraf ontdooide rösti met de Provençaalse kruiden en bak deze al omscheppend ± 5 minuten in een pan. Deksel op pan doen. Op matig vuur in ± 15 minuten de onderkant goudbruin bakken. Koek omdraaien. Andere kant in 15 minuten goudbruin bakken. De stronken witlof in de lengte halveren en in de grillpan met behulp van de 2 lepels olijfolie zachtjes grillen. Dit duurt ongeveer 20 tot 25 minuten. Kruid de zalmmoten met peper en zout en bak in circa 10 minuten gaar. Snijd de rösti in 12 stukken en leg op elk bord 3 stukken. Leg de 4 halve stronken witlof in waaiervorm over de rösti. Snijd de zalmfilet in 3 à 4 plakken van ongeveer 1/2 cm en leg deze in een waaier over de witlof en rösti. De zalm hoeft niet helemaal gaar, zo blijft hij sappig.

Variatie
Gebruik groene asperges in plaats van witlof.

Wijntip
Hierbij past een fruitige wijn uit de Loire, zoals een Sancerve of een Pouilly of een struivende, bloemige wijn, zoals Sauvignon Blanc.

Bevat per portie:
circa 455 kcal.

Nagerecht - Familiediner

Tarte Tatin van appel en bladerdeeg

voor 6 personen

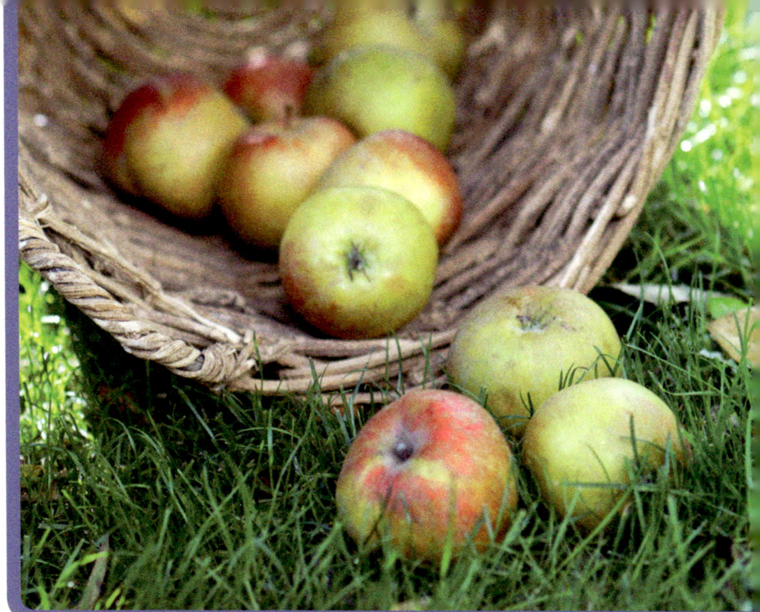

bereiding

Verwarm de oven voor op 170 °C. Schil de appels, snijd deze in vieren en verwijder het klokhuis. Snijd elk partje nog een keer door de helft. Strooi de suiker en de kaneelpoeder over de appels. Spray de bakvorm in met Bakspray. Leg de appels in een cirkel netjes in het rond in de vorm zodat de hele bodem bedekt is. Verdeel de 4 eetlepels honing over de appels. Pak de 4 plakjes korstdeeg en prik deze door met een vork zodat er allemaal gaatjes in het deeg zitten (dit voorkomt dat het deeg heel erg gaat rijzen). Plak de 4 plakjes aan elkaar zodat er 1 grote plak ontstaat (met een klein beetje water en een vork om het aan elkaar te drukken). Leg de grote plak over de appels zodat hij aan alle kanten over de vorm uitsteekt en maak nu een soort opstaand randje aan de buitenkant en snijd het overtollige deeg weg. Zet de vorm nu 30 minuten in de voorverwarmde oven. Als hij klaar is helemaal laten afkoelen. Om te storten verwarm de pan 1 à 2 minuten op het vuur en keer dan de taart om op een bord.

Tip
Lekker met een toefje slankroom of een bolletje light ijs.

Wijntip
Probeer eens een betere port, zoals een Reserve Tawny of een stroperige ingedikte wijn PX/PX Dulce.

Bevat per portie:
circa 226 kcal.

ingrediënten

6 appels (jonagold)
20 gram suiker
1/2 theelepel kaneelpoeder
2 eetlepels honing
5 plakjes margarine bladerdeeg (is minder vet dan roomboterbladerdeeg)

Extra
een kleine bakvorm (doorsnede ongeveer 20 cm)
Bakspray van Dr. Oetker

Natuurlijk kun je de dinersuggesties zo volgen. Maar ook kun je ervoor kiezen om de recepten onderling met elkaar te verwisselen. Ik geef je hier alvast een paar voorbeelden met daarbij ook mijn favoriete diner.

Vegetarisch menu

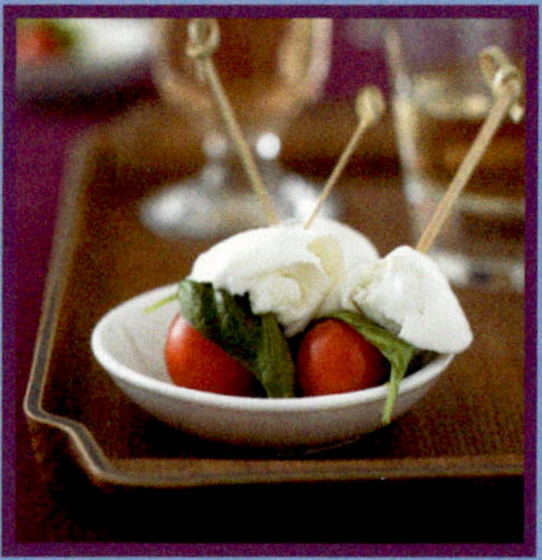

Gezonde spiesjes met mozzarella
pagina 162

+

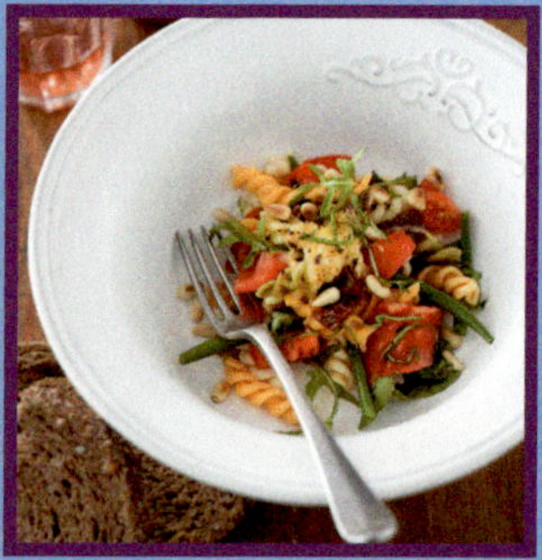

Italiaanse pasta met champignons
pagina 196

+

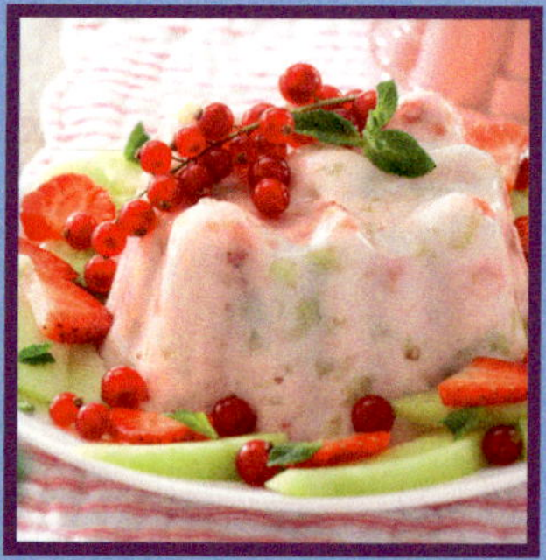

Dessert van fruit en yoghurt
pagina 223

Vismenu

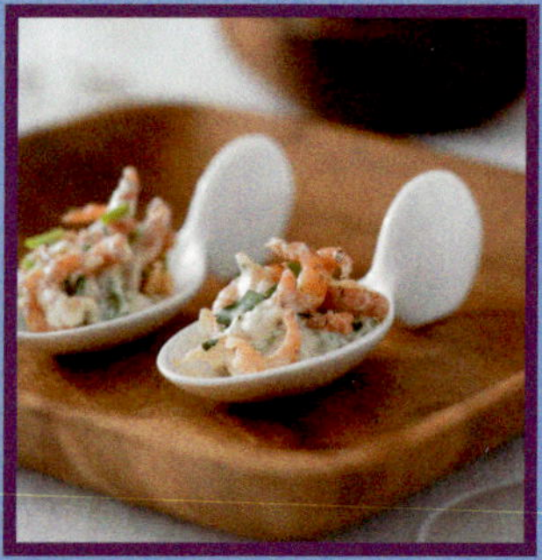

Garnalensalade
pagina 172

+

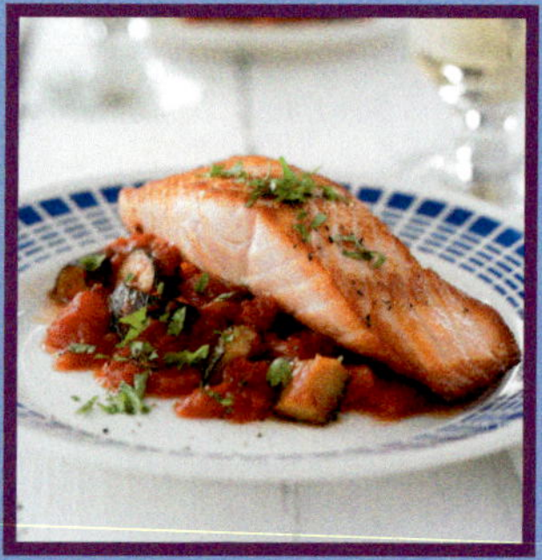

Zalmfilet op courgette
pagina 106

+

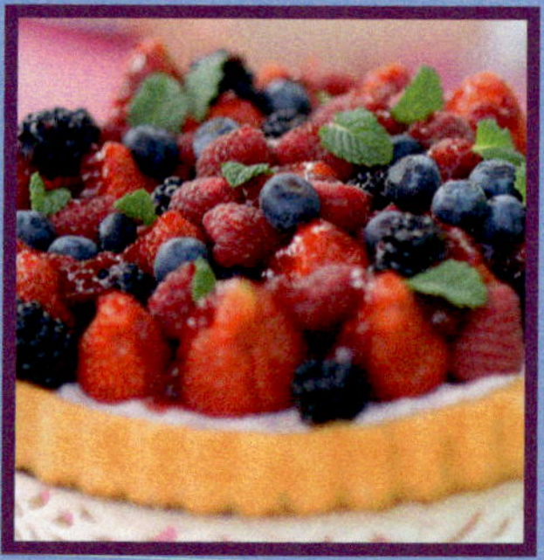

Bosvruchtentaart
pagina 159

Combinatiemenu's

Sonja's favoriet

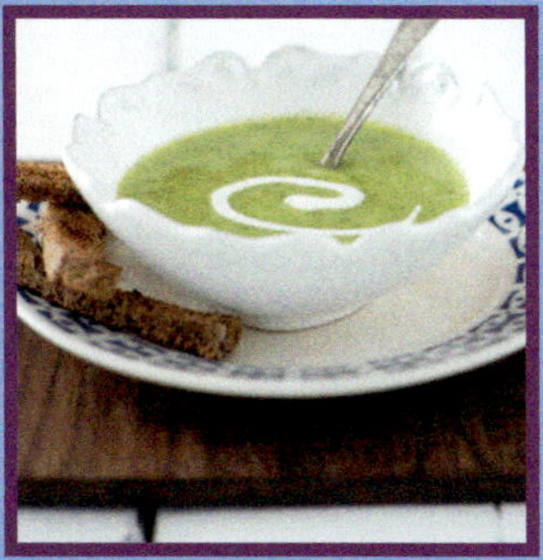

Romige courgettesoep
pagina 164

+

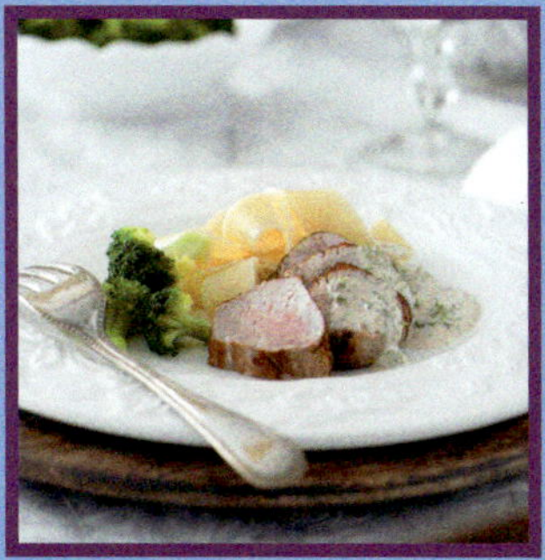

Varkenshaasje met peterseliesaus
pagina 198

+

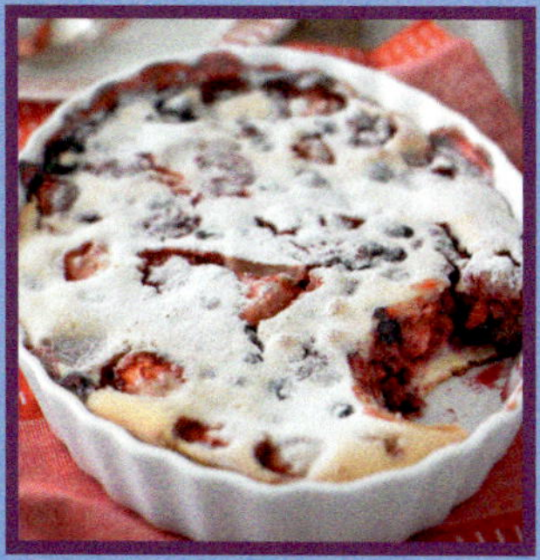

Fruittaart à la minute
pagina 218

Kindermenu

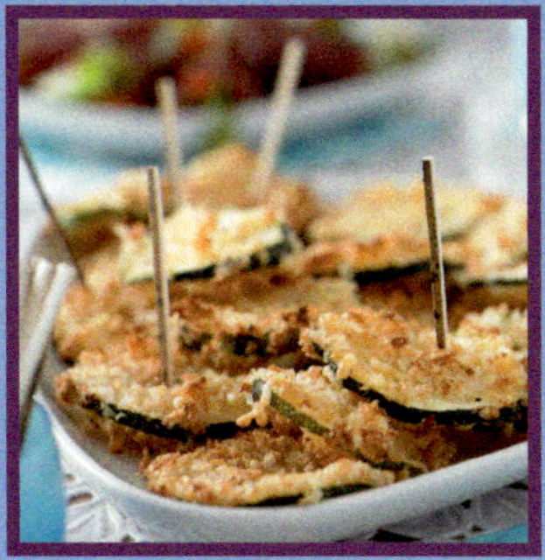

Courgette chips
pagina 145

+

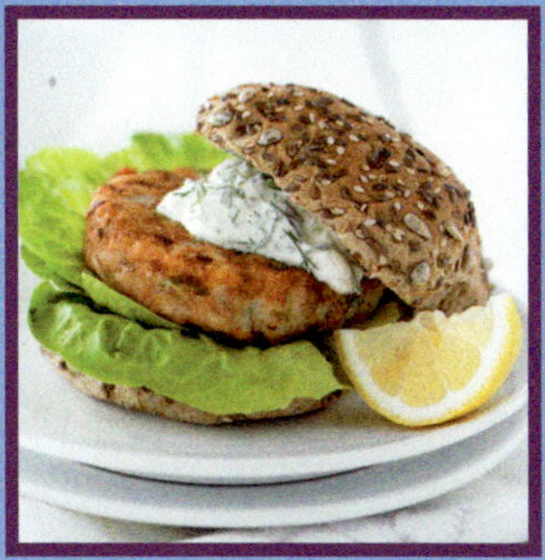

Visburger
pagina 188

+

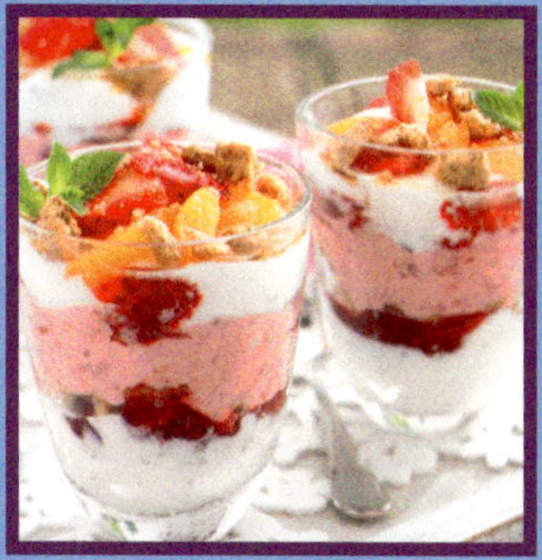

Feestelijke sorbet
pagina 124

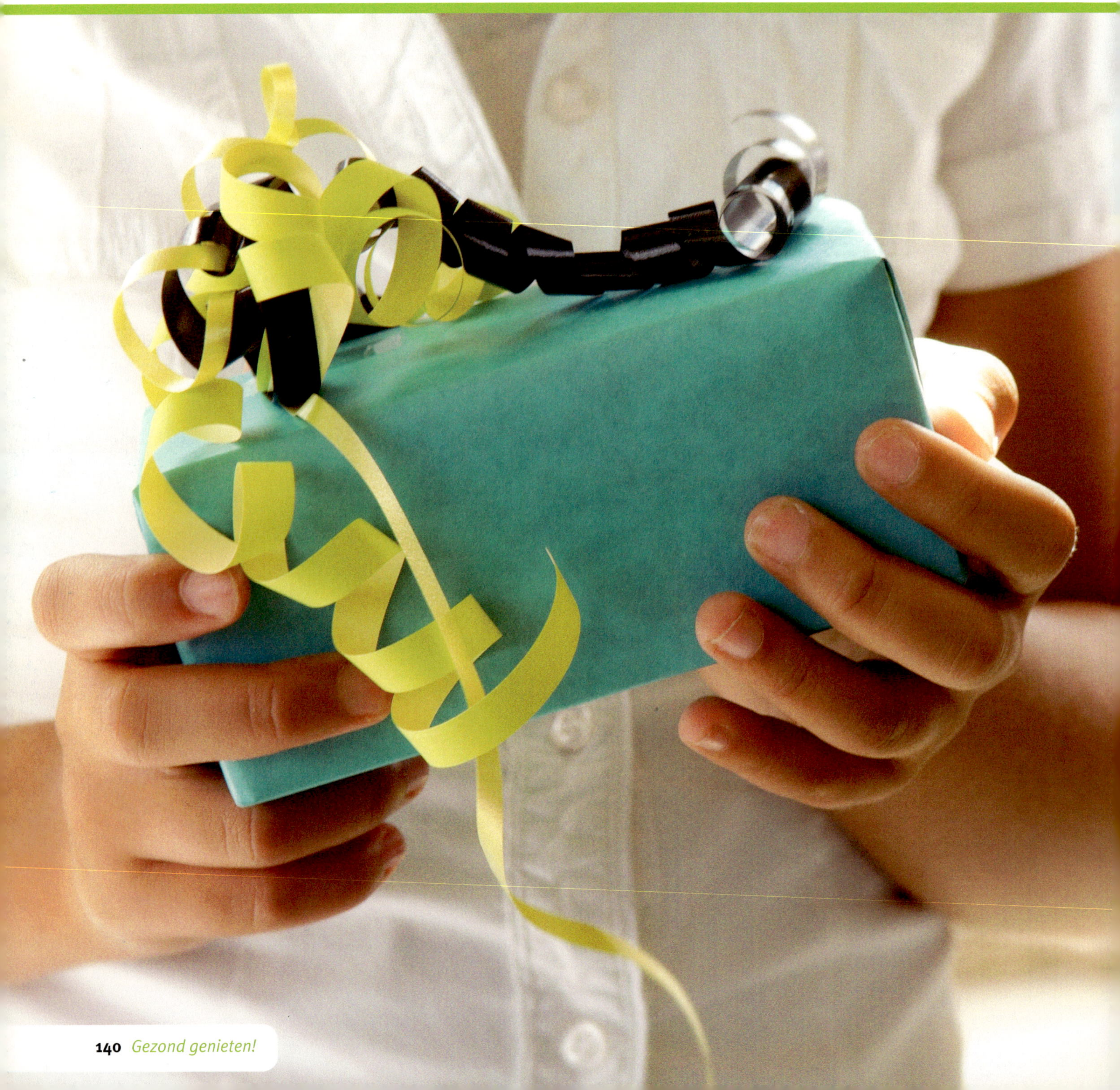

Verjaardagshapjes

Gevulde zalmrolletjes

Gevulde eitjes

Witlofschuitjes met avocado salsa

Courgette chips

Je alternatieve dagmenu wanneer je jarig bent of een verjaardag hebt.

Ontbijt
- 1 plak ontbijtkoek met halvarine
- 1 glas water

Tussendoor
- 1 sinaasappel
- 1 appel
- 1 glas water

Lunch
- 2 cracottes
- 2 beleg 20+ smeerkaas
- 1 glas Optimel drink
- 1 glas water

Tussendoor
- 1 Evergreen ***voor de man een heel pakje***
- 1 glas water

Diner
- 1 portie maaltijdsalade
- 1 glas water

's Avonds
- 1 klein stukje taart
- 3 verjaardagshapjes
- 1 glas rode wijn of jus d'orange
- 1 glas water

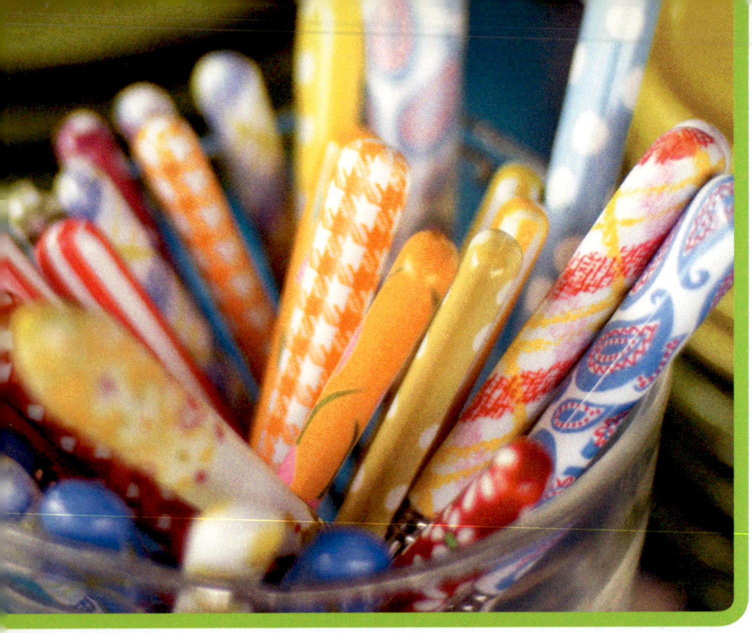

Gevulde zalmrolletjes

voor 4 personen

ingrediënten

12 dunne plakjes zalmfilet
12 haricots verts
2 lente-uitjes
1/4 komkommer
1/4 paprika
4 plukjes rucola sla

bereiding

Leg 3 plakjes zalmfilets dakpansgewijs op een schone snijplank. De haricots verts ± 4 à 5 minuten in kokend water doen en daarna koud afspoelen (blancheren). Zo blijven ze mooi groen en knapperig. Droog deppen op keukenpapier en op de plakjes zalmfilets leggen. De lente-uitjes in de lengte snijden (door de helft) en bij de haricots verts leggen. De rest van de groente in reepjes snijden op de dezelfde lengte als de haricots verts. Sla erbij leggen en het geheel oprollen. De groente mag er aan beide zijden iets uitsteken. Eventueel een prikker erin.

Variatie
Andere groentenreepjes.

Bevat per portie:
circa 100 kcal.

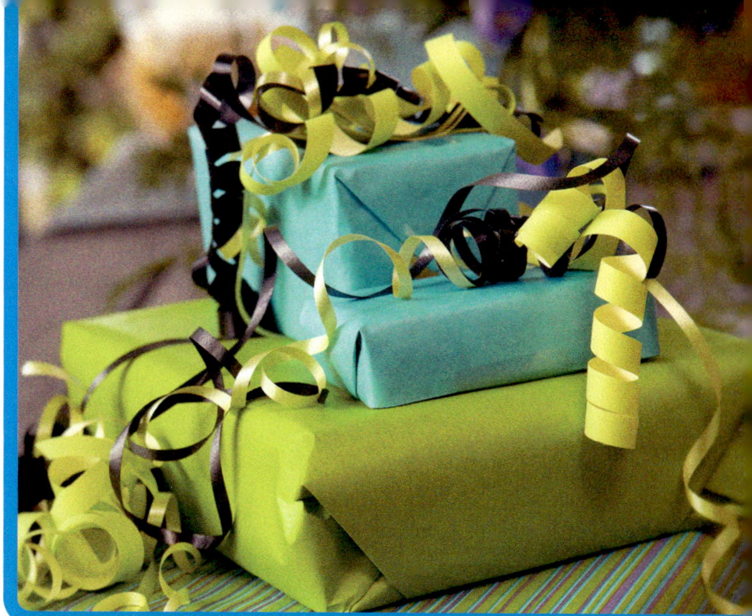

Gevulde eitjes

voor 8 personen

bereiding

Kook de eieren hard en laat ze wat afkoelen. Pel de eieren en snijd de eieren doormidden. Neem het bolletje eigeel eruit en meng dit met de ketchup, ketjap en peper en zout tot een smeuïg geheel.
Doe het eigeel in de spuitzak en spuit een toefje van het mengsel in het halve ei. Maak af met een plukje peterselie.

Tip
Pel de eieren onder water. Je schil gaat er dan makkelijk en snel vanaf.

Tip
Ook lekker; vermeng de vulling met één zakje Duyvis pittige indiase kerrie smaak.

Bevat per portie:
circa 88 kcal.

ingrediënten

8 eieren
4 eetlepels tomatenketchup
een flinke scheut ketjap naar smaak
peper en zout
een toefje peterselie voor de garnering

Extra
spuitzak

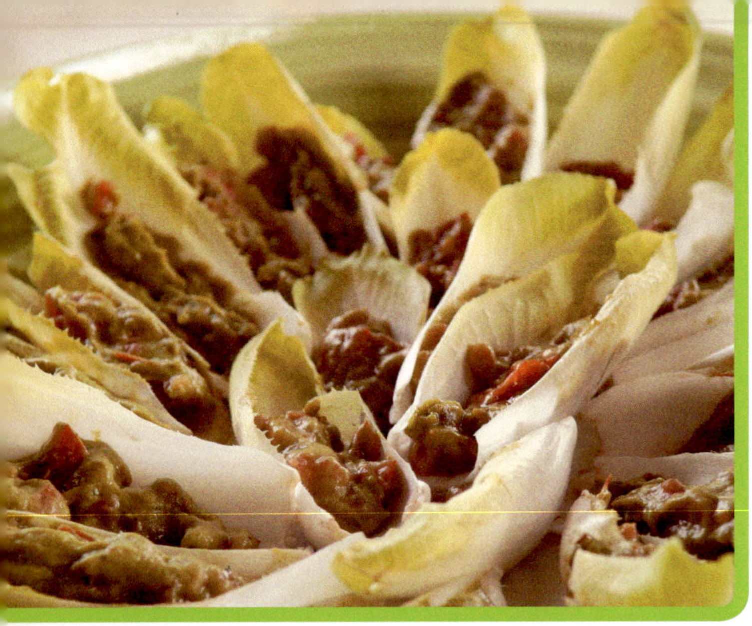

Witlofschuitjes met avocado salsa

voor 4 personen

ingrediënten

2 stronken witlof
2 avocado's
1/2 uitgeperste citroen
2 tomaten
1/2 teentje knoflook
1 eetlepel chilisaus
1/2 eetlepel mosterd
1 eetlepel halfvolle mayonaise
1 eetlepel honing
snufje peper en zout

bereiding

De witlof ongeveer 1/2 cm van de stronk afsnijden en 12 mooie blaadjes uitzoeken (dit worden de lepels die gevuld worden). Schep in een bak de avocado's leeg en peper, zout, citroensap, honing, mosterd, knoflook, chilisaus en halfvolle mayonaise toevoegen en grof prakken. Als laatste de tomaten ontvellen (de tomaten in heet water leggen en het vel er daarna afhalen), daarna in vieren snijden en de zaadlijsten eruit snijden. Het vruchtvlees in blokjes snijden en de avocado salsa roeren. De witlofbladeren vullen met de salsa, in bloemvorm neerleggen en op een bord serveren.

Bevat per portie:
circa 177 kcal.

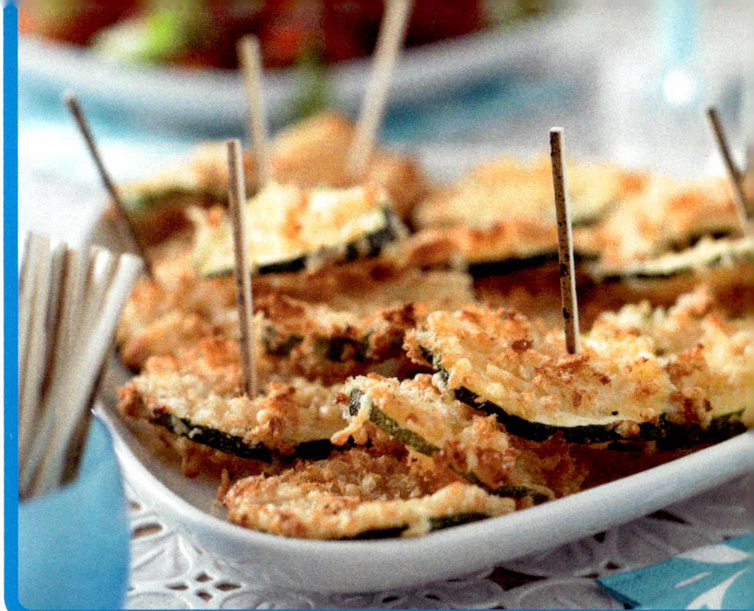

Courgette chips

voor 4 personen

bereiding

Verwarm de oven voor op 225 °C. Snijd de courgettes in plakken van 1/2 cm. Roer de broodkruimels, geraspte kaas, uitgeperste knoflookteentjes, zout en peper door elkaar met een garde. Dip de plakjes courgette in de melk en daarna in de broodkruimels. Leg de plakjes courgette op een ovenrooster. Bak de plakjes in een half uur af op 225 °C of tot ze bruin en mooi krokant zijn.

Tip

Meteen serveren in verband met de knapperigheid.

Bevat per portie:

circa 128 kcal.

ingrediënten

2 courgettes, dun en stevig
60 gram broodkruimels (van oud wit brood)
30 gram geraspte 30+ kaas
30 gram geraspte Parmezaanse kaas
2 teentjes knoflook
zout en peper
30 ml halfvolle melk

Extra

cocktailprikkers

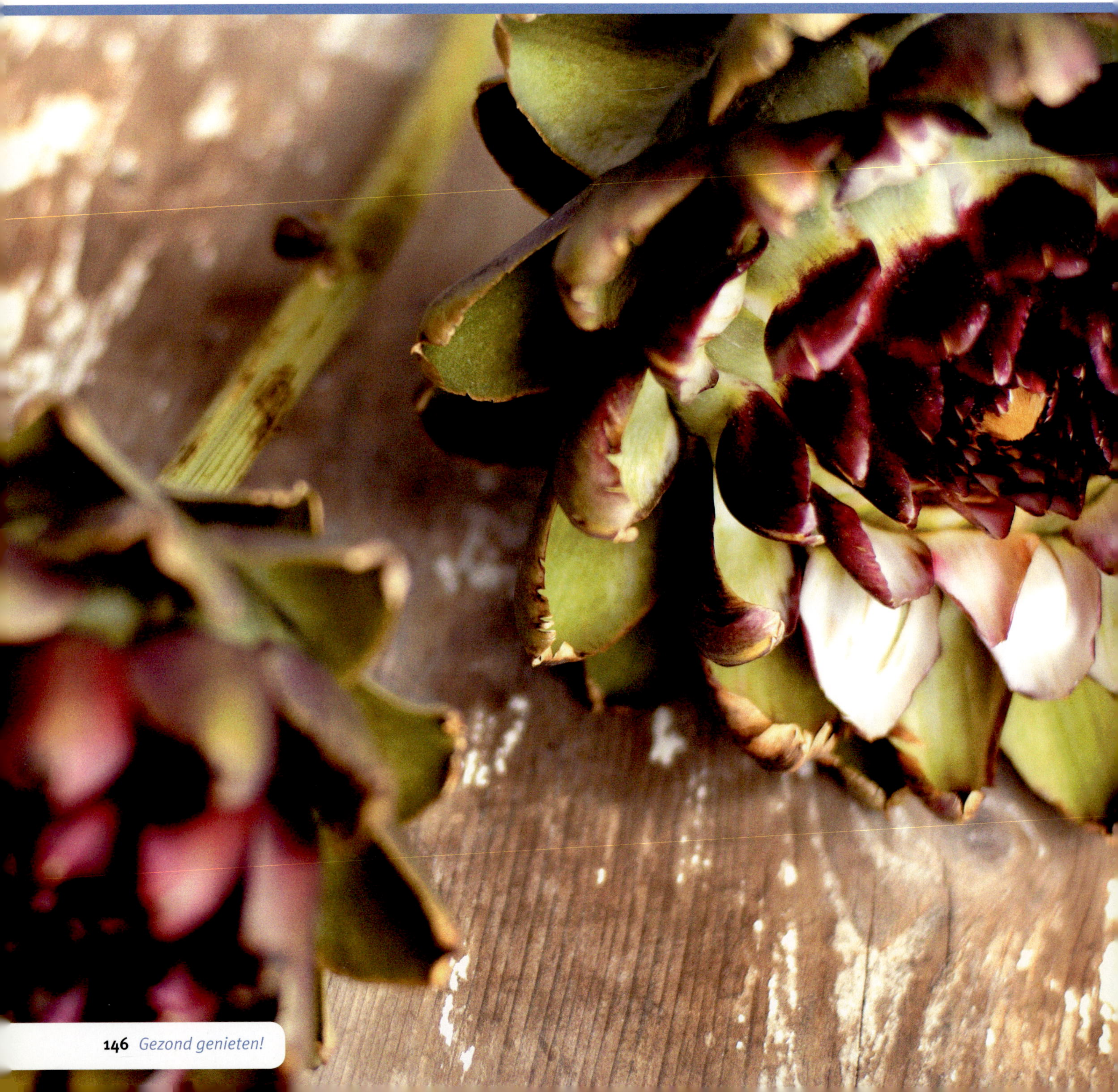

Tapas

Champignons met knoflook en olijven

Gevulde dadels

Eieren met tomaat en kip uit de oven

Gazpacho

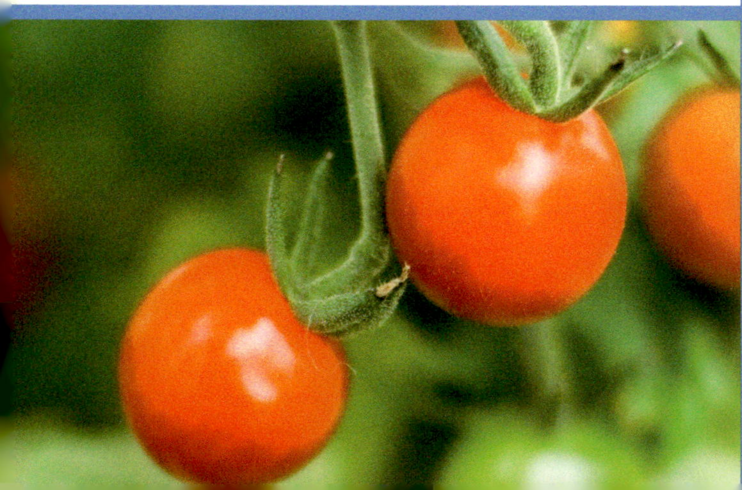

Je alternatieve dagmenu wanneer je 's avonds tapas gaat eten.

Ontbijt
- 250 gram magere yoghurt met 2 scheplepels muesli
- 1 glas water

Tussendoor
- 1 peer
- ***1 banaan voor de man***
- 1 glas water

Lunch
- 2 volkoren crackers met halvarine
- 1 beleg filet américain
- 1 beleg halvajam
- 1 glas Optimel drink
- 1 glas water

Tussendoor
- 1 krentenbol
- 1 glas water

Diner
- tapas
- 1 glas water

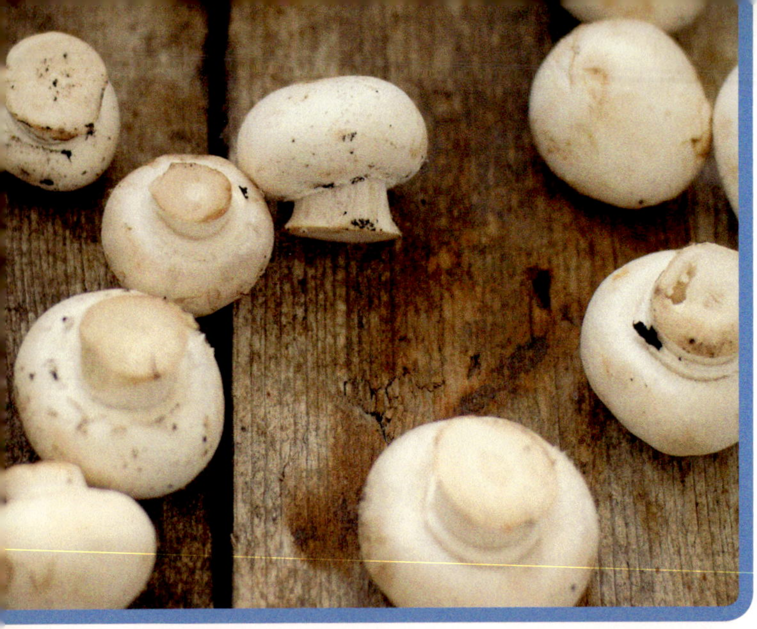

Champignons met knoflook en olijven

voor 4 personen

ingrediënten

250 gram champignons
3 teentjes knoflook
1 eetlepel citroensap
schil van 1 citroen fijn geraspt
1 dl bouillon
16 olijven zonder pit
1/4 Spaanse peper zonder zaadjes
2 eetlepels verse gehakte peterselie
2 eetlepels olijfolie
zout en peper

bereiding

Snijd de champignons in 4 stukken en bak ze in de olijfolie. Pers de knoflook uit over de champignons. Snijd de Spaanse peper en voeg dit samen met de citroenrasp bij de champignons. Na twee minuten het citroensap en de bouillon erbij gieten. Warm goed door en breng op smaak met peper en zout. Serveer het in een schaaltje samen met de olijven en de gehakte peterselie als garnering.

Bevat per portie:
circa 58 kcal.

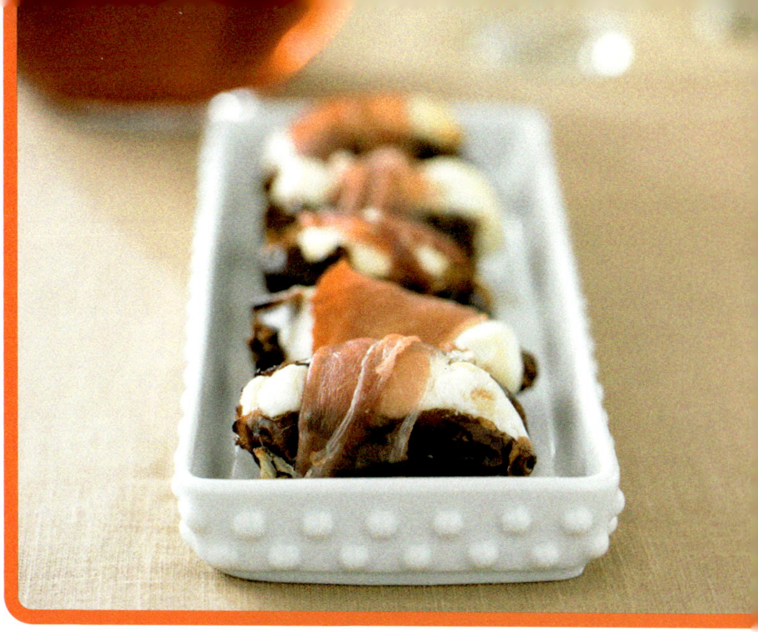

Gevulde dadels

voor 4 personen

bereiding

De dadels open snijden en vullen met de geitenkaas. Snijd elk plakje ham in de lengte in 3 gelijke stroken. Wikkel elke dadel in een strookje ham. Leg de dadel met het uiteinde van de ham naar beneden op een bakplaatje en steek er een prikker in. Schuif het ongeveer 5 minuten in de oven op 200 °C.

Tip

Ook bij een borrel heel geschikt!

Bevat per portie:

circa 83 kcal.

ingrediënten

12 dadels zonder pit
100 gram zachte geitenkaas
4 plakjes rauwe ham (liefst Serranoham)

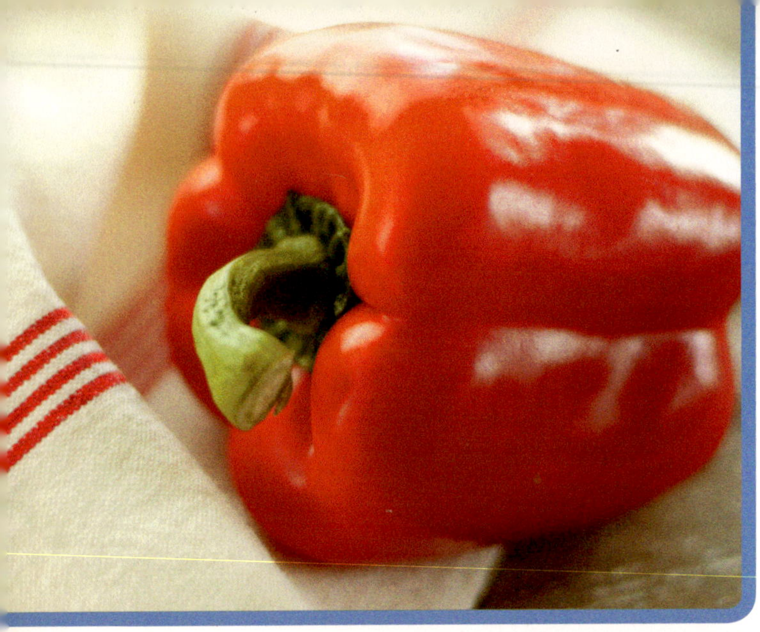

Eieren met tomaat en kip uit de oven

voor 4 personen

ingrediënten

4 kleine verse eieren
1/2 blikje tomatenblokjes
1 uitje
4 plakjes gerookte kip
2 teentjes knoflook
1/2 Spaans pepertje (zonder zaadjes)
1/2 rode paprika
2 eetlepels olijfolie
1 eetlepel gehakte peterselie
zeezout en peper

bereiding

Snijd het uitje heel fijn en bak het zachtjes in de olijfolie. Knijp hier de knoflook op uit. Snijd dan het pepertje en de paprika in kleine blokjes en doe het bij de ui. Bak zachtjes verder en doe dan de tomaten blokjes erbij en breng op smaak met zeezout en peper. Smoor dit ongeveer 10 minuten. Verdeel de tomaten over 4 kleine ovenvaste bakjes en maak een kuiltje in het midden. Breek in elk kuiltje een ei en leg op elke dooier een plakje kip. Zet de bakjes in een oven van 160 °C. Ze zijn klaar als het eiwit is gestold. De dooier is dan nog zacht. Peterselie erover en serveren.

Tip
Deze tapas kan je natuurlijk van tevoren klaarzetten, zodat je hem alleen nog even in de oven hoeft te zetten.

Tip
In plaats van bakjes kun je siliconenvormpjes gebruiken. Zodat je het op je bord kunt omkeren. Staat erg leuk!

Bevat per portie:
circa 129 kcal.

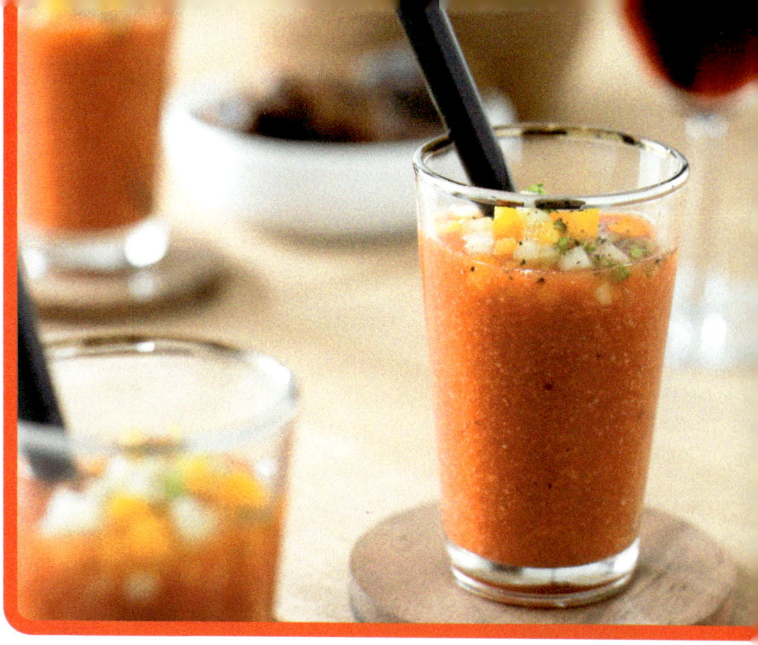

Gazpacho

voor 4 personen

bereiding

Schil de komkommer en snijd hem in de lengte door. Beide helften nogmaals in de lengte doorsnijden en snijd de zaadlijst eruit. Eén strook komkommer snijd je in kleine blokjes. De rest doe je in de keukenmachine/blender. Snijd nu de helft van de paprika in dezelfde kleine blokjes (ook zaadlijsten eruit) en gooi ook nu alles wat je overhoudt in de blender. Doe nu het blik tomatenblokjes, de ui, het teentje knoflook met de tomatenpuree en het brood en de bouillon in de blender en pureer alles goed fijn. Als laatste de azijn, lepel voor lepel toevoegen en proef of je hem goed fris genoeg vindt. Zo ook met het zout. Zeef het vervolgens en zet hem weg in de koelkast. Als hij door en door koud is serveer je het in een koffiekopje. Verdeel de blokjes komkommer en paprika en maak het af met wat bieslook.

Bevat per portie:
circa 90 kcal.

ingrediënten

1 blik tomatenblokjes (400 gram)
2 eetlepels tomatenpuree
1/2 komkommer
1/2 ui
1/2 paprika
1 teentje knoflook
2 plakjes witbrood zonder korst
2,5 dl koude bouillon
5 eetlepels frambozenazijn
1 theelepel zout
1 eetlepel fijn gesneden bieslook

Extra
keukenmachine of blender

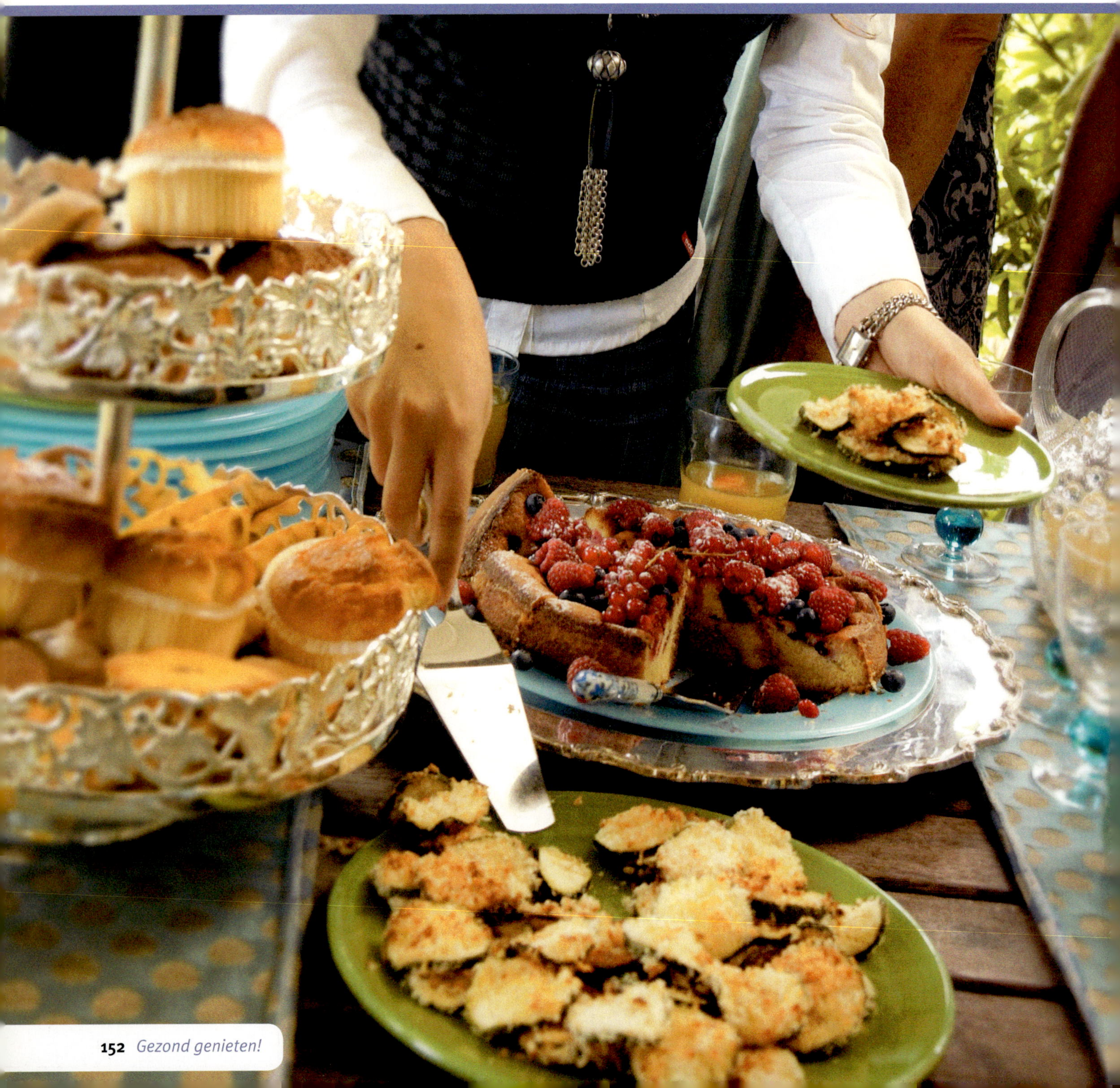

High Tea

Scones

Sandwiches

Muffins met appel

Monchoutaart

Bosvruchtentaart

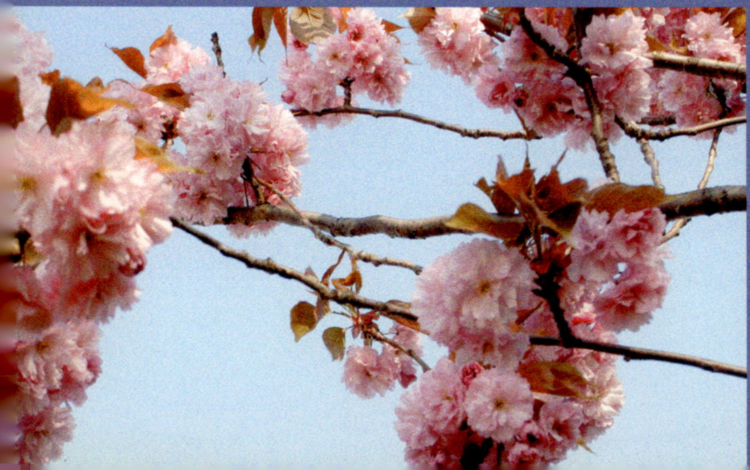

Je alternatieve dagmenu wanneer je overdag een High Tea hebt.

Ontbijt
- 250 gram Optimel yoghurt
- ***voor de man 3 scheplepels Kellogg's K***
- 1 glas water

Tussendoor
- 1 kiwi
- 1 glas water

Lunch
- 1 kop heldere bouillon (Opkikker)
- 2 crackers met 20+ smeerkaas
- 1 glas water

High Tea

Diner
- 1 maaltijdsalade naar keuze
- 1 glas water

's Avonds
- 1 glas rode wijn of jus d'orange
- 1 glas water

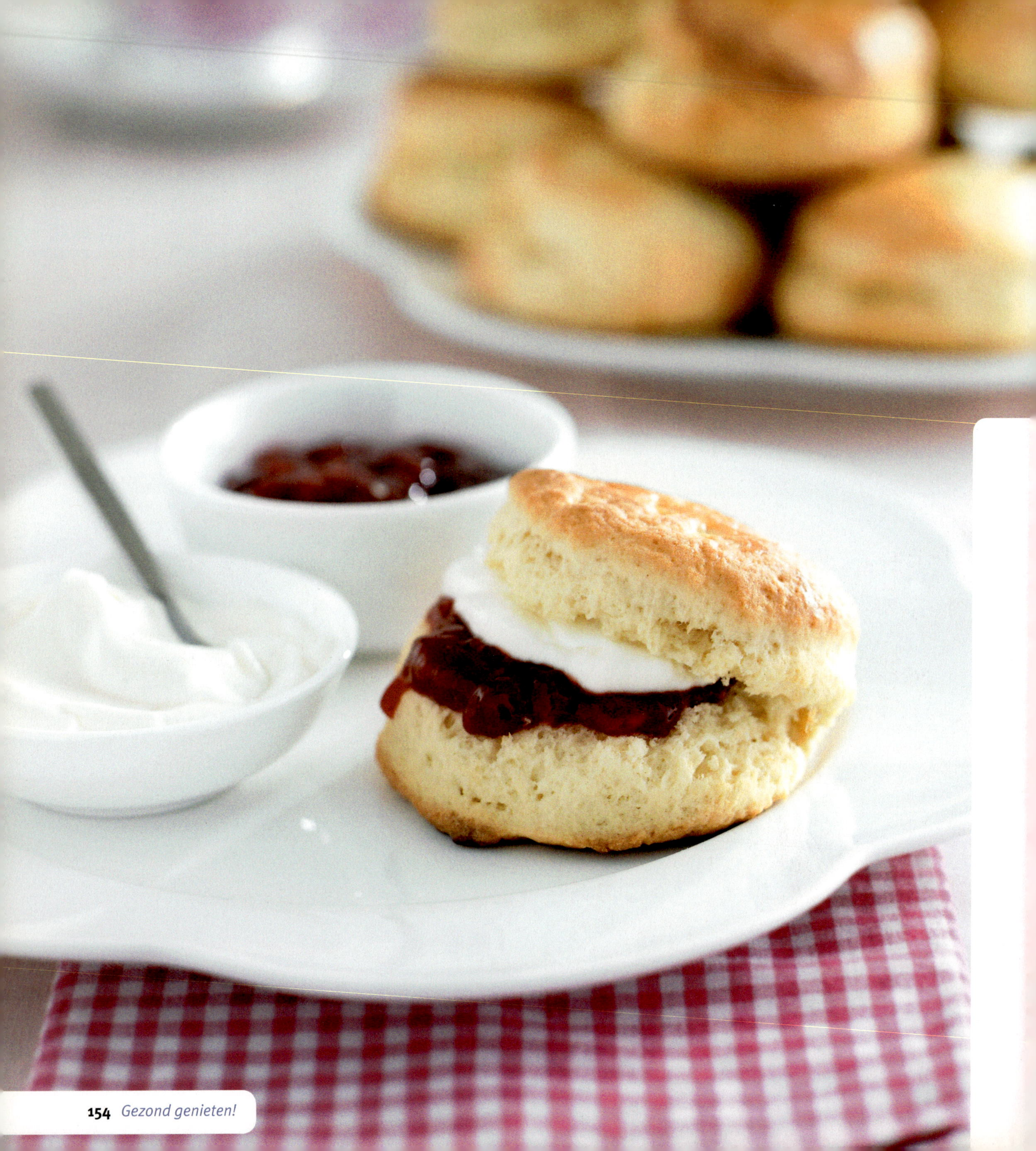

Scones

voor 6 personen, 12 stuks

ingrediënten

300 gram zelfrijzend bakmeel
75 gram Bak & Braad
1 ei
25 gram basterdsuiker
12 gram vanille suiker
125 ml magere melk
1 eetlepel bakpoeder
snufje zout

Bij de High Tea
6 eetlepels halva aardbeienjam
light slagroom

Extra
leeg blikje met doorsnede van 5 cm of
ring om rondjes uit te steken

bereiding

Verwarm de oven op 220 °C. Meng alle ingrediënten tot een soepel deeg. Rol het deeg uit tot een lap met een dikte van 1,5 cm. Steek hier met een vorm van 5 cm doorsnede rondjes uit. Leg dit op een bakplaat en bak in ongeveer 15 minuten de scones af.
De scones open snijden en serveren met een halve eetlepel halva aarbeienjam er tussen en een klein toefje light slagroom.

Bevat per portie:
circa 160 kcal.

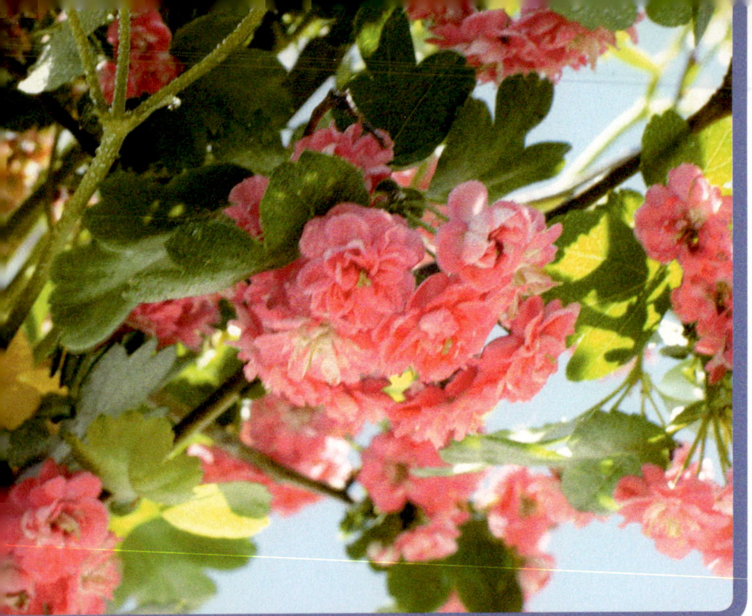

Diverse sandwiches

voor 4 personen

ingrediënten

8 sneetjes geroosterd bruinbrood
4 tomaten
1/4 komkommer
12 plakjes gebakken champignons
8 plakjes gegrilde courgette
1 gegrilde paprika
8 bladeren ijsbergsla
1 augurk
1 plak ham
1 plak magere 30+ kaas
4 plakjes dun gesneden kipfilet/kiprollade
5 plakjes runderrookvlees
4 eetlepels guacamole
4 eetlepels tomatensalsa

bereiding

Leg 4 geroosterde boterhammen op een plank. Besmeer ze met guacamole (avocadosaus, is kant en klaar te krijgen). Beleg ze dan met ijsbergsla en tomatenplakken. Nu op elke boterham verschillend beleg: een met ham, een met kaas, een met kip en een met runderrookvlees. Leg dan op de ham de champignons, de courgette op de kaas, de paprika op de kip en de augurk op de rookvlees. Hierop de plakjes komkommer, weer sla en op de 2e boterham wat tomatensalsa op de sla. De 4 verschillend belegde sandwiches kruiselings in vieren snijden prikkers in elk stukje sandwich en dan voor elke portie van alle sandwiches de stukjes bij elkaar leggen, zodat het weer een sandwich lijkt.

Bevat per portie:
circa 245 kcal.

Muffins met appel

voor 12 personen, 12 stuks

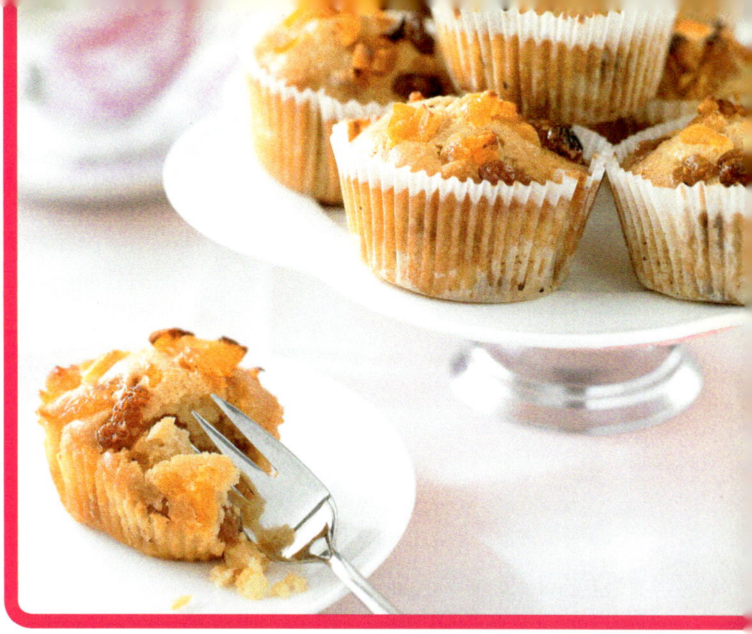

bereiding

Doe de Bak & Braad met de suiker in een kom en mix het geheel met de mixer. Eén voor één de eieren erbij met telkens 2 eetlepels zelfrijzend bakmeel per ei erbij. Als het goed is gemengd de rest van het zelfrijzend bakmeel met de bakpoeder erbij doen. Als laatste de citroen- en sinaasappelsap. Nu de kaneel en speculaaskruiden erbij en nog 1 keer goed met de mixer mengen. De appels schillen en in kleine blokjes snijden en dit voorzichtig door het beslag scheppen. Het beslag over 12 muffin vormpjes verdelen, en 16 minuten afbakken op 170 °C.

Bevat per portie:
circa 192 kcal.

ingrediënten

3 eieren
50 gram suiker
125 gram Bak & Braad
220 gram zelfrijzend bakmeel
1 theelepel bakpoeder
4 eetlepels citroensap
7 eetlepels sinaasappelsap
1 theelepel kaneelpoeder
1 eetlepel speculaaskruiden
2 jonagold appels in kleine blokjes

Extra
muffinvormpjes of siliconenvormpjes

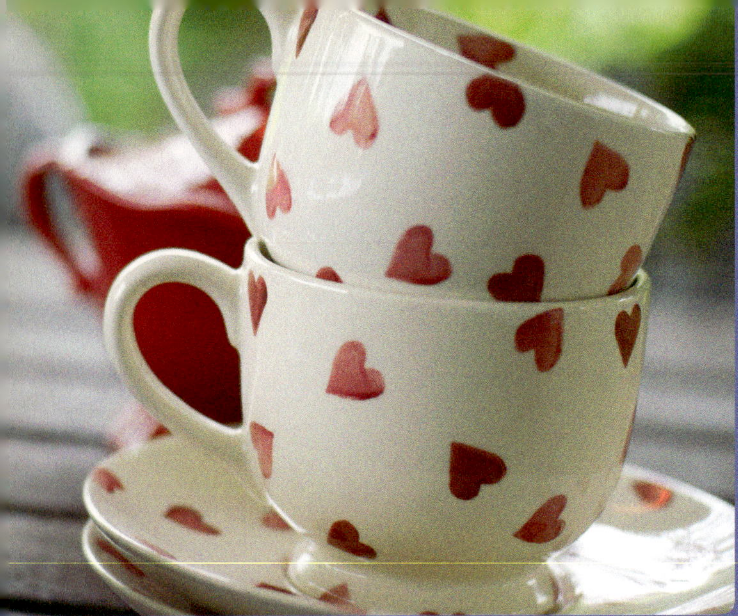

Monchoutaart

voor 12 personen

ingrediënten

2 pakjes monchou
1 pakje bastognekoeken
100 gram Bak & Braad
2 pakjes Klop Klop (instant moussepoeder)
100 ml halfvolle melk
1 blikje vlaaivulling (kers of aardbei)
voor de garnering aardbeien of bessen

Extra
bakpapier
mixer
springvorm

bereiding

Bak & Braad in de pan laten smelten, de koek klein kruimelen. Koek ook in de Bak & Braad langzaam laten smelten op laag vuur, goed roeren. Van het vuur halen. Springvorm eerst bedekken met bakpapier, dan vullen met de koek. Klop Klop romig opkloppen met de melk. De monchou mixen met de mixer, daarna de Klop Klop erbij gieten en nog even alles goed door elkaar mixen. Het geheel verdelen over de bodem en de vlaaivulling erover gieten en verdelen. Zet het minimaal zes uur in de koelkast. Voor het opdienen garneren met verse aardbeien of bessen.

Bevat per portie:
circa 170 kcal.

Bosvruchtentaart

voor 12 personen

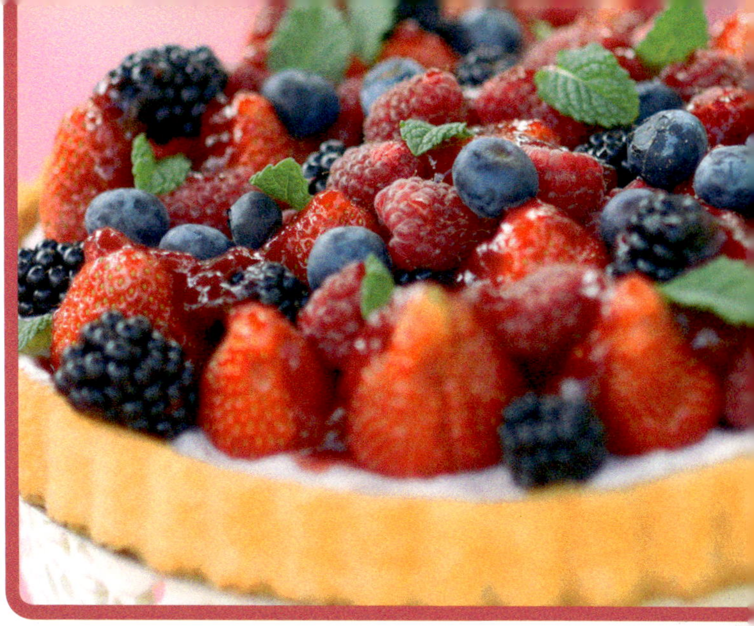

bereiding

De vruchten afspoelen. Vloeibare Bak & Braad met de suiker romig kloppen, dan één voor één de eieren erbij kloppen, dan als laatste de cakemeel erdoor scheppen. Oven voorverwarmen op 200 °C. Doe het deeg in een ingevette en met bloem bestoven springvorm. Zet het in het midden van de oven en bak de taart in 45 minuten gaar. Wanneer de taart afgekoeld is besmeer je de taart met een laagje halvajam vervolgens schik je de vruchten over de taart.

Tip

Lekker fris met wat blaadjes munt.

Bevat per portie:

circa 219 kcal.

ingrediënten

100 gram suiker of 10 gram Canderel
100 gram vloeibare Bak & Braad
250 gram cakemeel
5 eieren
6 eetlepels halvajam
1 klein bakje bosbessen
1 klein bakje bramen
1 klein bakje rode bessen

Extra

beetje bloem en boter om in te vetten of
Bakspray van Dr. Oetker
springvorm

HOOFDSTUK 11

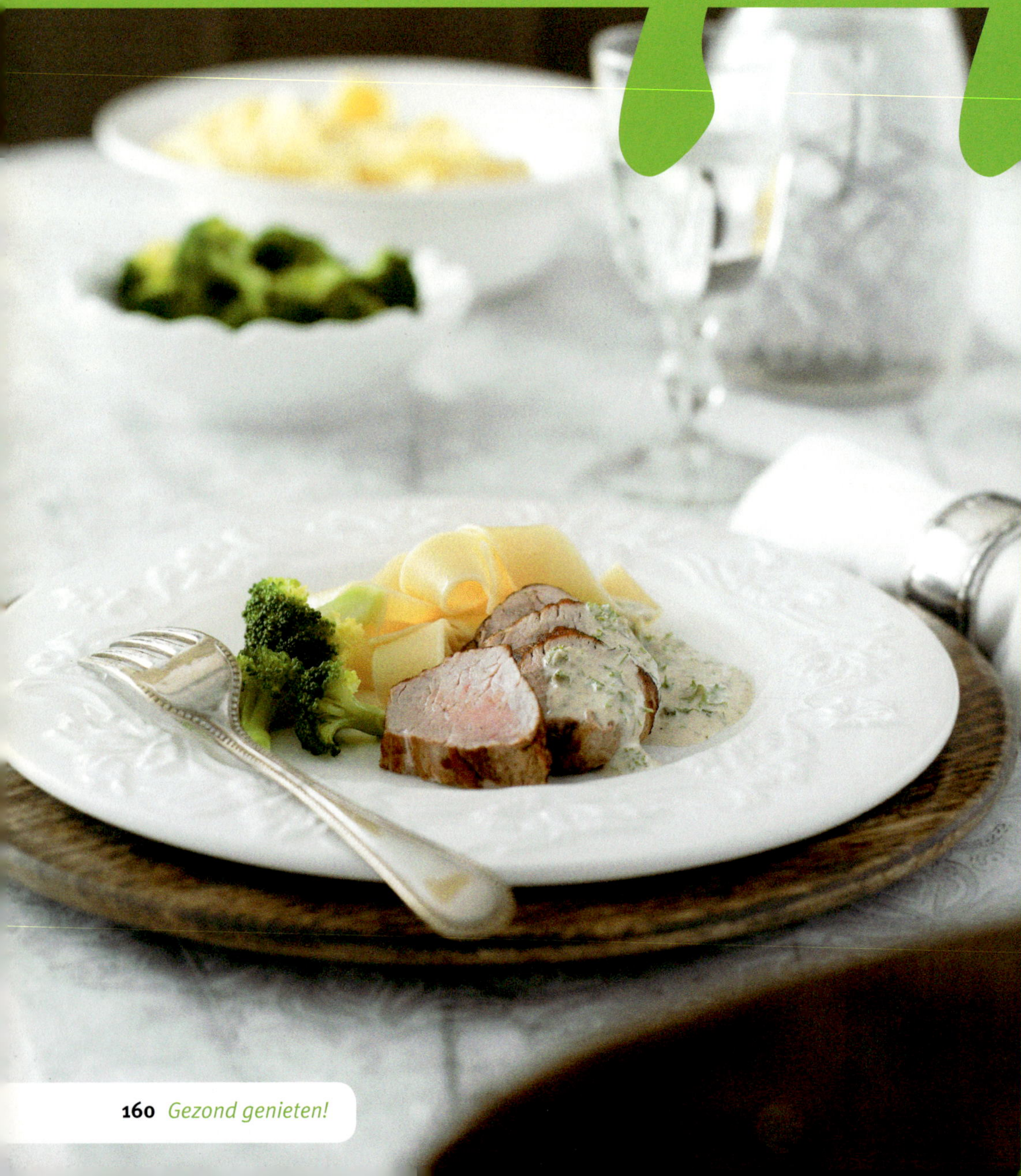

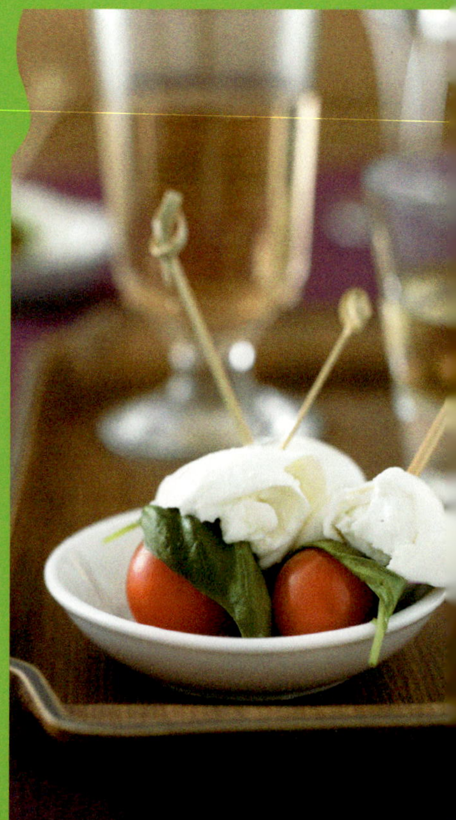

Recepten

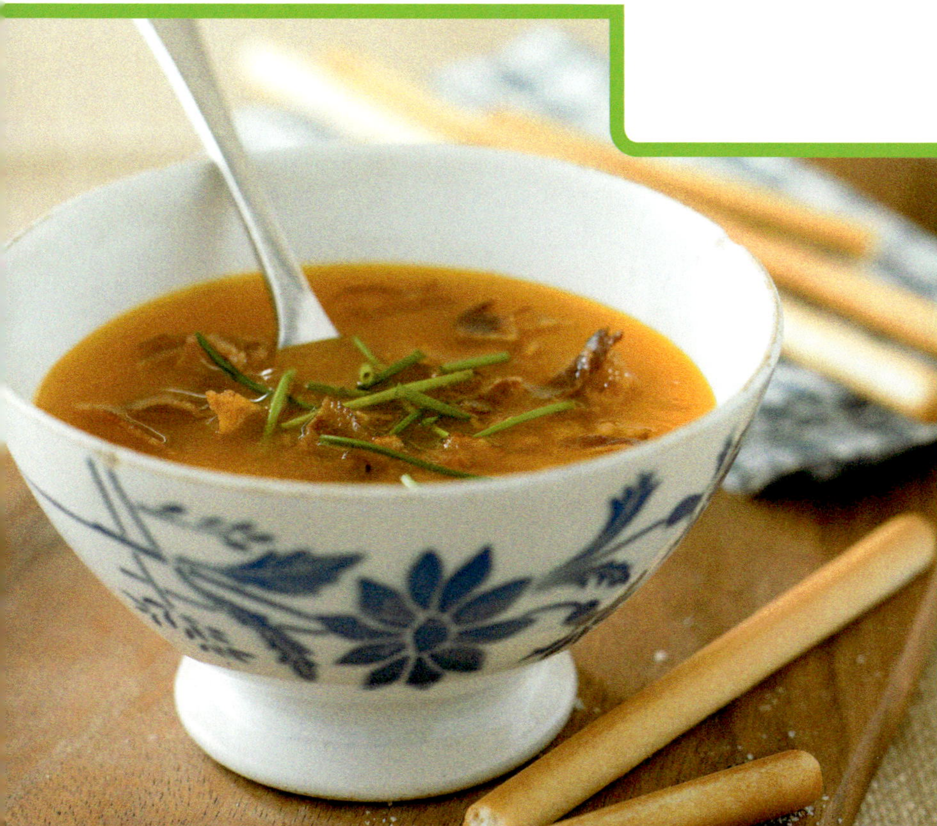

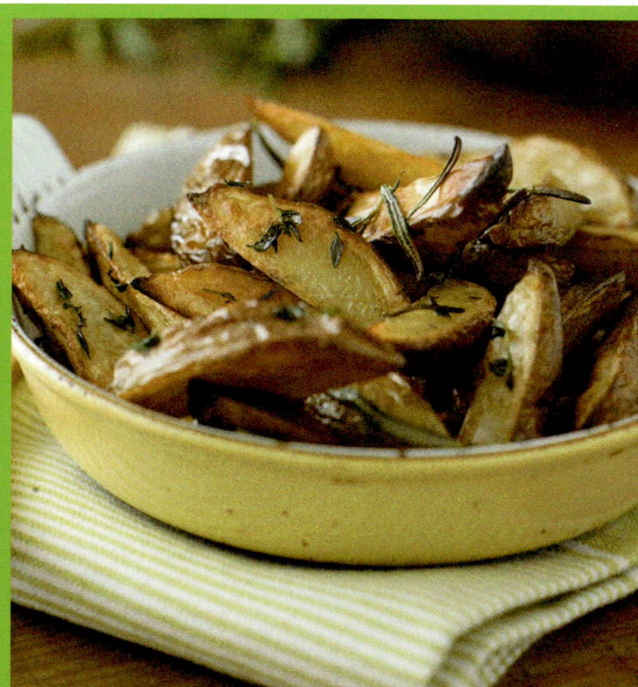

Als je flink op weg bent met de weekmenu's, of als je ze alle acht achter de rug hebt, kun je een keuze maken uit de volgende tientallen voorgerechten, hoofdgerechten en nagerechten. Ik heb rekening gehouden met liefhebbers van vegetarische maaltijden, die met een symbool zijn aangegeven. Ze zijn allemaal 'SonjaProof' want bij elk gerecht staan de calorieën er per portie bij vermeld. Van eenvoudige recepten tot gerechten die een echte uitdaging zijn om te maken, om zo nog meer plezier te krijgen in de keuken.

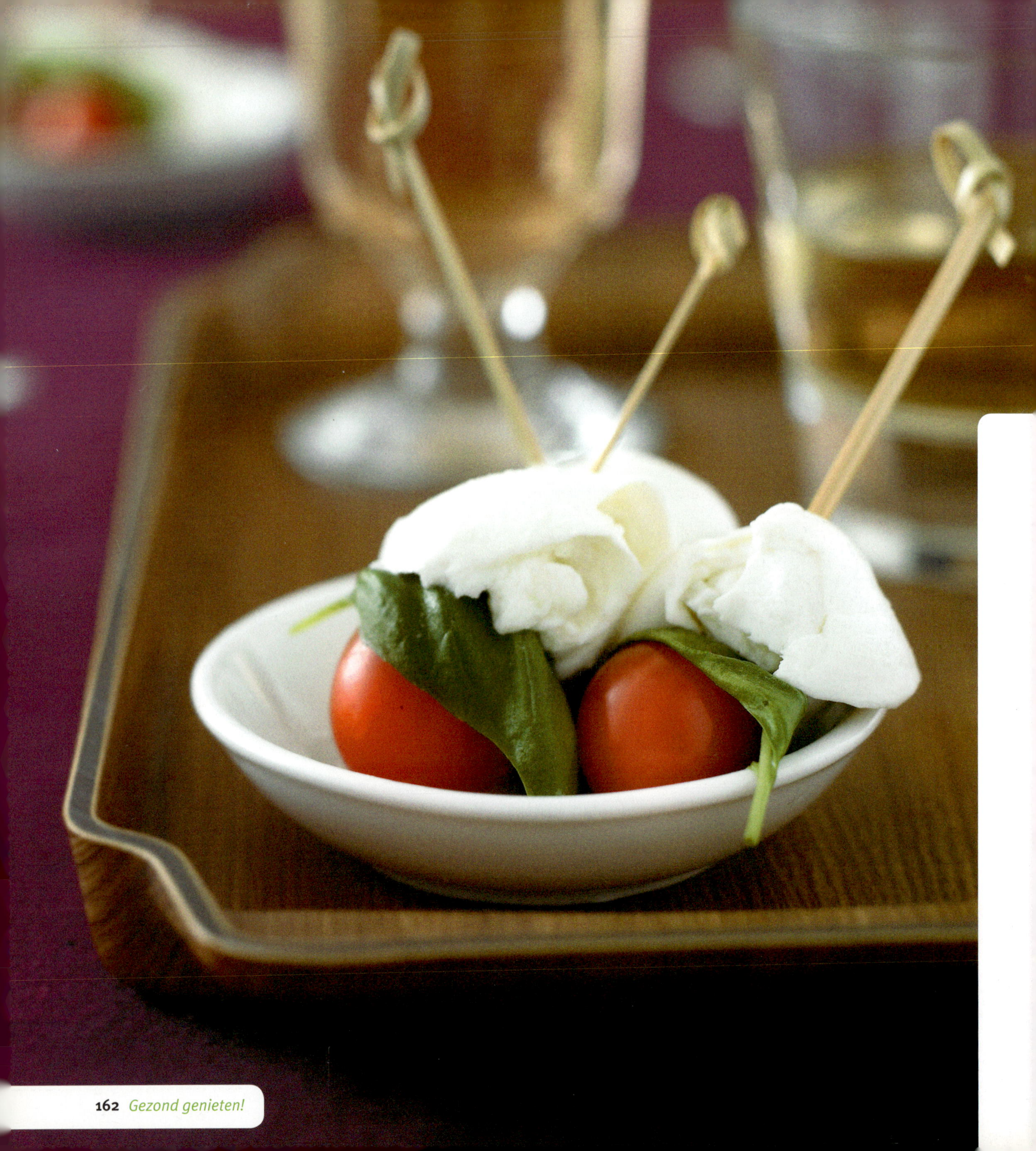

Voorgerecht

Gezonde spiesjes met mozzarella

voor 4 personen

ingrediënten

1 bakje cherrytomaatjes
2 bolletjes mozzarella light
verse basilicum
peper en zeezout

Extra
cocktailprikkers

bereiding

Was de tomaatjes. Wel heel laten. Doe deze aan het prikkertje. Pluk en was een blaadje basilicum en prik deze er ook aan. Snijd dan een stukje mozzarella af en doe ook dit aan de prikker. Strooi er wat vers gemalen peper en zeezout over. Serveer op een mooie schaal. Ook lekker bij de borrel!

Tip
Besprenkel de mozarella met balsamico azijn.

Bevat per portie:
circa 42 kcal.

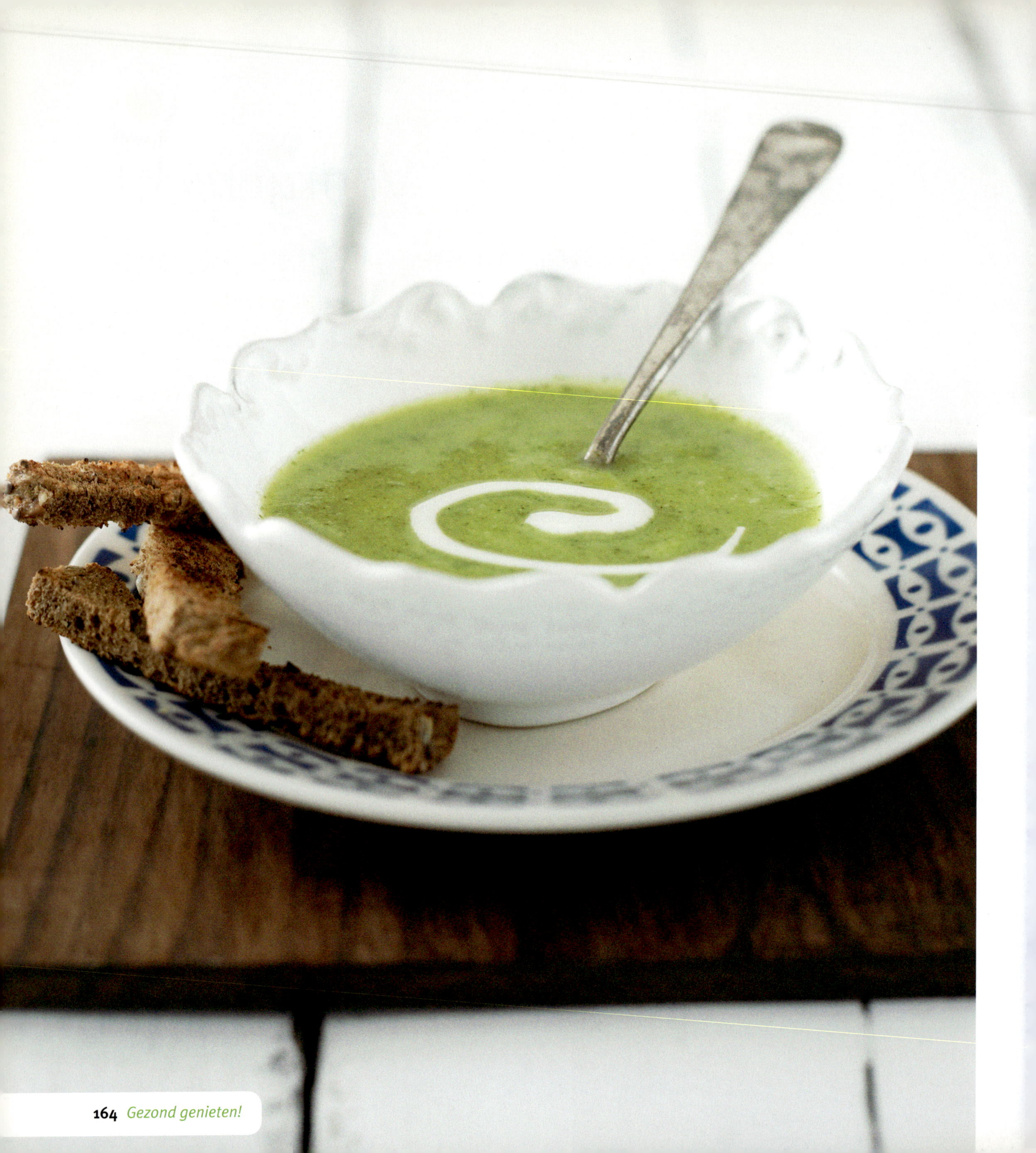

Voorgerecht

Romige courgettesoep

voor 4 personen

ingrediënten

1,5 liter water
1,5 kilo courgette
2 groente bouillonblokjes
250 ml Finesse room
vers gemalen zwarte peper en zout

Extra
keukenmachine of staafmixer

bereiding

Bouillon trekken van de 1,5 liter water met de twee bouillonblokjes, met water aan de kook brengen. Courgettes wassen en ongeschild in blokjes snijden, bij de bouillon doen en ongeveer 15 minuten laten koken.
Dan geheel pureren in keukenmachine of met staafmixer. Eventueel zeven. Finesse room erdoor en op smaak maken met peper en eventueel zout. Niet meer laten koken.

Tip
Met een volkorenpistolet en een plak 30+ kaas heb je een snel diner.

Bevat per portie:
circa 167 kcal.

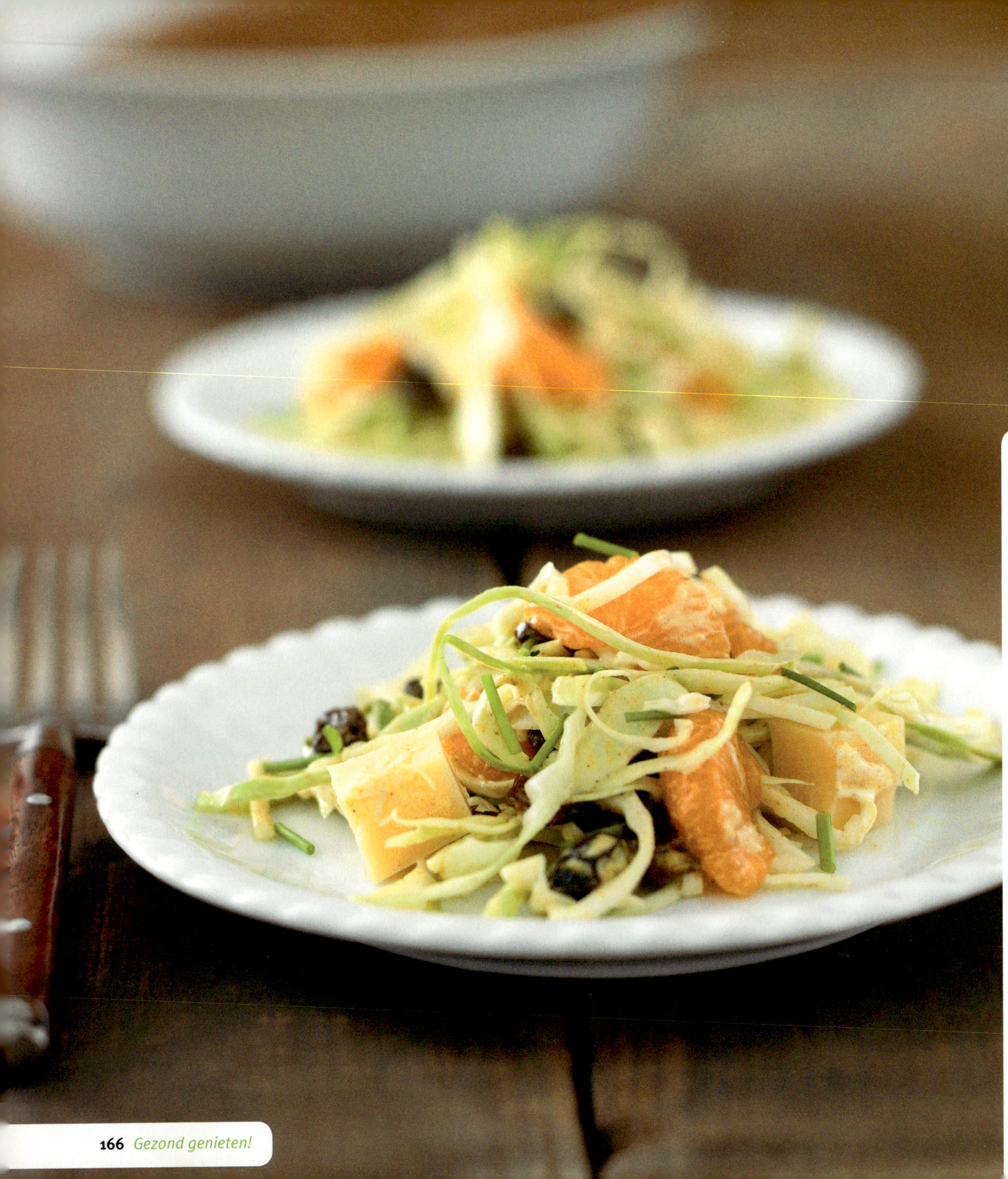

Voorgerecht

Wittekool salade met mandarijntjes

voor 4 personen

ingrediënten

1 zak geschaafde witte kool
1 blikje mandarijntjes of ananas
2 eetlepels halfvolle mayonaise
handje rozijnen (gewelde)
peterselie of bieslook
50 gram 30+ kaas, in kleine blokjes
peper
1 theelepel kerriepoeder

bereiding

Witte kool fijn snijden. Rozijnen, bieslook en uitgelekte mandarijntjes erbij doen. Dressing maken van halfvolle mayonaise, met een klein snufje peper en de theelepel kerriepoeder. Goed door elkaar mengen. Voeg de kaas toe aan de salade en garneer met de dressing.

Bevat per portie:
circa 171 kcal.

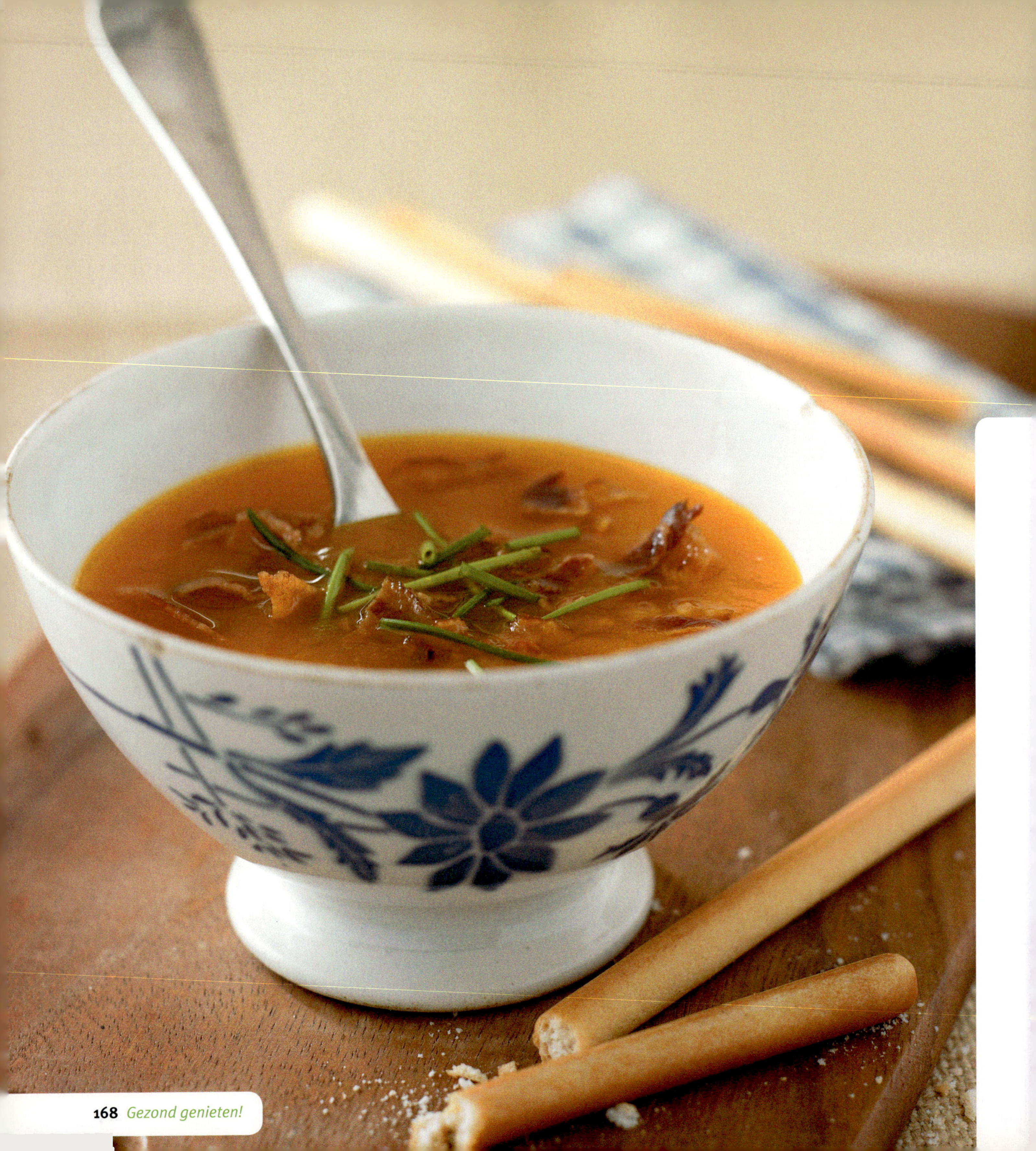

Voorgerecht

Wortelsoep met plakjes ontbijtspek

voor 4 personen

ingrediënten

1 ui
300 gram worteltjes
1 aardappel
1 liter kippenbouillon (2 tabletten)
4 dunne plakjes ontbijtspek
4 eetlepels fijngeknipte bieslook
1 klein bakje demi crème fraîche
peper en zout
8 soepstengels

Extra
staafmixer of keukenmachine

bereiding

Snipper de ui, snijd de wortels in plakjes en de geschilde aardappel in kleine blokjes. Breng de bouillon met de groente en aardappel aan de kook. Laat de soep 20 minuten zachtjes koken tot de groente gaar is. Bak de spek uit en laat ze drogen op keukenpapier. Pureer de soep met een staafmixer of keukenmachine. Breng de soep op smaak met peper en zout en roer er 3 eetlepels bieslook door. Schep de soep in de borden en verbrokkel er wat spek boven, schep er wat crème fraîche op. Garneer het met de overgebleven bieslook en geef er soepstengels bij.

Bevat per portie:
circa 165 kcal.

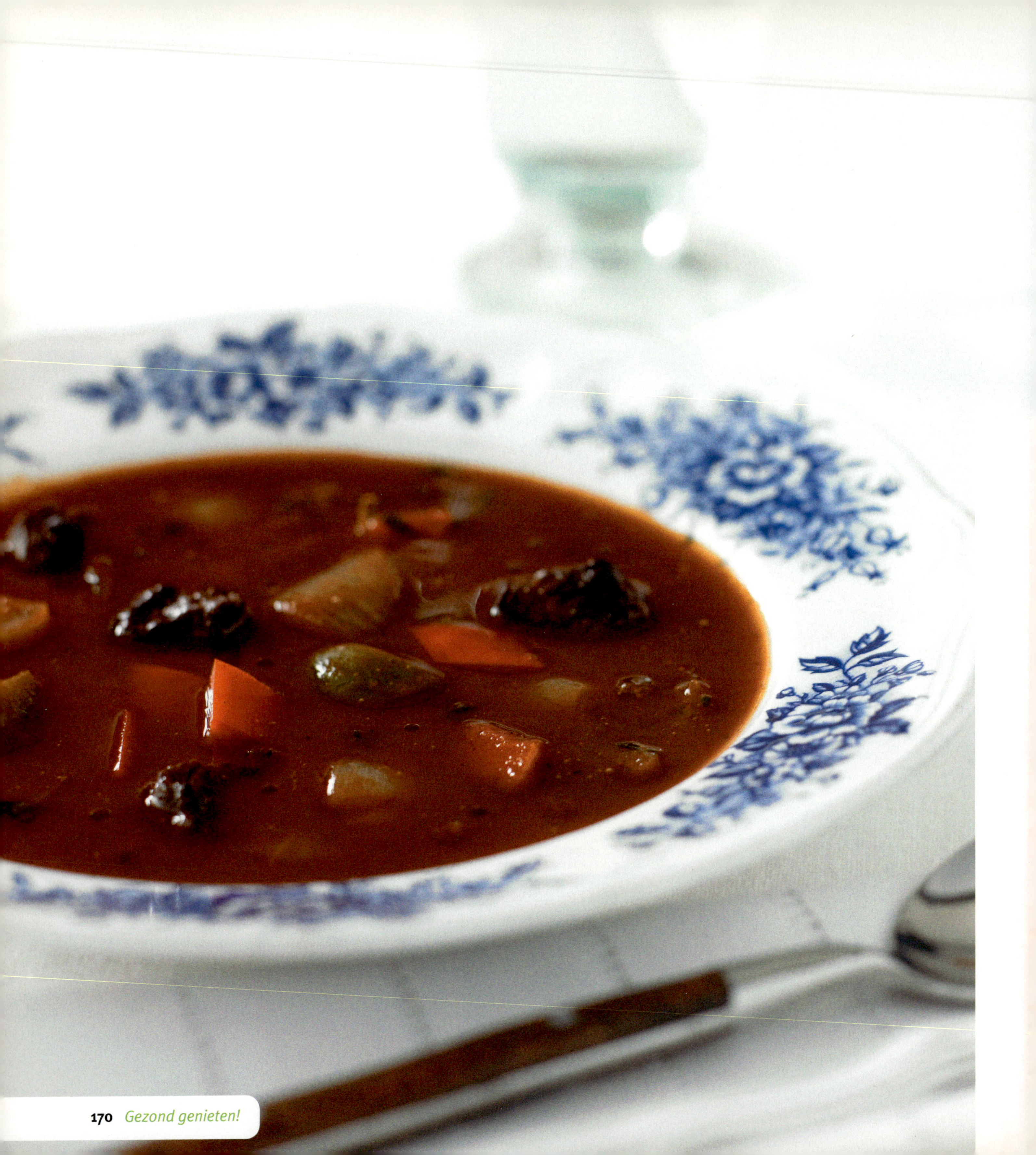

Voorgerecht

Paprika-rundvleessoep met rode wijn

voor 4 personen

ingrediënten

300 gram runderpoulet
1 eetlepel olijfolie
1 blikje tomatenpuree
1,5 dl rode wijn
3 blokjes vleesbouillon
2 rode paprika's
1 groene paprika
2 flinke uien
1 theelepel Italiaanse kruiden
zout en peper

bereiding

Olijfolie verhitten. Vlees in ongeveer 5 minuten rondom bruin bakken. Tomatenpuree toevoegen, ongeveer 1 minuut meebakken. Rode wijn erbij schenken en 1,5 liter water toevoegen. Aan de kook brengen. Bouillontabletten erboven verkruimelen. Ongeveer 2 uur zachtjes laten koken. Ondertussen paprika's in blokjes snijden. Uien in grove stukken snijden.
Als de bouillon getrokken is na 2 uur paprika's en ui toevoegen. Italiaanse kruiden erover strooien. Nog circa 30 minuten zachtjes laten koken. Op smaak brengen met zout (niet te veel) en peper.

Bevat per portie:
circa 190 kcal.

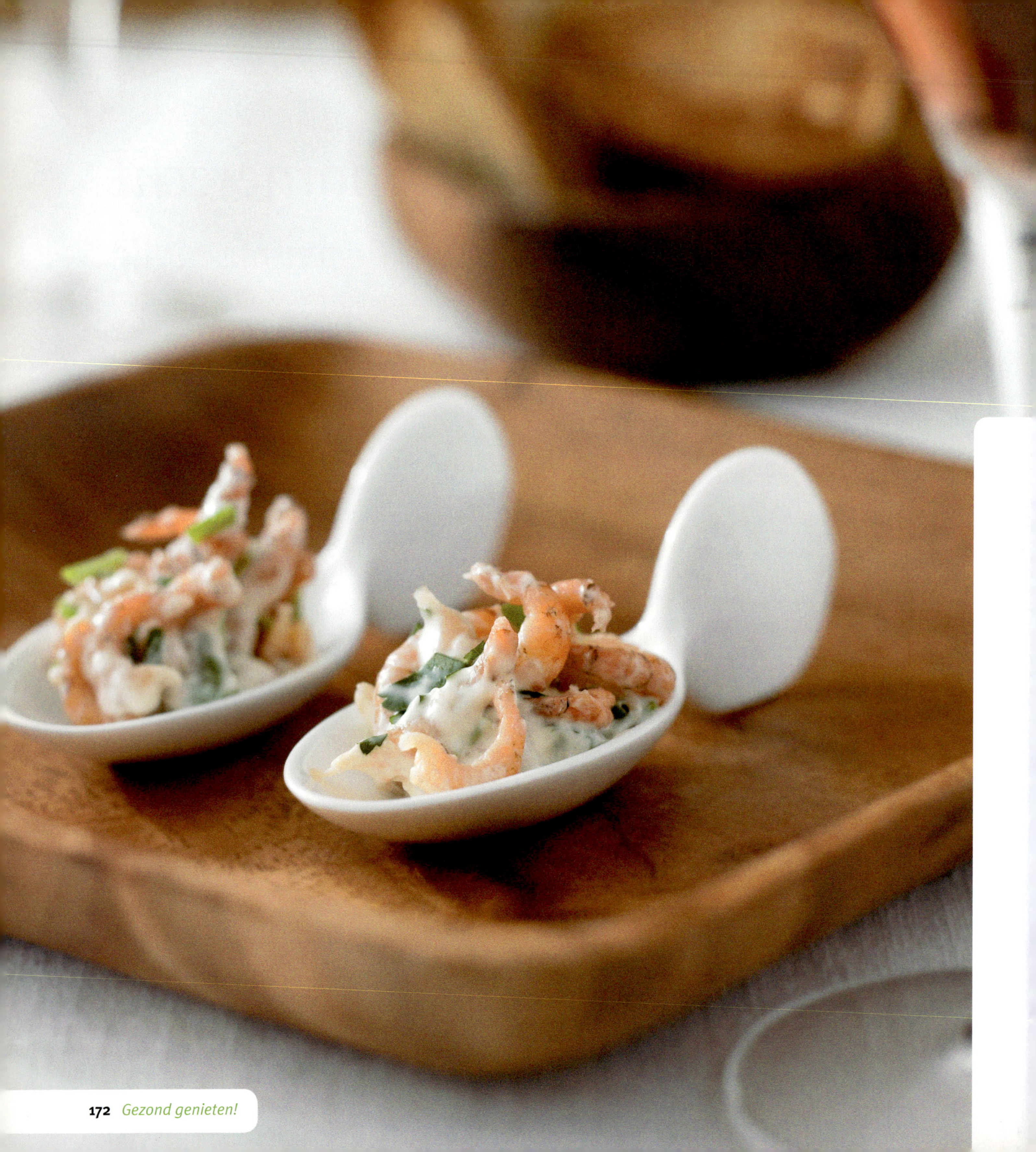

Voorgerecht

Garnalensalade

voor 4 personen

ingrediënten

100 gram kleine garnaaltjes
half teentje knoflook
3 eetlepels halfvolle mayonaise
1 eetlepel magere yoghurt
peterselie
peper en zout
bieslook
stokbrood

bereiding

Doe de garnaaltjes in een kom en pers hier de knoflook overheen. Doe hierbij een beetje bieslook, peterselie, peper en zout naar smaak. Doe dan de halfvolle mayonaise en de yoghurt erbij. Goed roeren. Dit smaakt heerlijk op stokbrood.

Bevat per portie:
circa 64 kcal.

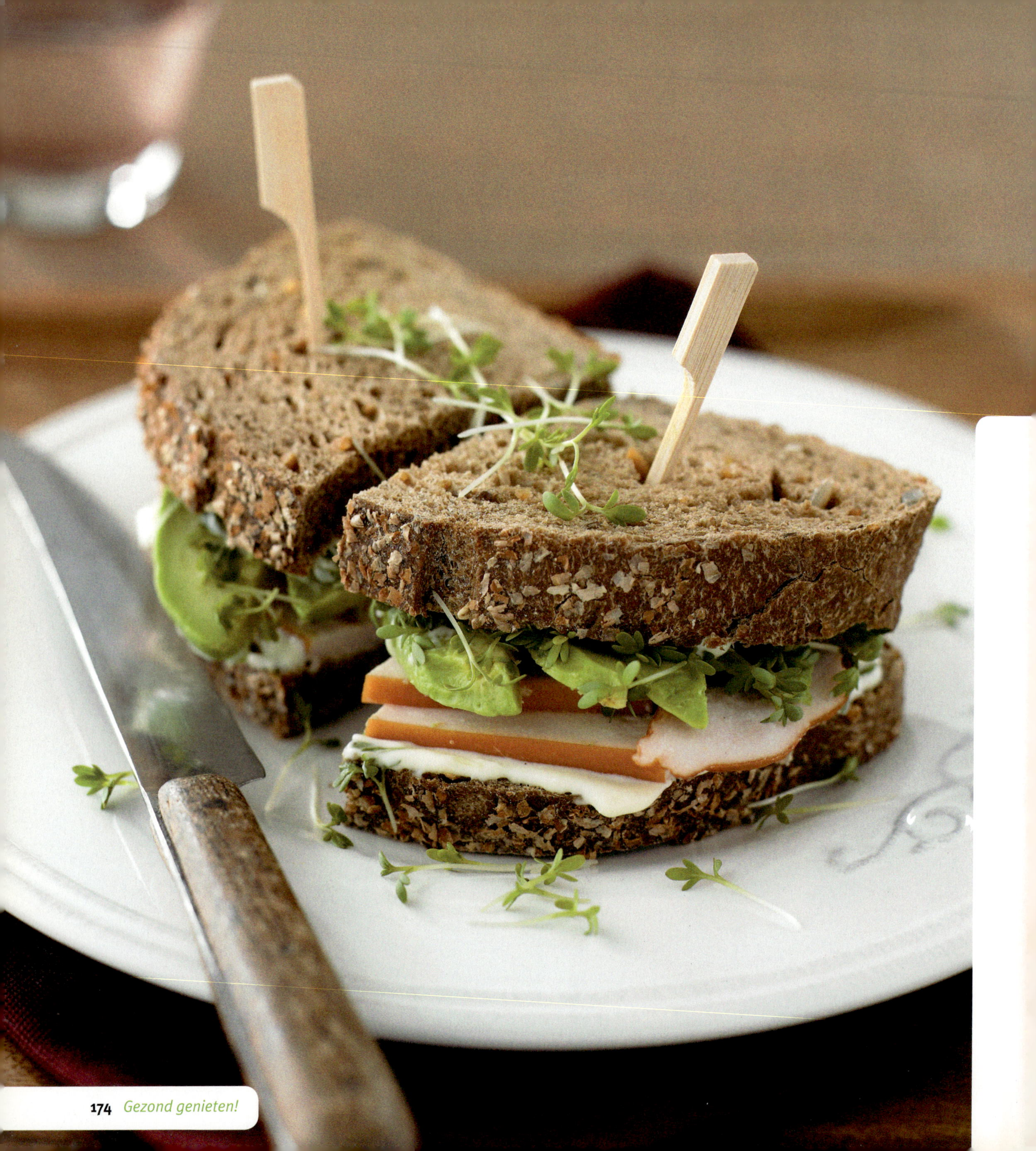

Lunchgerecht

Sandwich met gerookte kipfilet

voor 4 personen

ingrediënten

8 sneetjes oerbrood
4 eetlepels halfvolle mayonaise
50 gram mosterd
125 gram gesneden gerookte kipfilet
1 avocado
1 bakje rucola- of tuinkers

bereiding

Bestrijk de sneetjes met de halfvolle mayonaise en een mespuntje mosterd. Schil de avocado, verwijder de pit en snijd de avocado in plakjes. Beleg 4 plakken oerbrood met plakjes gerookte kipfilet en plakjes avocado en verdeel er wat rucola of tuinkers over. Leg de andere sneetjes oerbrood er boven op.

Tip
Met een salade erbij heb je een volwaardige avondmaaltijd.

Bevat per portie:
circa 353 kcal.

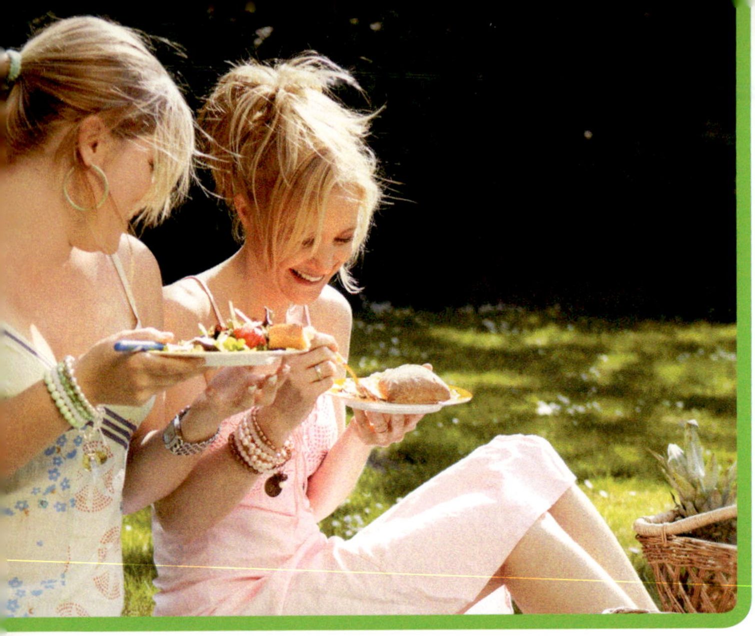

Lunchgerecht

Zomerse salade

voor 4 personen

ingrediënten

1 krop ijsbergsla
250 gram gerookte kip
1 klein blikje ananas
1 rode paprika
1 komkommer
100 gram pijnboompitten
2 theelepels mosterd
2 eetlepels honing
5 eetlepels halfvolle mayonaise

bereiding

Snijd de sla in kleine stukjes, de paprika, de ananas en de komkommer in blokjes en snijd de gerookte kip in dunne plakjes. Neem een dessertschaaltje en maak een dressing van de halfvolle mayonaise, 2 theelepels mosterd, 2 eetlepels honing. Zet een koekenpan op een hoog vuur, rooster de pijnboompitten in enkele minuten tot ze net beginnen te verkleuren. Neem een slaschaal, meng daarin de sla, de gerookte kip, de paprika, de ananas en de komkommer. Doe een aantal schepjes dressing erdoor en strooi als laatste de pijnboom-pitten erover. Serveer het restant van de dressing er los bij, zodat iedereen naar eigen smaak kan toevoegen.

Variatietips
Mandarijnenpartjes in plaats van ananas, meerdere kleuren paprika, radijsjes en/of zilveruitjes extra toevoegen.

Bevat per portie:
circa 402 kcal.

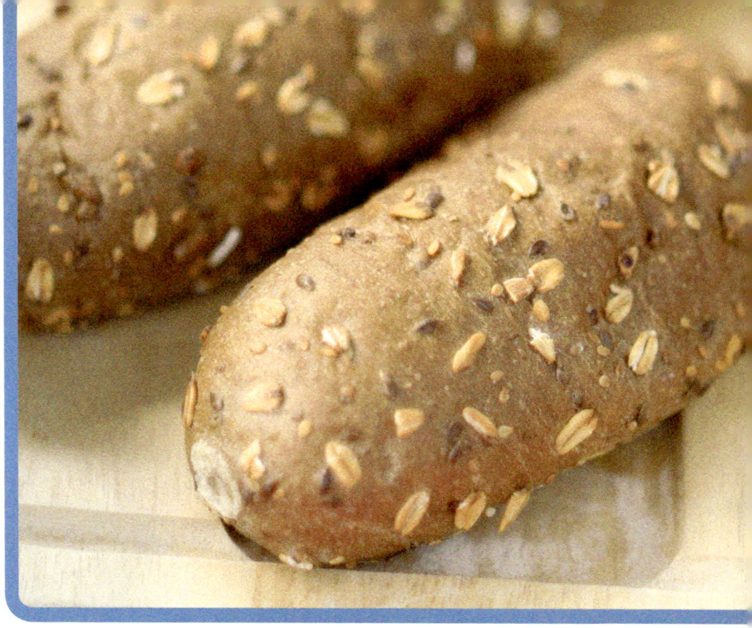

Lunchgerecht

Tonijnpistoletjes

voor 2 personen

bereiding

Oven voorverwarmen op 200 °C. Tonijn uit laten lekken. Ui in kleine stukjes snijden. Ui, tonijn, geraspte kaas, halfvolle mayonaise mengen. Op smaak brengen met peterselie en paprikapoeder. Pistoletjes uithollen en vullen met mengsel. Plakje cheddar kaas op bovenkant leggen. 15 minuten in de oven op 200 °C.

Bevat per portie:
circa 249 kcal.

ingrediënten

1 blikje tonijn op water (125 gram)
1 ui
2 eetlepels halfvolle mayonaise
2 eetlepels geraspte 30+ kaas
4 plakjes cheddar kaas
4 kleine volkoren pistoletjes
peterselie
paprikapoeder

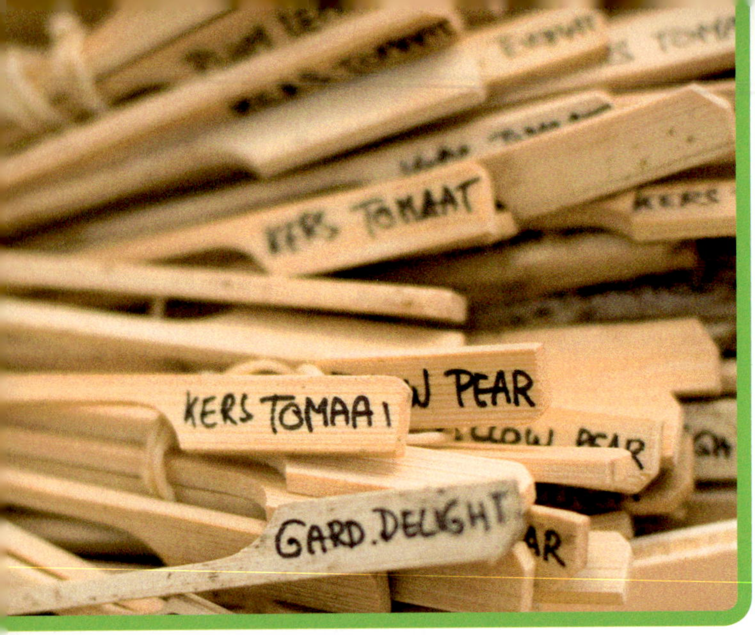

Hoofdgerecht

Goulash met rijst

voor 4 personen

ingrediënten

400 gram magere runderpoulet
240 gram ongekookte rijst
5 dl bouillon
250 gram uien
75 gram Bak & Braad
1 eetlepel tomatenpuree
1 eetlepel paprikapoeder
2 eetlepels witte wijn
1 verse rode paprika
2 theelepels goulashkruiden
1 teentje knoflook
peper en zout naar smaak

Eventueel
15 gram bloem
gehakte peterselie

bereiding

De runderpoulet met zout en peper op smaak brengen. Doe in een koekenpan de Bak & Braad en bak het vlees hierin op hoog vuur bruin. Schep het vlees over in een stoofpan met dikke bodem. Voeg de paprikapoeder aan het vlees toe en laat dit op een klein vuurtje sudderen. Bak ondertussen de uien in de koekenpan. Tomatenpuree, witte wijn en de bouillon aan de uien toevoegen en even door koken. De gekookte massa op het vlees gieten en de goulashkruiden toevoegen. Deksel op de pan doen en dit 2 uur op een zacht pitje laten stoven (af en toe roeren zodat het vlees niet aanbakt). Na 2 uur de paprika in blokjes en uitgeperste knoflook toevoegen en nog een half uur laten sudderen. Ondertussen de rijst gaar koken. De saus eventueel afbinden met een papje van water en bloem (15 gram bloem en 50 cl water). Eventueel gehakte peterselie erop.

Bevat per portie:
circa 467 kcal.

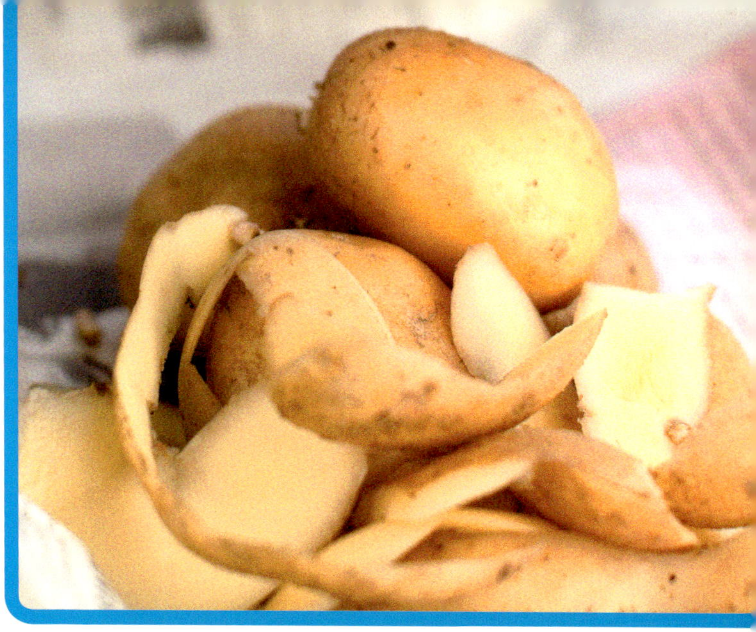

Hoofdgerecht

Gehakt ovenschotel met kool en prei

voor 4 personen

bereiding

Rul het gehakt samen met de ui en kruiden. Voeg de tomatenblokjes en het bouillonblokje toe en laat het een kwartiertje pruttelen. Bind het vocht met de water en bloem. Maak van de aardappelen, melk en Bak & Braad een aardappelpuree en breng op smaak. Wok de kool en prei in de olie en voeg de kerrie toe. Draai het gas laag. Breng op smaak met peper en zout. Pak een ovenschaal en doe daar de gehaktsaus in.
Doe hierop het kool en prei mengsel. Als laatste de aardappelpuree erop. Leg de tomatenplakken op de puree en strooi de kaas eroverheen. Zet de schaal 25 minuten in een oven van 175 °C.

Tip
Voor makkelijk en snel: haal een pakje kant-en-klare aardappelpuree.

Bevat per portie:
circa 480 kcal.

ingrediënten

400 gram kippengehakt
1 blikje tomatenblokjes (ongeveer 400 gram)
1 ui in kleine blokjes
1/2 kippenbouillon blokje
50 gram water
20 gram bloem
500 gram aardappelen
1 dl magere melk
1 eetlepel Bak & Braad
zout en peper
250 gram gesneden witte kool
250 gram gesneden prei
2 theelepels kerriepoeder
2 eetlepels olijfolie
2 tomaten
75 gram geraspte 30+ kaas
peper en zout

Extra
wok
ovenschaal

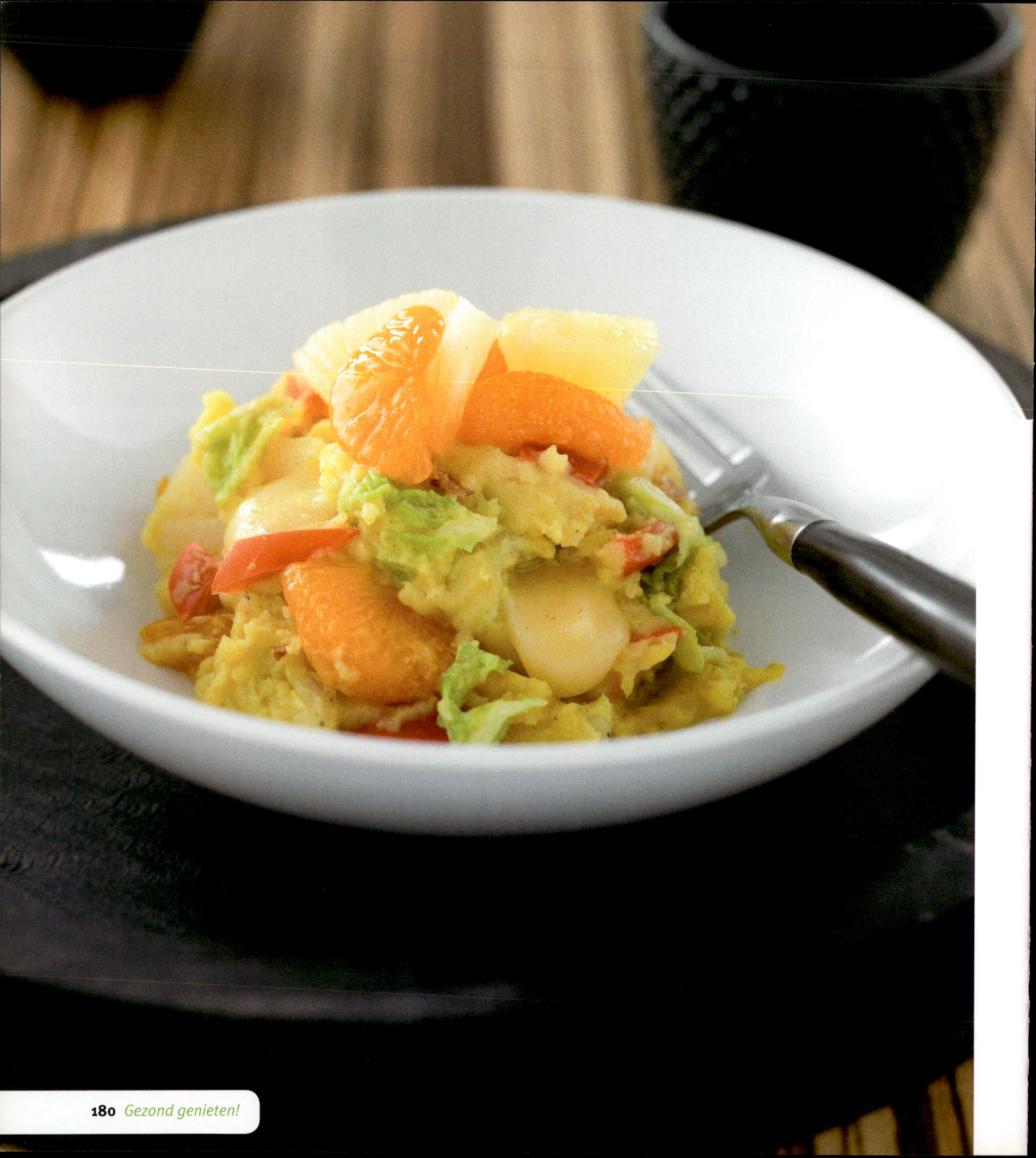

Hoofdgerecht

Chinese kool stamppot

voor 6 personen

ingrediënten

1 kilo aardappelen
500 gram Chinese kool
2 theelepels kerriepoeder
1 groentebouillontablet
1 kleine rode paprika in stukjes
1 blikje mandarijnpartjes
5 ananasschijven
150 ml halfvolle melk
zout, peper, nootmuskaat
200 gram 20+ kaas (in blokjes)

bereiding

Kook de aardappelen gaar en maak er puree van met de melk, zout, peper en nootmuskaat. Kruimel het groentebouillontablet erdoor en roer de kerriepoeder en de stukjes paprika erdoor. Verwarm de stukjes mandarijn en ananas in het eigen vocht. Meng de Chinese kool door de puree en laat het goed warm worden in ongeveer 10 minuten. Roer dan de kaasblokjes erdoor tot de kaas zacht wordt. De helft van de verwarmde stukjes fruit erdoor scheppen, serveren met de rest van de fruitstukjes bovenop (sap wordt niet gebruikt).

Tip
Dit is een heerlijk vegetarisch recept!

Tip
Serveer met een komkommersalade.

Bevat per portie:
circa 269 kcal.

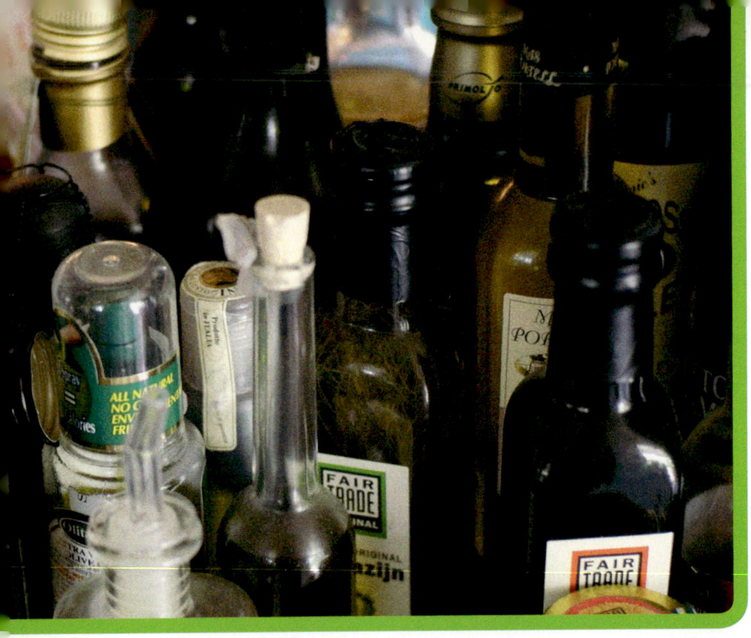

Hoofdgerecht

Pasta met groenten en kip

voor 4 personen

ingrediënten

2 preien
400 gram kipfilet
240 gram pasta
1 bakje champignons
1 ui
1/2 rode paprika
1 bekertje demi crème fraîche
20 gram geraspte 30+ kaas
2 teentjes knoflook
1 eetlepel olijfolie
1/2 kipbouillonblokje
1 scheutje witte wijn
zout en peper

Extra
hapjespan

bereiding

Kook de pasta volgens gebruiksaanwijzing. Snijd de kipfilet, prei, champignons, ui en paprika in stukjes. Doe de olijfolie in een hapjespan en doe de kipfilet erbij. Knijp de knoflook erboven uit en laat het lichtbruin worden op middelhoog vuur. Doe de groenten erbij en laat dit zachtjes gaar worden. Voeg de crème fraîche, het halve bouillonblokje en de witte wijn toe en laat nog even warm worden. Naar smaak peper en zout toevoegen.
Leg de pasta in een schaal en daar bovenop de kip en groentensaus. Bestrooi het met geraspte kaas. Lekker met een frisse salade erbij.

Bevat per portie:
circa 449 kcal.

Hoofdgerecht

Winterse runderstoof

voor 4 personen

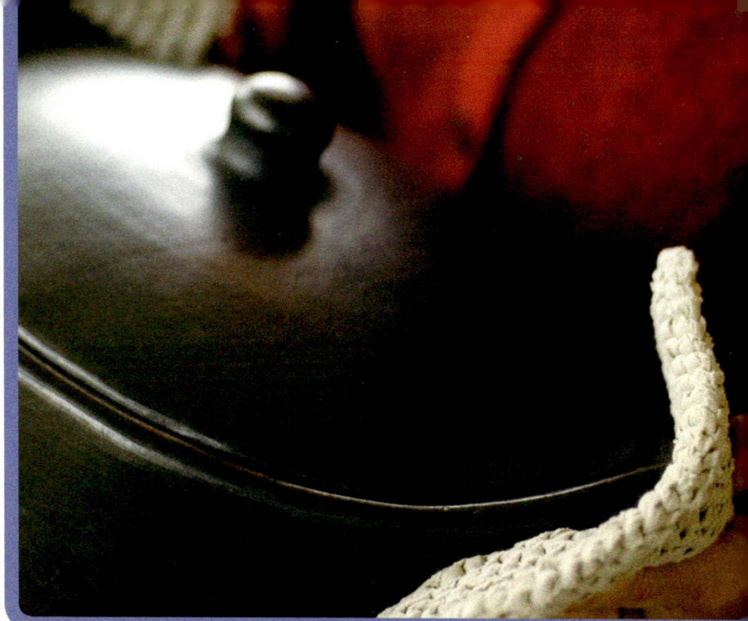

bereiding

Bak de runderlapjes in de Bak & Braad om en om op hoog vuur. Voeg de tomatenpuree toe en de bloem op een laag vuurtje. Blus dit af met het flesje bier en breng aan de kook onder voortdurend roeren in verband met aanbranden. Als het goed kookt en de alcohol is verdampt, de bouillon toevoegen met de kruiden, uitjes en mosterd. Deksel op de pan en 1,5 uur stoven. Op smaak controleren, eventueel bouillonblokje toevoegen. Na 1,5 uur de schoongemaakte en gesneden groenten erbij doen en 20 minuten verder stoven. Als laatste de krieltjes erbij en nog 10 minuten doorwarmen.

Bevat per portie:
circa 368 kcal.

ingrediënten

400 gram magere runderlapjes
200 gram krieltjes voorgekookt
4 sjalotjes schoongemaakt
1 flesje oud bruin
750 ml liter bouillon
30 gram bloem
50 gram Bak & Braad
1 eetlepel tomatenpuree
2 laurierblaadjes
2 kruidnagels
1 eetlepel grove mosterd
1 kleine winterpeen in plakjes
125 gram champignons
1 prei in plakjes gesneden
zout en peper of
bouillonblokje naar smaak

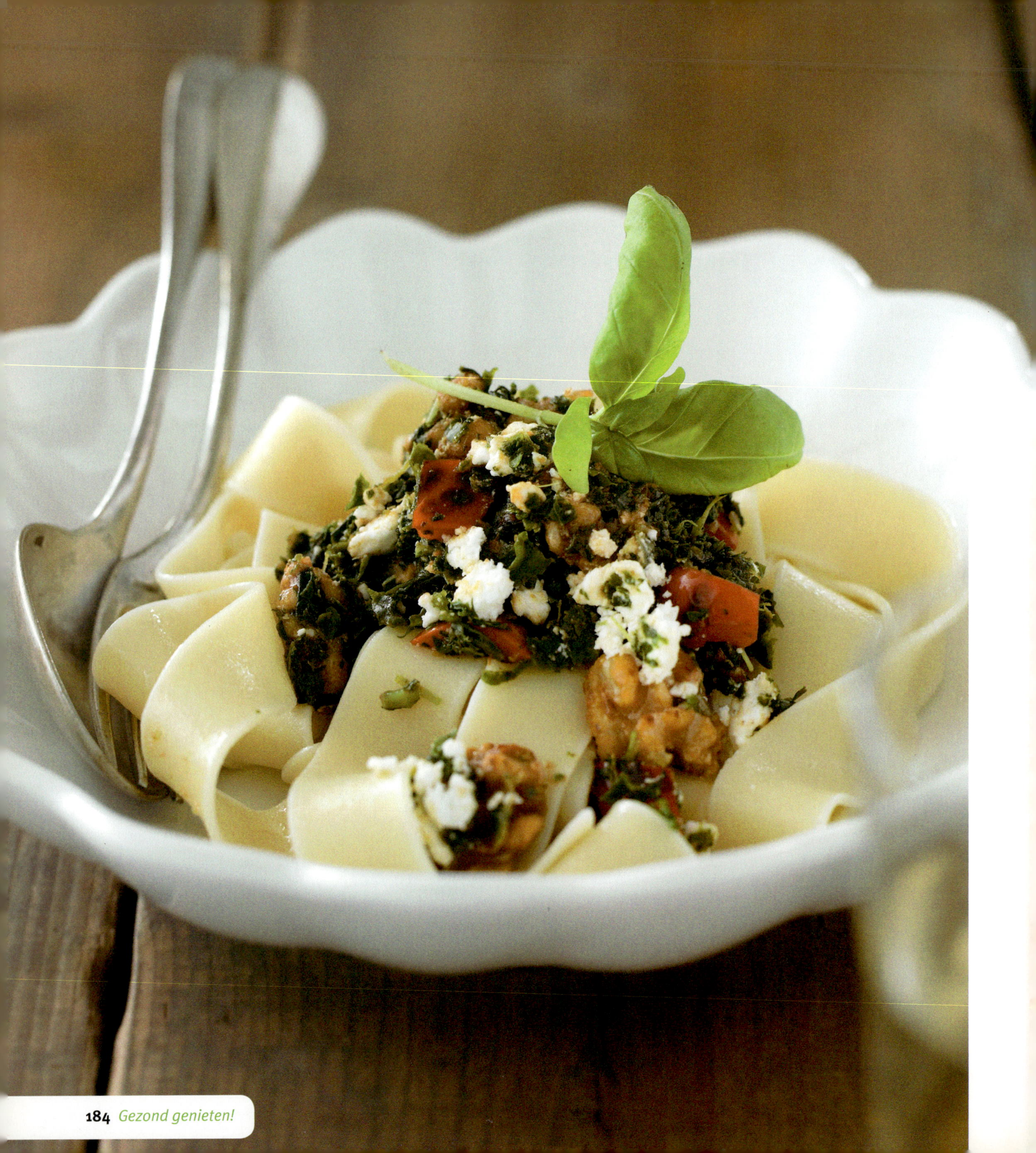

Hoofdgerecht

Mediterrane boerenkool met pasta

voor 4 personen

ingrediënten

500 gram boerenkool
1 liter water
1 kruidenbouillon blokje
2 uien in blokjes
3 teentjes knoflook uit de knoflookpers
1 rode paprika
100 gram olijven zonder pit 1x doorgesneden
50 gram gedroogde tomaat in blokjes
1 bakje demi crème fraîche
1 bakje Paturain light
2 eetlepels olijfolie
50 gram blokjes feta
zout en peper naar smaak
250 gram tagliatelle
8 halve walnoten

bereiding

Breng de boerenkool in het water met het bouillonblokje aan de kook en laat gaar worden in 30 tot 40 minuten op een zacht pitje. Als het gaar is afgieten en warm houden. Kook intussen de pasta gaar. Fruit ondertussen de ui, knoflook en paprika in de olijfolie. Voeg de gedroogde tomaat en gesneden olijven toe. Als laatste voeg je de demi crème fraîche en Paturain light toe. Roer dit allemaal door de boerenkool en breng op smaak met gemalen peper en eventueel zout. Schep de boerenkoolsaus door de gekookte pasta en garneer met de feta en walnoten.

Bevat per portie:
circa 480 kcal.

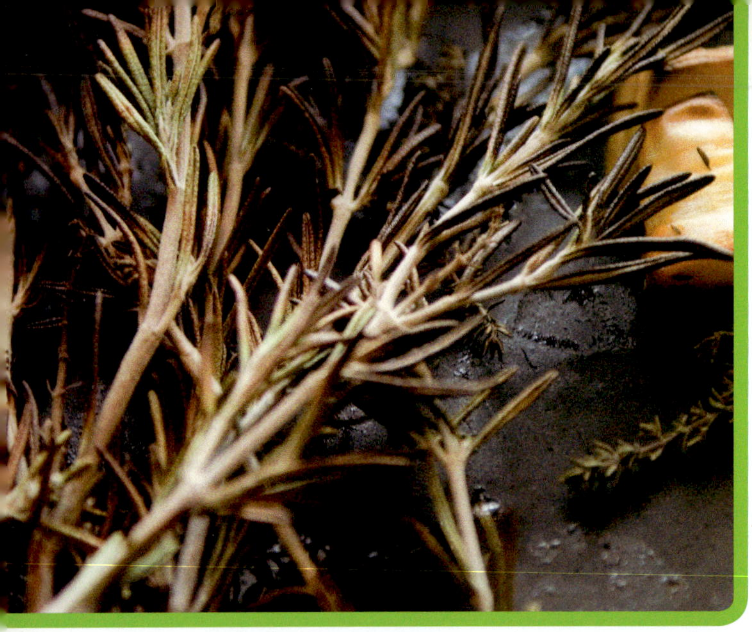

Hoofdgerecht

Italiaanse Stroganoffschotel

voor 4 personen

ingrediënten

450 gram rundvleesreepjes
1 ui in kleine blokjes
2 tenen knoflook uitgeperst
1/2 rode paprika in blokjes
100 gram kleine champignons in vieren gesneden
100 gram zwarte olijven in vieren gesneden
2 eetlepels kappertjes
1 blik gepelde tomaten (400 gram)
2 eetlepels balsamico azijn
1 blokje runderbouillon
1 eetlepel Provençaalse kruiden
2 eetlepels olijfolie
250 gram schelpjes pasta
peper

Extra
wok

bereiding

Laat de tomaten uitlekken en halveer ze. Verhit de olijfolie in de wok met de ui en knoflook, als het goed heet begint te worden de rundvleesreepjes en kruiden toevoegen en bruin bakken. De champignons en paprika meebakken en de tomaten en bouillonblokje toevoegen de jus achterhouden. De olijven en kappertjes als laatste toevoegen en alles op smaak brengen met de balsamico en peper.
Ondertussen de pasta koken en verdelen over 4 borden. Verdeel de biefstuk over de borden.

Bevat per portie:
circa 417 kcal.

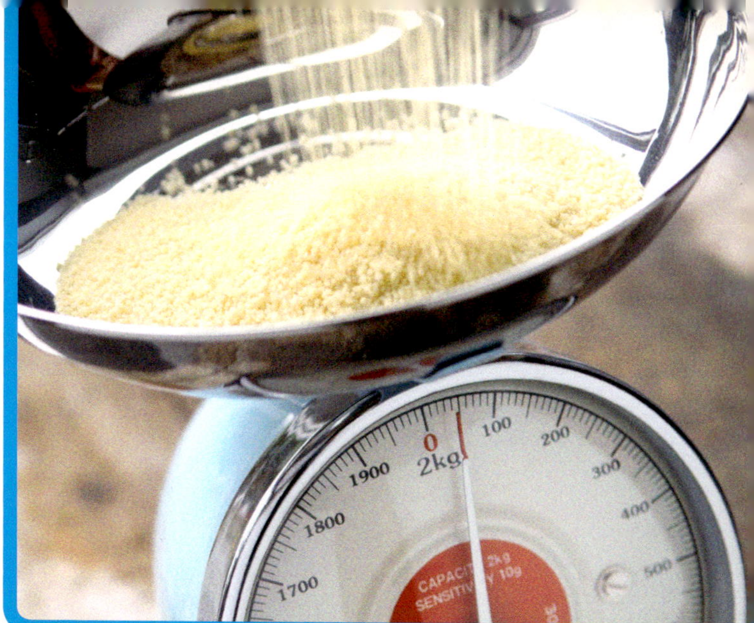

Hoofdgerecht

Couscousschotel

voor 4 personen

bereiding

Doe in een kom de couscous, rozijnen, abrikozenblokjes, zout, de poeders, citroenrasp en peper en roer met een garde alles goed door elkaar. Giet het kokende water erbij en dek af met plastic folie voor 15 minuten. Strooi de kaneelpoeder over de kalkoenreepjes en mix door elkaar. Snijd de courgette in de lengte in vieren en snijd dan stukken van 1,5 cm.
Verhit de olie in een wok en bak de kalkoen op hoog vuur. Voeg halverwege de courgette toe en knijp de knoflook uit over de massa. Strooi ook de basilicum er over. Als alles goed gaar is schep dan alles uit de wok en houd het warm. Doe het uitje in de pan en bak zachtjes aan. Draai het vuur hoog en blus af met het citroensap en sinaasappelsap. Kook de saus wat in en roer dan de abrikozen halvajam er door en kook verder in tot een mooie sausdikte. Roer de couscous los met een vork en verdeel over 4 borden. Leg de kalkoen/courgette op de couscous en lepel de saus over het geheel.

Bevat per portie:
circa 390 kcal.

ingrediënten

400 gram kalkoenreepjes
1 courgette
1 teentje knoflook
1 theelepel gedroogde basilicum
2 eetlepels olijfolie
250 gram couscous
50 gram rozijnen
50 gram abrikozen in blokjes
1 theelepel zout
1/2 theelepel kaneelpoeder
versgemalen peper
4 dl kokend water
1 ui in blokjes
1 dl sinaasappelsap
2 eetlepels halva abrikozenjam
1 citroen de schil geraspt en de citroen uitgeperst

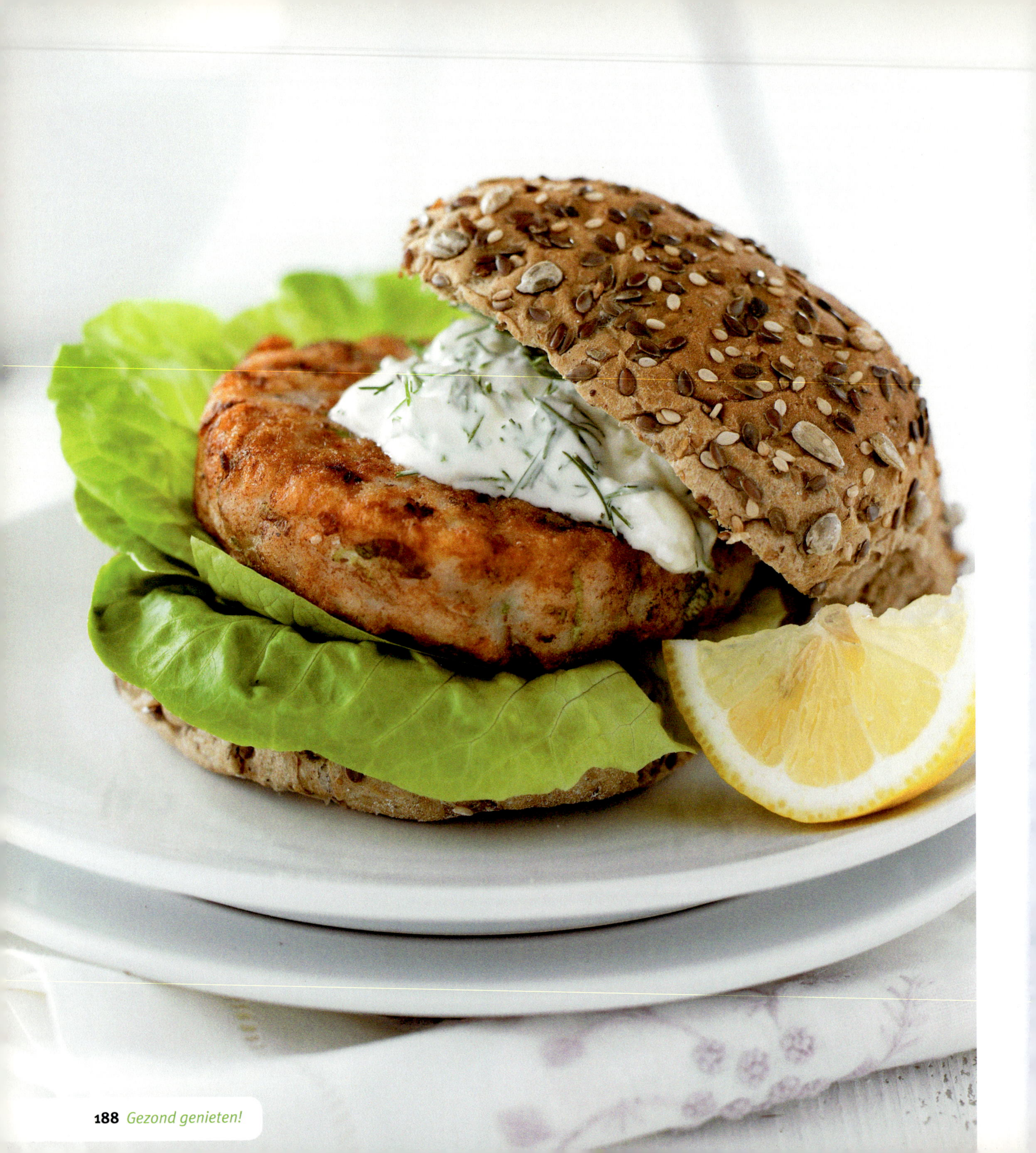

Visburger met frisse yoghurtsaus

voor 4 personen

ingrediënten

400 gram pangafilet of kabeljauwfilet
4 lente-uitjes, gesnipperd
1 eiwit
50 gram broodkruimels
peper en zout
2 eetlepels olijfolie
3 eetlepels Griekse yoghurt
3 eetlepels halfvolle mayonaise
verse kruiden (Italiaanse kruiden en dille)
4 volkoren bolletjes
slabladeren

Extra
keukenmachine

bereiding

Hak de vis in stukjes. Stop het met de uitjes in de keukenmachine en pureer het. Voeg het eiwit, de broodkruimels en wat peper en zout toe. Mix het geheel kort tot alle ingrediënten goed zijn vermengd. Verdeel de vis in 4 porties en vorm er met natte handen hamburgers van. Bak de filets in de hete olie ongeveer 5 minuten per kant tot ze stevig en goudbruin zijn. Meng ondertussen de halfvolle mayonaise met de yoghurt en de kruiden naar smaak en breng op smaak met peper en zout. Bekleed de doorgesneden bolletjes met sla en leg er een visburger met 1 eetlepel saus op.

Tip
Serveer de burgers met een salade en je hebt een compleet hoofdgerecht.

Bevat per portie:
circa 332 kcal.

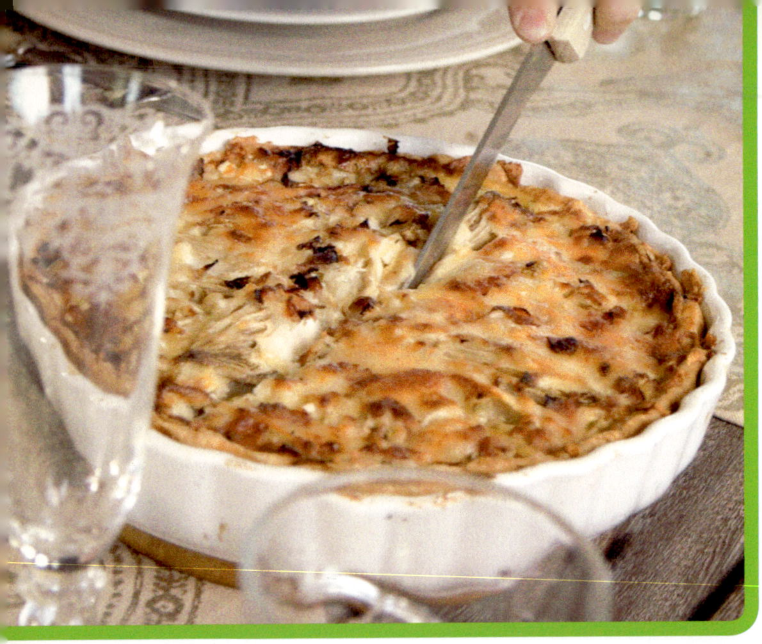

vegetarisch

Hoofdgerecht

Groentenquiche

voor 6 personen

ingrediënten

1 courgette
200 gram champignons
1 kleine winterpeen
3 uien
4 eieren
1 dl demi crème fraîche
75 gram bloem
100 gram geraspte 30+ kaas
4 à 5 plakjes margarine bladerdeeg
1 teentje knoflook
2 theelepels gedroogde Italiaanse kruiden
2 eetlepels olijfolie
peper en zout naar smaak

Extra
wok
taartvorm

bereiding

Verwarm de oven voor op 160 °C. Laat de bladerdeeg ontdooien. Snijd de winterpeen, de ui en de courgette in kleine blokjes en de champignons in kleine partjes. Verhit de olie in de wok en doe de peen, de ui, courgette en de champignons erbij. Schep de groenten uit de wok en laat het afkoelen op een bord. Maak nu van de demi crème fraîche, eieren, kaas, bloem, zout en peper een beslag. Meng de groenten, de uitgeperste knoflook en de Italiaanse kruiden er door heen. Bekleed de taartvorm met de bladerdeeg plakjes en plak ze goed aan elkaar met een beetje water. Vul de vorm met het groenten mengsel en bak het in de oven in circa 45 minuten gaar.

Bevat per portie:
circa 436 kcal.

Hoofdgerecht

Zuurkool uit de oven

voor 6 personen

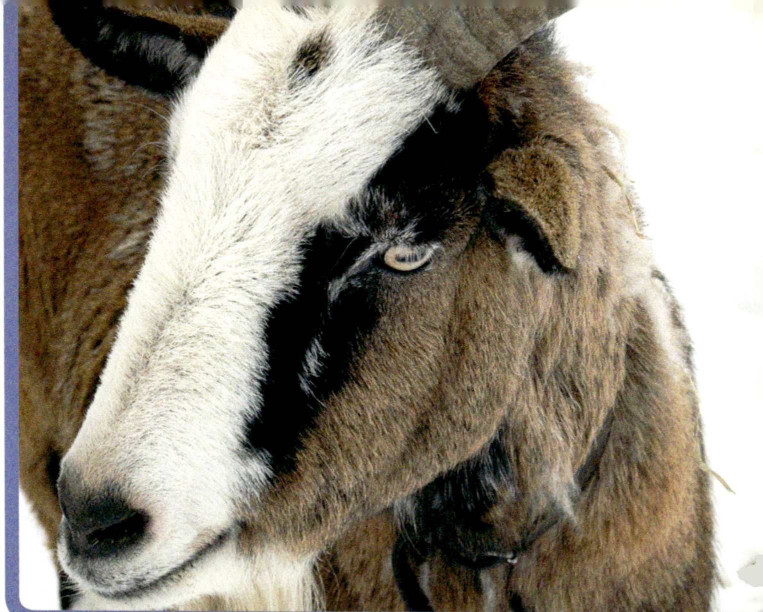

bereiding

De oven voorverwarmen op 175 °C. Kook de aardappelen gaar en maak met 50 gram Bak & Braad, 1,5 dl halfvolle melk, 1 ei, peper, zout en een beetje nootmuskaat een gladde puree. Kook de zuurkool in water, laat deze vervolgens uitlekken. Rul 200 gram mager rundergehakt met uienringen, water en wat peper en zout gedurende enkele minuten op matig vuur. Bekleed vervolgens de ovenschaal met 6 plakjes ontbijtspek, schep vervolgens het gehaktmengsel in de schaal en daarop de zuurkool. Leg bovenop de zuurkool plakjes magere rookworst en wat stukjes ananas uit blik. Bedek het geheel met de aardappelpuree en zet de schaal vervolgens 15 minuten in de oven op 175 °C.

Tip

Stamppot kun je makkelijk invriezen.

Bevat per portie:

circa 270 kcal.

ingrediënten

750 gram geschilde aardappelen of eventueel 2 zakjes Maggi aardappelpuree
50 gram Bak & Braad
1,5 dl halfvolle melk
1 ei
snufje peper
snufje zout
snufje nootmuskaat
300 gram zuurkool
200 gram mager rundergehakt
2 uien
6 plakjes ontbijtspek
1 magere rookworst
1 klein blikje ananas

Extra

oven
ovenschaal

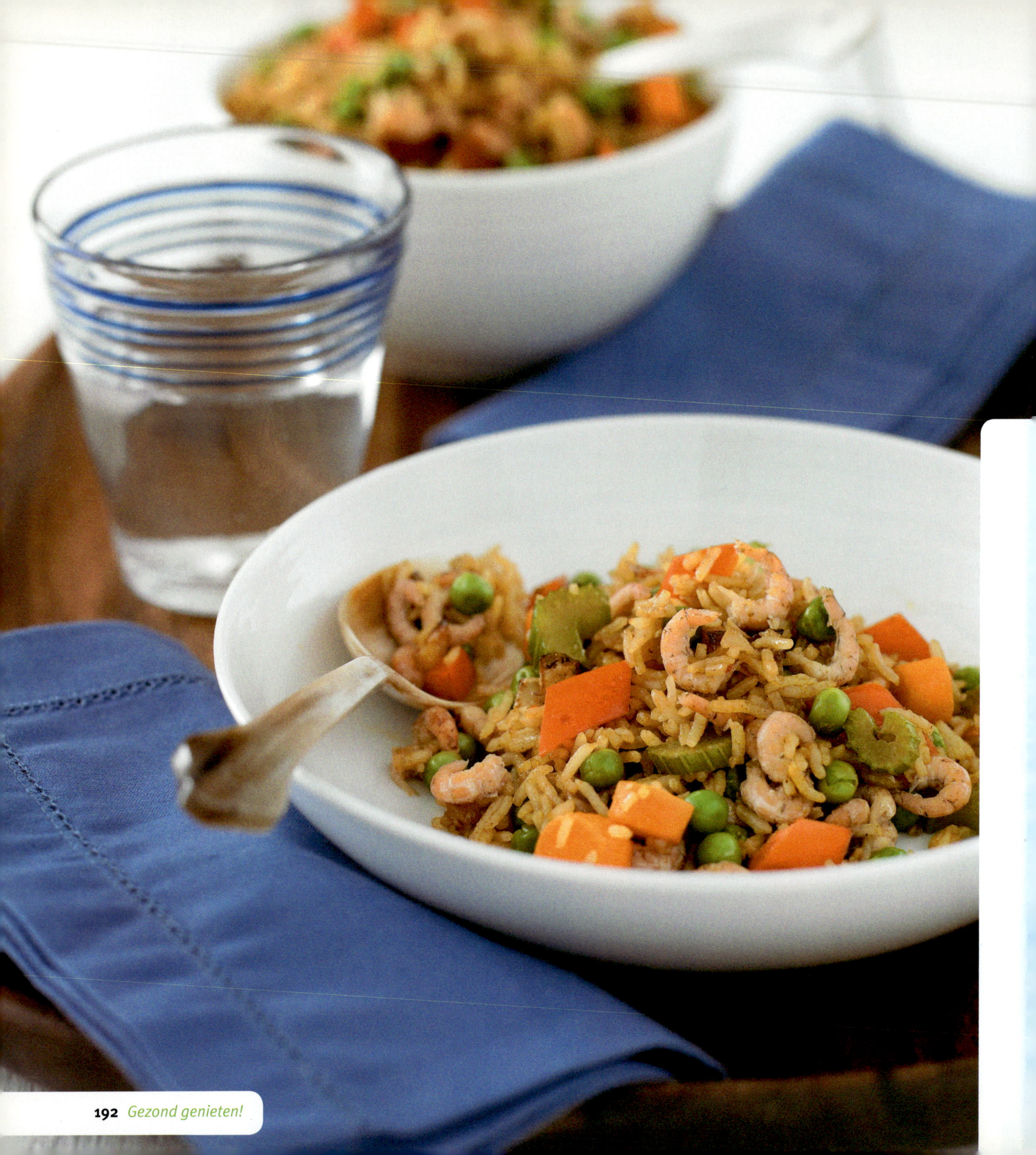

Hoofdgerecht

Nasi met garnalen

voor 4 personen

ingrediënten

200 gram zilvervliesrijst
250 gram garnalen
200 gram doperwten
1 uitje
1 stengel bleekselderij
1 wortel
2 teentjes knoflook
1 scheutje ketjap manis
1 zakje nasikruiden
1 paprika

bereiding

Kook de rijst. Bak het uitje bruin samen met de garnalen. Snijd ondertussen de selderij, de wortel en paprika in blokjes. Voeg de selderij en de wortel bij de garnalen. En als alles warm is de uitgeperste knoflook, ketjap en nasikruiden. Even roerbakken, daarna de paprika en de doperwten erbij. Goed door elkaar roeren. Als laatste de rijst er doorheen mengen.

Tip

Een smakelijk snel klaar recept!

Bevat per portie:

circa 287 kcal.

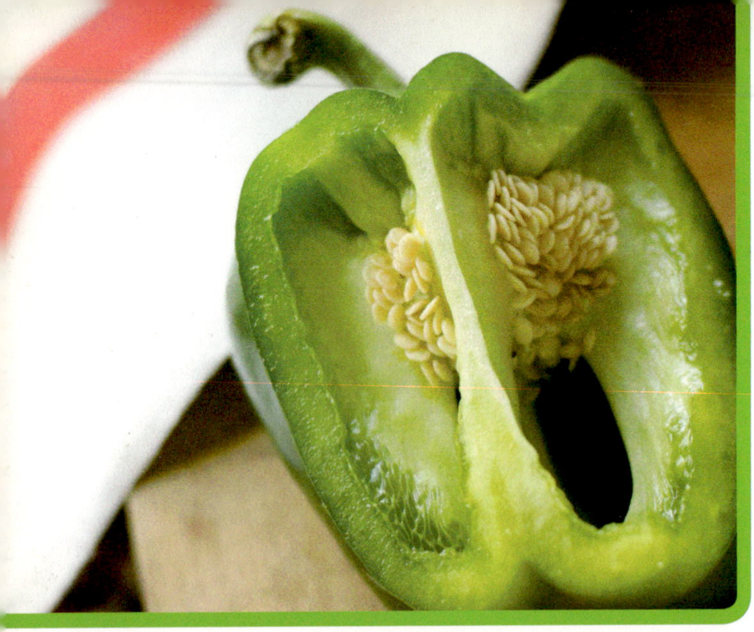

Hoofdgerecht

Macaroni met vis

voor 4 personen

ingrediënten

240 gram schelpjes macaroni
1 courgette
1 prei
1 groene paprika
1 stengel bleekselderij
1 kleine ui
1 bekertje (125 cl) demi crème fraîche
2 eetlepels groene pesto
100 gram gerookte zalm in blokjes
1 blikje (400 ml) tonijn op water
peper en zout
2 eetlepels olijfolie

bereiding

Macaroni beetgaar koken. Prei en courgette in plakjes snijden, de ui, paprika en bleekselderij in blokjes en dit alles in olie ongeveer 5 minuten roerbakken. Doe de demi crème fraîche bij de groenten en zet het vuur laag. Even doorroeren. Zalm, pesto en de uitgelekte tonijn erbij voegen en nog twee minuutjes doorwarmen. De saus door de macaroni roeren.

Bevat per portie:
circa 432 kcal.

Hoofdgerecht

Vegetarische roerbak met groenten en oestersaus

voor 4 personen

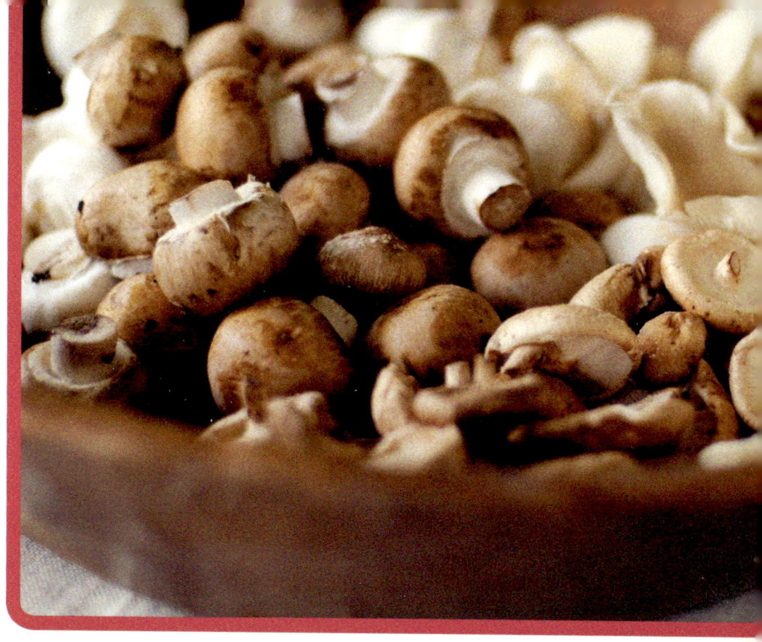

bereiding

Maak de groenten schoon en snijd de champignons en de aubergine in plakjes en de lente-uitjes in stukjes. Verwarm de olijfolie in de wok en bak op hoog vuur de peultjes (haricots verts). Na 2 minuten voeg je het vegetarische gehakt, de uitgeperste knoflook en de champignons toe. Als laatste de maïs en de lente-uitjes kort mee wokken en afmaken met de ketjap, oestersaus, bruine suiker, peper en zout. Lekker met bami of mihoen.

Bevat per portie:
circa 188 kcal.

ingrediënten

1 aubergine
1 blikje maïs
200 gram peultjes of haricots verts
250 gram champignons
1 bosje lente-uitjes
300 gram vegetarisch gehakt
5 eetlepels oestersaus
5 eetlepels ketjap
1 eetlepel bruine suiker
2 teentjes knoflook
3 eetlepels olijfolie
peper en zout naar smaak

Extra
wok

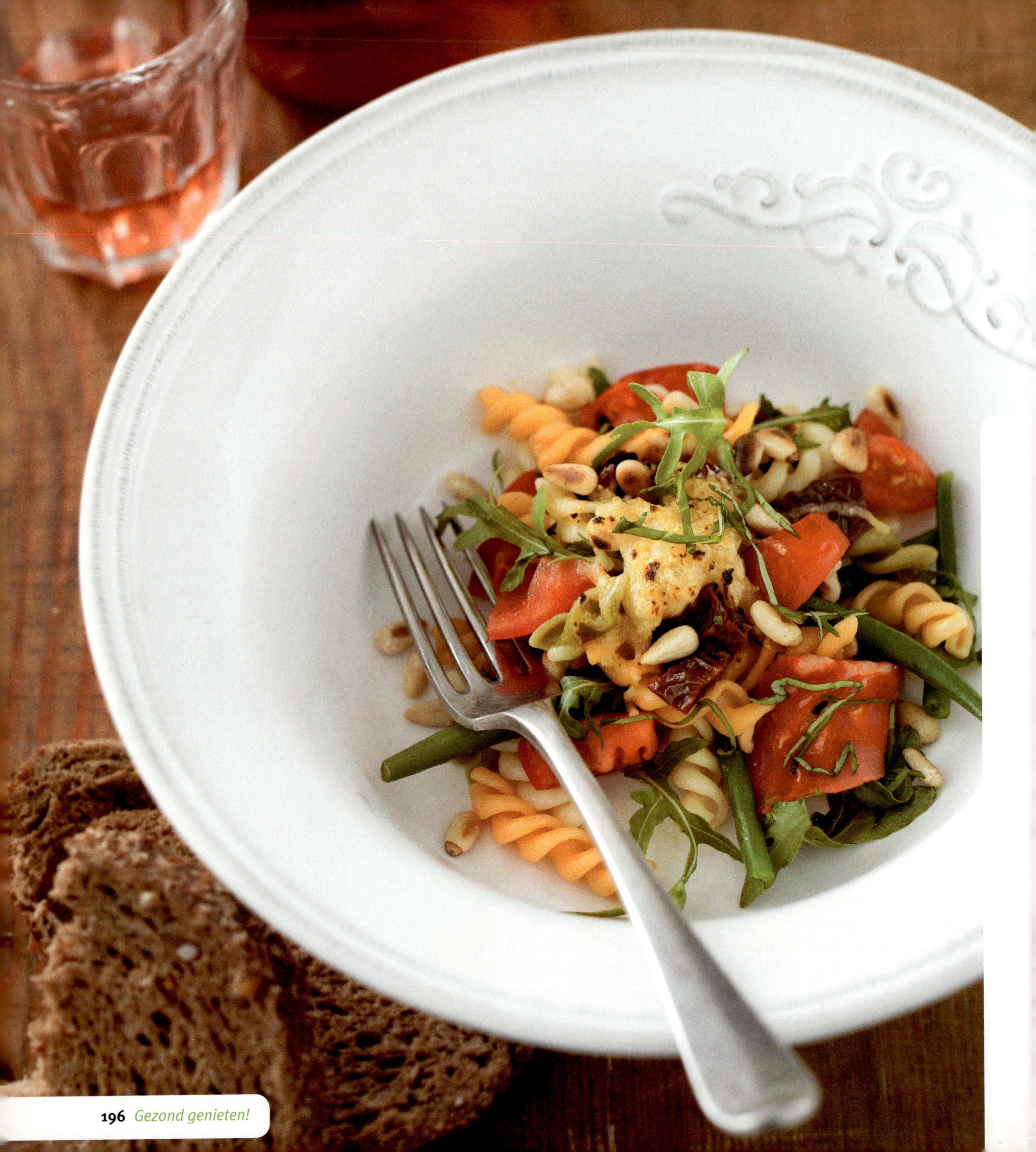

Hoofdgerecht

Italiaanse pasta met champignons

voor 4 personen

ingrediënten

220 gram fusili tricolore of schelpjes
150 gram dunne sperzieboontjes
250 gram kastanjechampignons
5 zongedroogde tomaatjes op olie, in stukjes gesneden
2 eetlepels van de tomatenolie
150 gram tomaten
75 gram ijsbergsla of rucola
100 gram 30+ kaas, grof geraspt
2 eetlepels pijnboompitten
4 eetlepels fijngesneden basilicum
3 sjalotten
1 eetlepel olijfolie

Extra
ovenschaal

bereiding

Verwarm de oven voor op 200 °C. Bak de sjalotjes en de kastanjechampignons in 1 eetlepel olijfolie. Kook de pasta in ruim water gaar. Voeg de laatste 5 minuten van de kooktijd de boontjes toe. Giet de pasta en de boontjes af en schep de gedroogde tomaat, olie van de tomaat, verse tomaat en ijsbergsla erdoor met de gebakken sjalotjes en kastanjechampignons. Schep het in een ovenschaal en verdeel de kaas en de pijnboompitten erover. Laat het geheel in de oven ongeveer 10 minuten goed warm worden en de kaas smelten. Garneer het met de basilicum.

Bevat per portie:
circa 343 kcal.

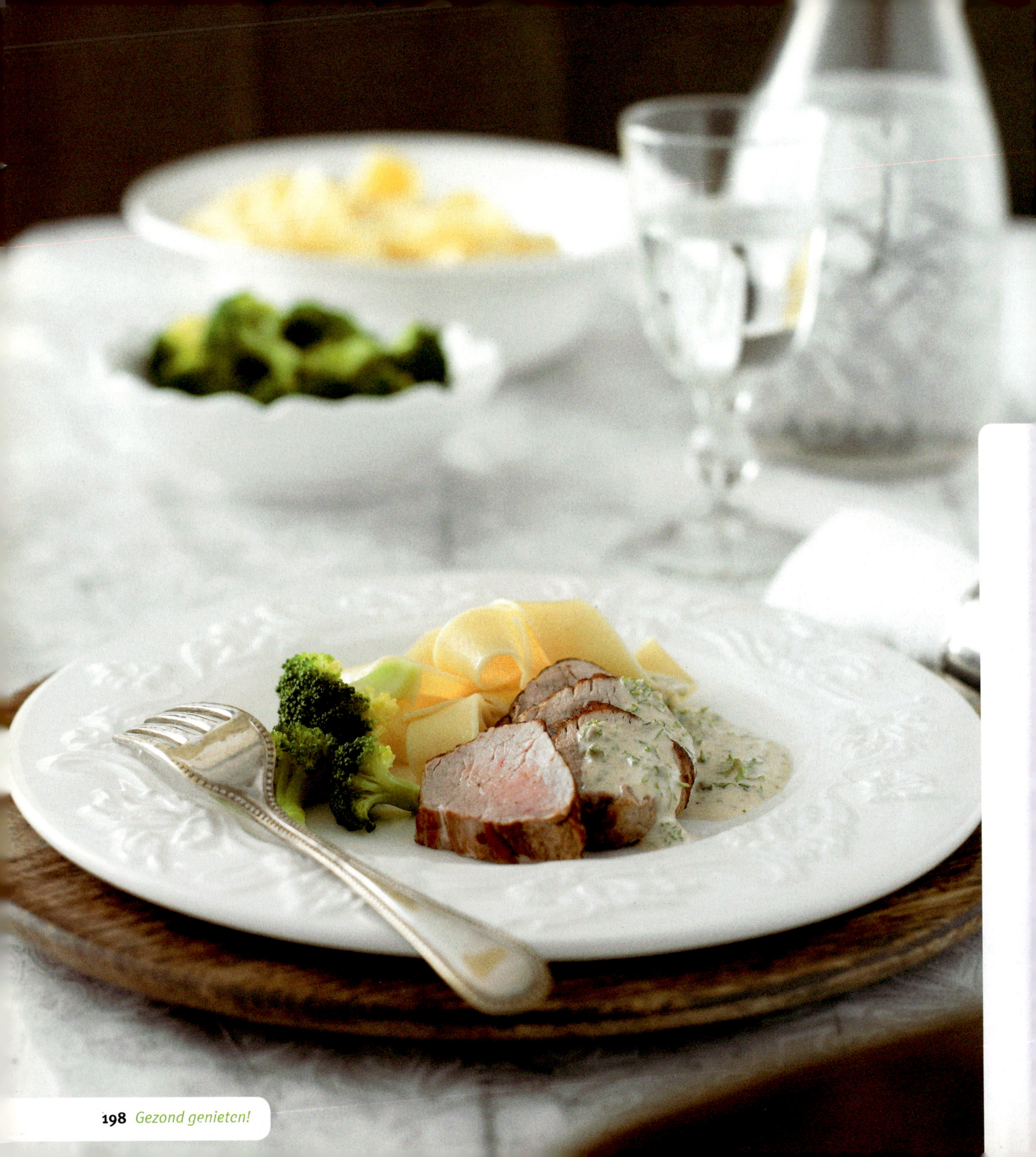

Hoofdgerecht

Varkenshaasje met peterseliesaus

voor 2 personen

ingrediënten

300 gram broccoli
100 gram tagliatelle
1 eetlepel Bak & Braad
1 varkenshaasje van 200 gram
zout, peper
100 ml demi crème fraîche
5 eetlepels gesnipperde peterselie
2 theelepels pesto
1 teentje knoflook

bereiding

Verhit de Bak & Braad en bak het vlees rondom bruin. Bestrooi het vlees met peper en zout en braad het op een matig hoog vuur in 15-20 minuten gaar. Kook ondertussen de tagliatelle en de broccoli gaar. Haal het vlees uit de pan. Schenk een halve dl water in een pan. Voeg de demi crème fraîche, de peterselie en de pesto toe en breng het mengsel al roerend aan de kook. Laat de saus met het teentje knoflook zachtjes iets inkoken. Snijd het vlees in plakken. Roer de sap van het vlees door de saus en breng de saus op smaak met peper en zout. Serveer het vlees met de saus, tagliatelle en broccoli.

Bevat per portie:
circa 485 kcal.

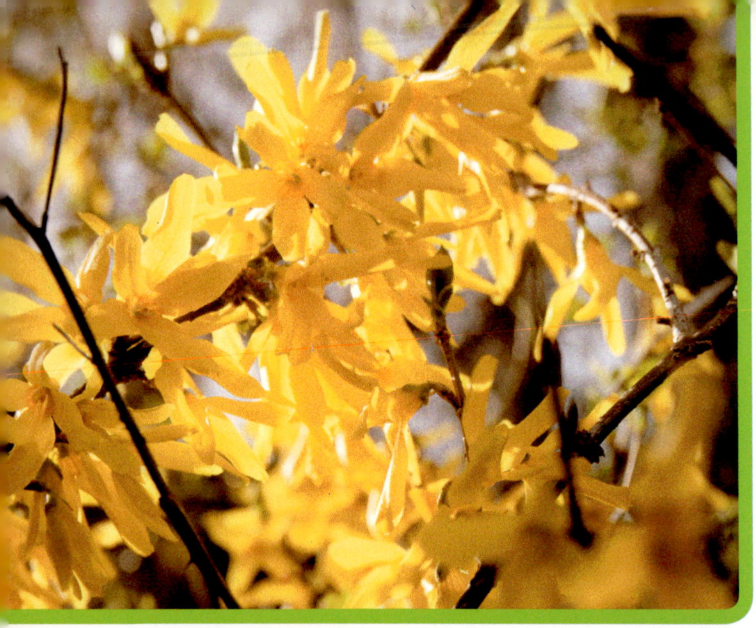

vegetarisch

Hoofdgerecht

Kerrieschotel met rijst

voor 4 personen

ingrediënten

1 courgette
1 aubergine
1 rode paprika
100 gram waspeen
1 dunne prei
250 gram champignons
1 rode ui
1 klein blikje ananasstukjes
400 gram zilvervliesrijst
1,5 teentje knoflook
1/2 eetlepel kerriepoeder
1/2 groenten bouillonblokje
5 eetlepels sweet chili saus
3 eetlepels olijfolie

bereiding

Snijd de champignons en de waspeen in plakken en de rest van de groenten in blokjes van 2 bij 2 cm. Verhit de olijfolie in een pan en doe de gesneden groenten en de ananasstukjes erbij. Knijp de knoflook erboven uit en voeg de kerriepoeder toe. Doe het bouillonblokje en de chilisaus erbij.
Laat 15 minuten pruttelen op laag vuur en serveer met gekookte rijst. Lekker met een komkommersalade erbij.

Bevat per portie:
circa 306 kcal.

Hoofdgerecht

Griekse preistamppot

voor 6 personen

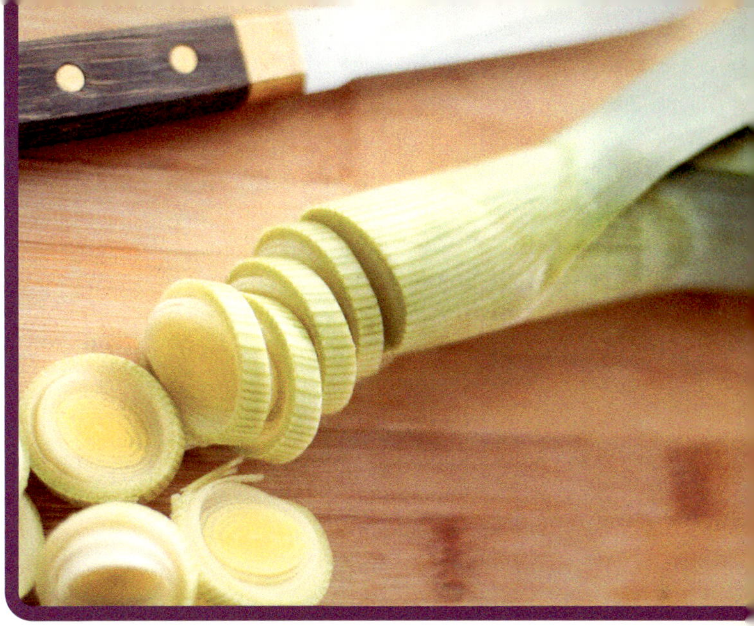

bereiding

Maak de aardappelpuree klaar volgens de gebruiksaanwijzing, of schil de aardappelen en snijd ze in vier stukjes. Breng de aardappelen aan de kook in water met een snufje zout. Zet het vuur laag en kook de aardappelen in ongeveer 20 minuten gaar en giet de aardappelen af. Snijd de fetakaas in hele kleine stukjes en hak de walnoten fijn. De diepvries prei ontdooien in ongeveer 2 minuten in de magnetron. Stamp de aardappelen fijn samen met de prei, of maak de prei fijn en meng dit samen met de aardappelpuree. Voeg dan de fijngeperste teentjes knoflook, de ham, de fetakaas, de walnoten en een snufje peper toe.

Bevat per portie:
circa 325 kcal.

ingrediënten

750 gram aardappelen of
2 pakjes maggi aardappelpuree
125 gram fetakaas
50 gram walnoten
900 gram prei a la crème (diepvries)
200 gram schouderham in blokjes
2 teentjes knoflook
zout
peper

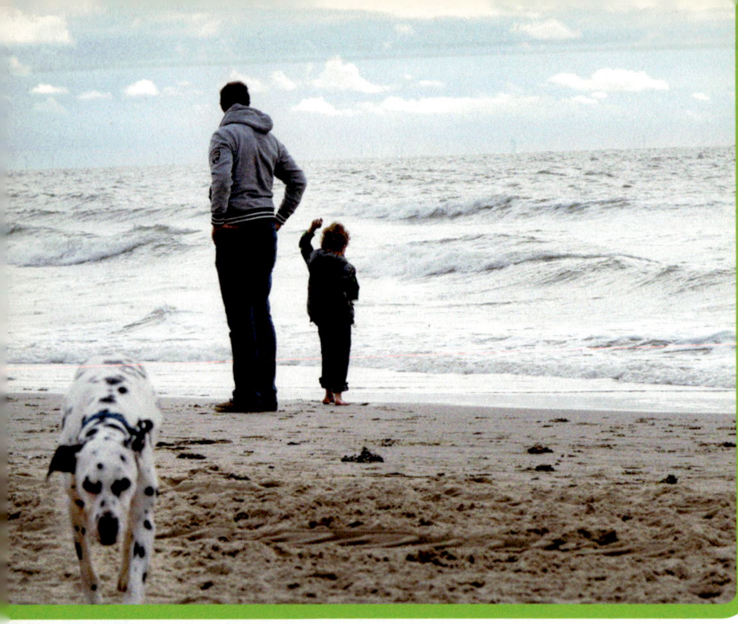

Hoofdgerecht

Spaghetti met kipsaus

voor 4 personen

ingrediënten

240 gram spaghetti
250 gram sperzieboontjes of peultjes
500 gram verse tomaten
1 lente-uitje
250 ml demi crème fraîche
300 gram kipfilet
4 eetlepels verse basilicum
50 gram geraspte 30+ kaas
1 eetlepel olijfolie
peper en zout naar smaak

bereiding

Sperzieboontjes of peultjes halveren en in 6 minuten beetgaar koken. Spaghetti volgens gebruiksaanwijzing koken. De kipfilet in kleine stukjes snijden en bakken in een eetlepel olijfolie. De tomaten in blokjes snijden en even bakken. Demi crème fraîche toevoegen en op een zacht vuurtje laten koken. De groente door de saus roeren. Breng de saus op smaak met peper en zout, en daarna het lente uitje en verse basilicum toevoegen. Serveer de saus bij de pasta en strooi er wat geraspte kaas overheen.

Tip
Serveer met een frisse gemengde salade.

Bevat per portie:
circa 429 kcal.

Hoofdgerecht

Tagliatelle met spinazie-kaassaus

voor 4 personen

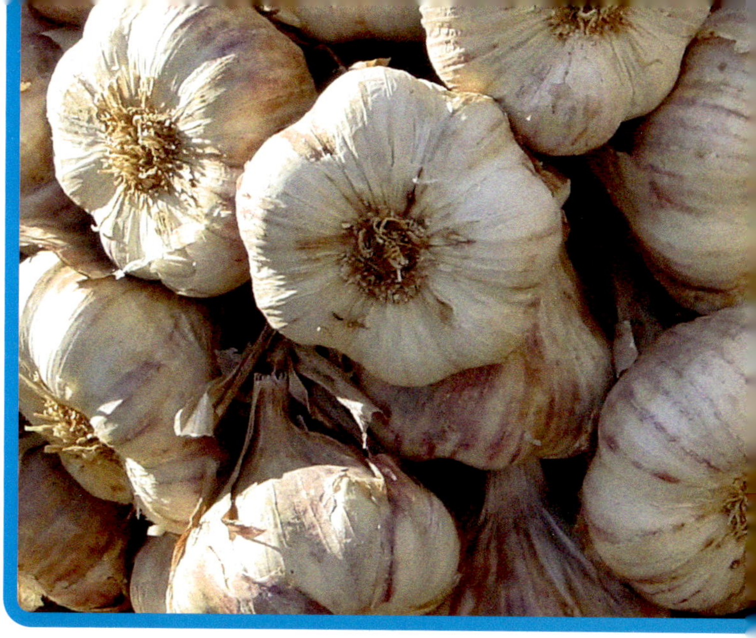

bereiding

Fruit de ui en de knoflook in de olijfolie en voeg de Quorn gehakt toe. Roer de vooraf ontdooide spinazie en de Boursin light (of Paturain light) door het gehaktmengsel. Kook ondertussen de tagliatelle al dente en verdeel het over de borden. Giet de saus over de pasta en dien meteen op. Bestrooi met peper en zout naar smaak.

Tip

Erg lekker makkelijk en snel klaar voor als je eens weinig tijd hebt. Natuurlijk ook te maken voor de niet vegetariër. Neem dan mager rundergehakt.

Bevat per portie:

circa 400 kcal.

ingrediënten

175 gram Quorn gehakt of een ander merk
12 nestjes tagliatelle
750 gram diepvries spinazie à la crème
1 pakje Boursin light of Paturain light
1 grote ui gesnipperd
2 teentjes knoflook
vers gemalen peper
2 eetlepels olijfolie

vegetarisch

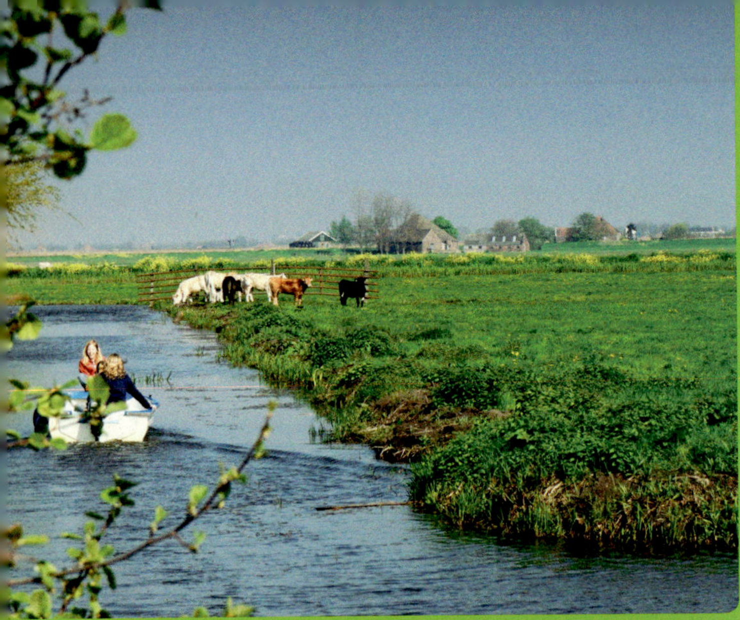

Hoofdgerecht

Gevulde paprika

voor 4 personen

ingrediënten

2 grote paprika's of 4 kleine paprika's
1 bosje lente-ui
100 gram champignons
100 gram gare doperwten (potje of diepvries)
2 theelepels gedroogde Provençaalse kruiden
klein blikje tomatenpuree
1 bakje gerulde Quorn (375 gram)
100 gram gare koude zilvervliesrijst
150 gram geraspte 30+ kaas
1/2 bouillonblokje
1 teentje knoflook
2 eetlepels olijfolie
peper en zout naar smaak

Extra
wok

bereiding

Verwarm de oven voor op 175 °C. Halveer (van boven naar beneden) de paprika's en haal de zaadjes eruit. Leg de halve paprika's in een ovenschaal. Snijd de lente-ui in ringen en de champignons in partjes. Verhit de olijfolie in de wok en doe de Quorn en de lente-ui erbij. Knijp de knoflook erboven uit en doe de champignons en de Provençaalse kruiden erbij. Doe het blikje tomatenpuree en het halve bouillonblokje erbij. Roer goed door en doe het in een kom. Laat iets afkoelen en voeg dan de rijst, 100 gram geraspte kaas en doperwten toe en roer goed door. Vul met dit mengsel de halve paprika's. Strooi de resterende 50 gram geraspte kaas over de paprika's en zet ze in de oven voor 20 minuten op 175 °C. Serveer met een frisse salade.

Bevat per portie:
circa 372 kcal.

Hoofdgerecht

Stamppot rauwe andijvie met spekjes

voor 6 personen

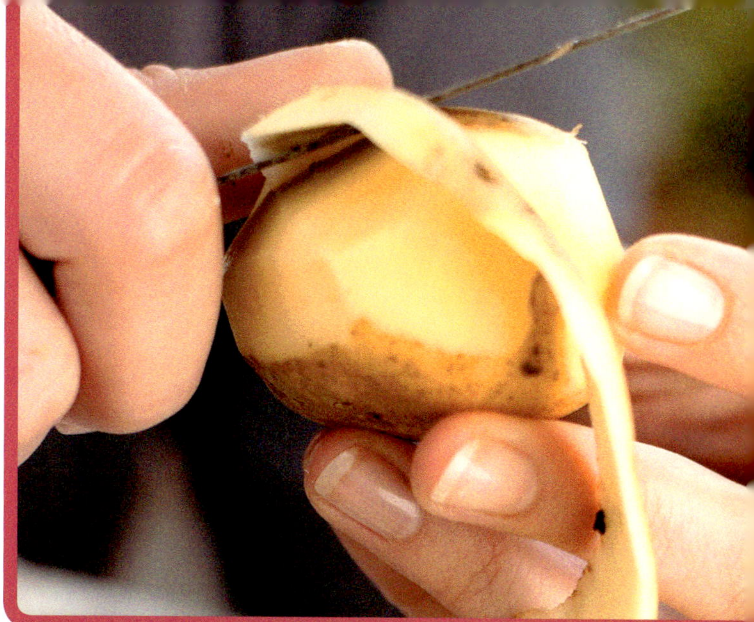

bereiding

Kook de aardappelen met het bouillonblokje en maak er puree van met de melk, Bak & Braad, zout en peper. Bak de spekjes uit in een koekenpan en roer het spek zonder het vet door de puree. Voeg de andijvie toe en stamp deze er doorheen. Doe de stamppot in een schaal en doe er de kaas overheen.

Bevat per portie:
circa 271 kcal.

ingrediënten

300 gram andijvie
750 gram aardappelen of 2 zakjes aardappelpurree
1 kipbouillonblokje
1 klein bakje magere spekreepjes (ongeveer 125 gram)
1 dl magere melk
4 eetlepels Bak & Braad
100 gram geraspte 30+ kaas
zout en peper naar smaak

Extra
schaal

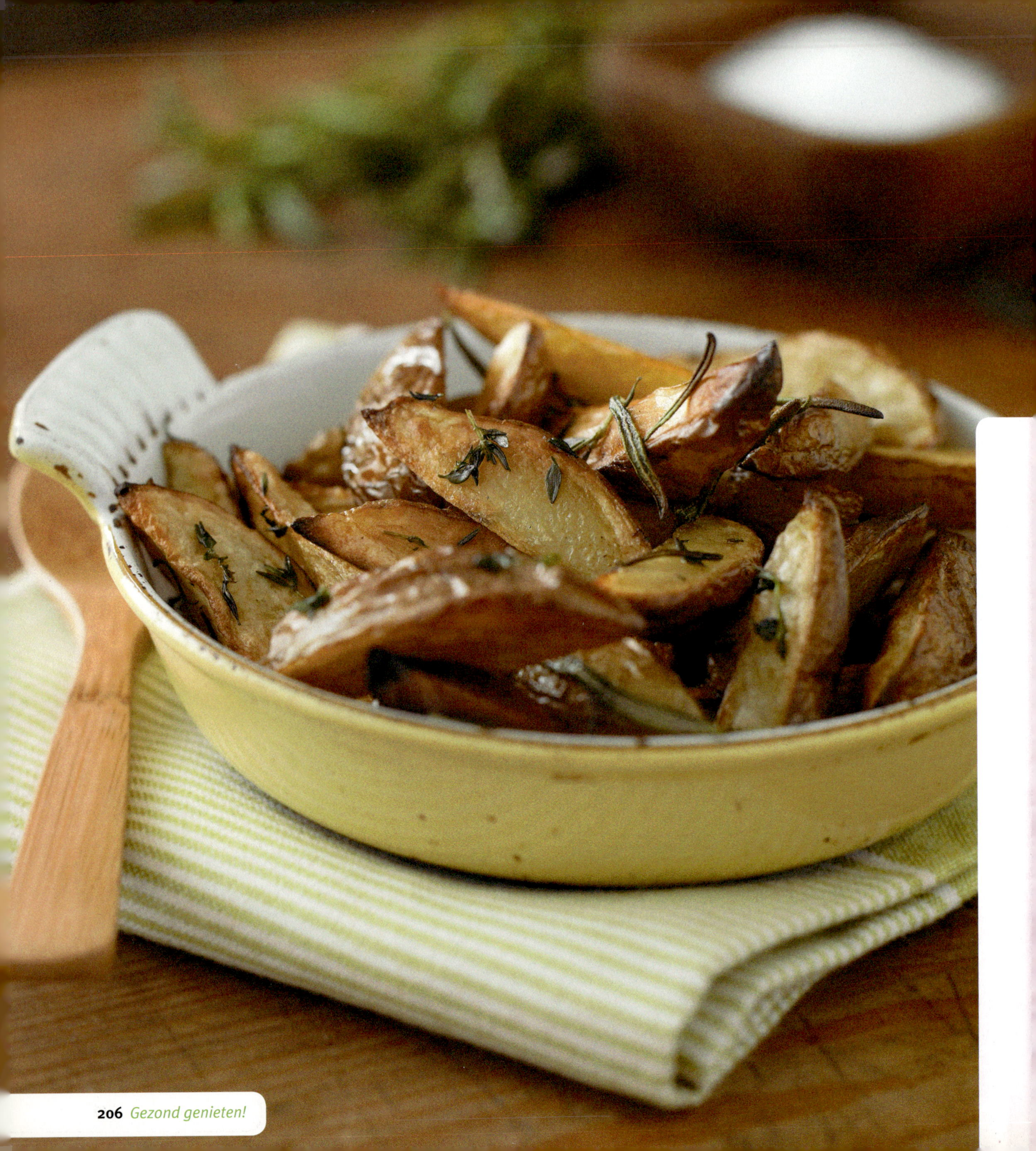

Bijgerecht

Aardappelpartjes met kruiden en knoflook

voor 4 personen

ingrediënten

500 gram aardappelen
2 teentjes knoflook
1 theelepel tijm
1 theelepel rozemarijn
3 eetlepels olijfolie
peper en zout

bereiding

Verwarm de oven tot 200 °C. Boen de aardappels schoon en snijd ze in partjes. Doe ze in een ovenschaal. Pers de knoflook erboven uit en schep ze met de kruiden, de olie, peper en zout naar smaak, door elkaar. Bak de aardappelpartjes in de voorverwarmde oven in ongeveer 40 minuten bruin en gaar.

Bevat per portie:
circa 130 kcal.

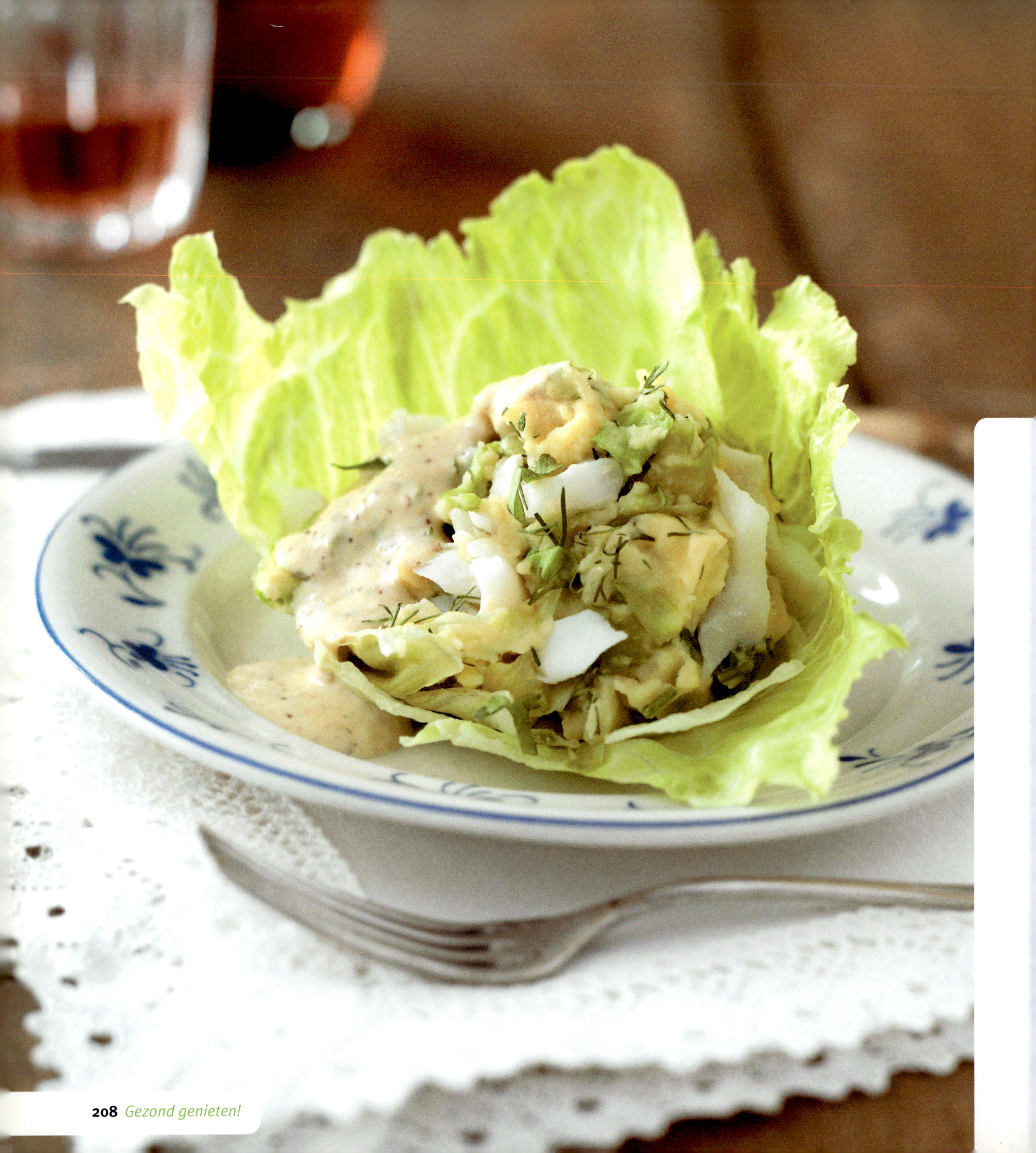

Hoofdgerecht

Kabeljauwschotel met ijsbergsla

voor 4 personen

ingrediënten

400 gram kabeljauwfilet
750 gram geschilde aardappels
1 krop ijsbergsla
2 eetlepels olijfolie
1 dl halfvolle melk
150 ml water
2 eetlepels fijngehakte peterselie
1,5 eetlepel fijngehakte dille
peper en zout
2,5 tablet kippenbouillon
1 dl slankroom /demi crème fraîche
3 eetlepels grove mosterd
1 eetlepel allesbinder
1 eierdooier

bereiding

De kabeljauw bestrooien met zout en peper. Daarna bakken in de koekenpan in olijfolie op hoog vuur. Aardappels gaar koken. Van de sla vier mooie bladeren apart houden, en de rest in dunne reepjes snijden. Bouillonblokjes oplossen in 150 ml heet water. Samen met de slankroom/demi crème fraîche en mosterd aan de kook brengen, en 4 minuten zonder deksel zachtjes laten koken. Goed doorroeren. Eventueel met allesbinder binden en van het vuur halen. Dan de eierdooier erdoor kloppen. Aardappels met de melk pureren. Stukjes kabeljauw, sla, peterselie, dille, peper en zout erdoor scheppen. Dit mengsel over de slabladeren verdelen en de saus er omheen scheppen.

Bevat per portie:
circa 342 kcal.

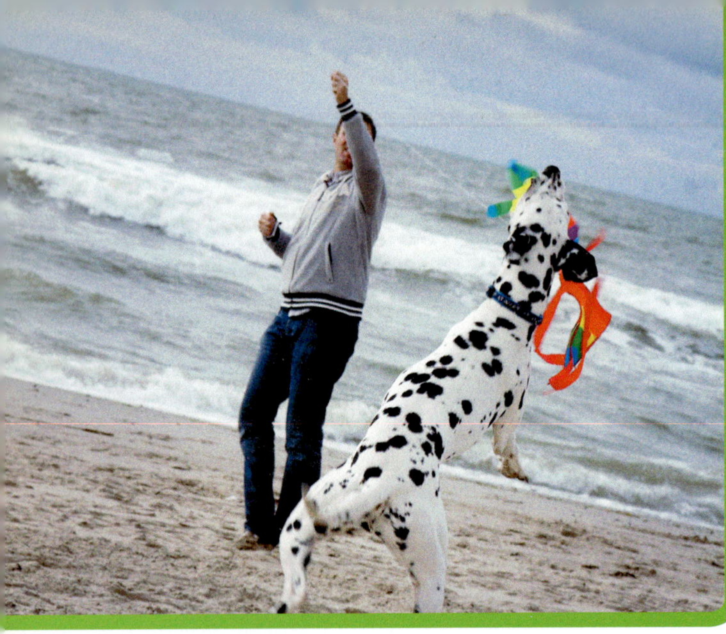

Hoofdgerecht

Hartige quiche

voor 8 personen

ingrediënten

100 gram ontbijtspek
150 gram schouderham
200 gram 30+ kaas
250 gram uien
2 eieren
1 eiwit
4 à 5 plakjes margarine bladerdeeg
nootmuskaat
1 theelepel peterselie
peper

Extra
bakvorm 25 en 28 cm

bereiding

Uien bakken tot ze glazig zijn, ontbijtspekreepjes toevoegen en in ongeveer 15 minuten op een laag vuur gaar laten worden. Bakvorm van 25 cm doorsnee beleggen met bladerdeeg. Gebruik voor de bladerdeegbodem 28 cm doorsnee, dan zijn de opstaande randen ook gelijk belegd. Voor de bladerdeegdeksel gebruiken we 25 cm doorsnee (gaatjes prikken met een vork). Als de ui en het spek afgekoeld zijn, de ham en de kaasblokjes toevoegen. Twee eieren en een eiwit opkloppen met de peper en de nootmuskaat en het geheel goed mengen en langzaam bij de vulling gieten. De vulling in de bakvorm doen. Rand van de bladerdeegdeksel goed nat maken met koud water en goed aandrukken. In het midden een gaatje maken. Overgebleven eierdooier opkloppen en de deksel met een kwastje insmeren. Bestrooien met peterselie. Onafgedekt drie kwartier afbakken in de oven op 200 °C.

Bevat per portie:
circa 256 kcal.

Hoofdgerecht

Kipsmoor met rijst en boontjes

voor 4 personen

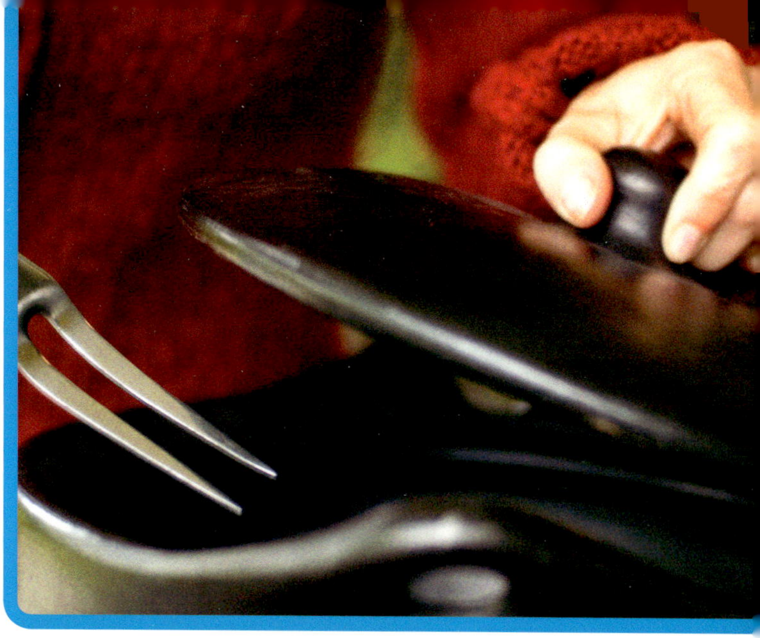

bereiding

Bak de kipfilets in 2 eetlepels olijfolie aan en voeg 1,5 grof gesneden ui en 3 teentjes knoflook in plakjes gesneden toe. Voeg nu de tomatenpuree toe en roer alles goed door. Blus af met 2 dl sojasaus en het water en breng het aan de kook. Laat dit ongeveer 3 kwartier sudderen zonder deksel. Zet een pan water op en kook hierin de schoongemaakte sperziebonen beetgaar en spoel koud. Snijd de overgebleven halve ui in kleine blokjes en bak dit aan in 2 lepels olijfolie in de wok. Pers de knoflook hierover uit en doe de sperziebonen erbij. Blus dit af met de overgebleven halve dl sojasaus. Goed doorwarmen en serveren met de kipfilet en de gekookte rijst.

Bevat per portie:
circa 427 kcal.

ingrediënten

4 kipfilets
400 gram gekookte zilvervliesrijst
400 gram sperziebonen
2 uien
4 teentjes knoflook
1 klein blikje tomatenpuree
2,5 dl sojasaus
2 dl water
zout en peper naar smaak
4 eetlepels olijfolie

Extra
wok

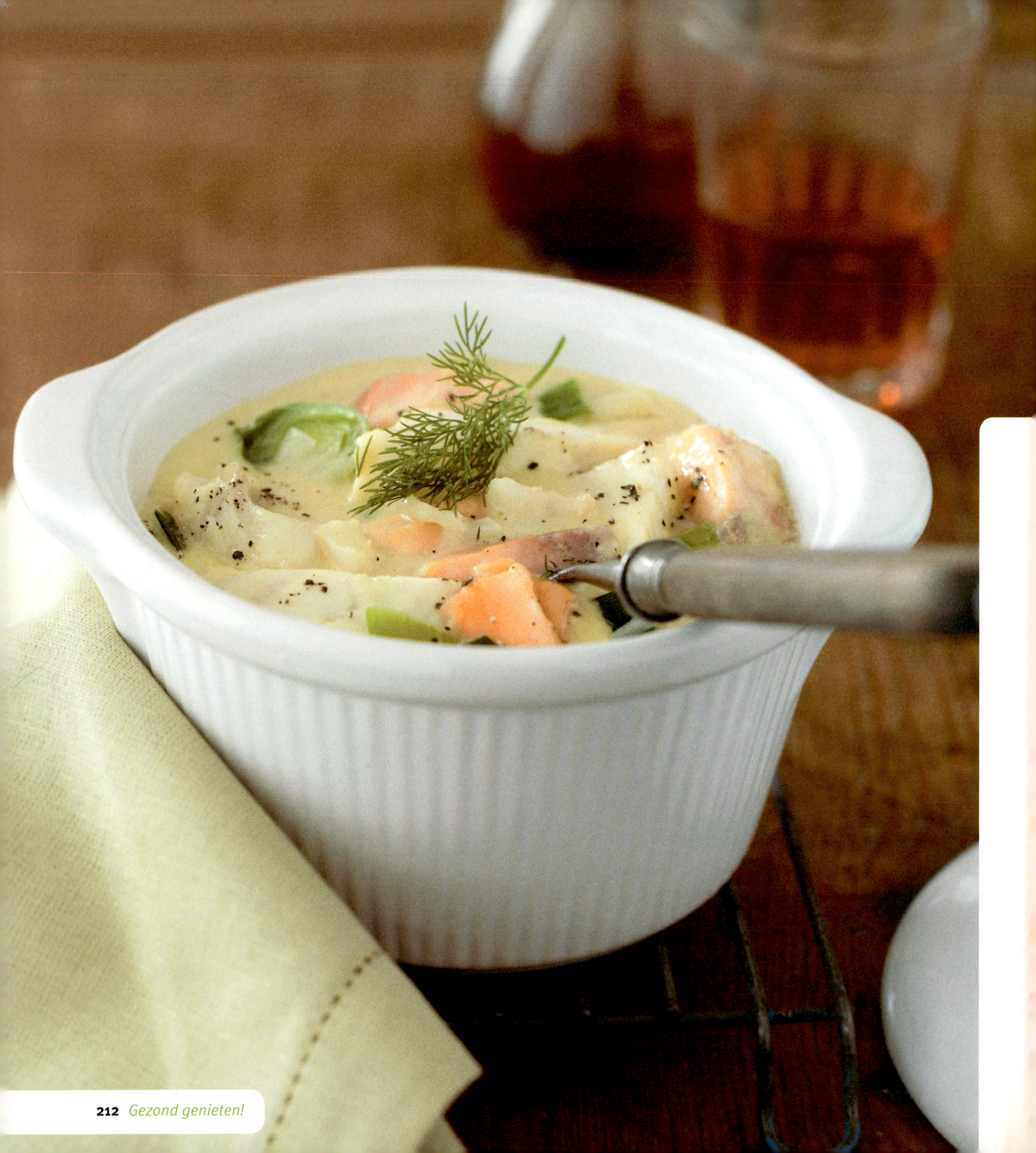

Hoofdgerecht

Vispotje met verschillende vissoorten

voor 2 personen

ingrediënten

200 gram verschillende vissoorten
(bijv. zalm, kabeljauw, koolvis)
2 prei
1 ui
1 teentje knoflook
verse dille naar smaak
100 ml Finesse voor koken slankroom
1 potje visfond
2 eetlepels olijfolie
2 theelepels kerriepoeder
100 gram zilvervliesrijst

bereiding

Olijfolie in de pan. De uien en de prei fruiten. Kerriepoeder en knoflook erbij. Goed doorroeren. Daarna visfond, slankroom en de verschillende vissoorten toevoegen en alles doorroeren. Deksel op de pan doen en alles 15 minuten zachtjes laten stoven. Voor het opdienen dille eroverheen strooien. Serveren met 125 gram gekookte rijst en een salade.

Bevat per portie:
circa 434 kcal.

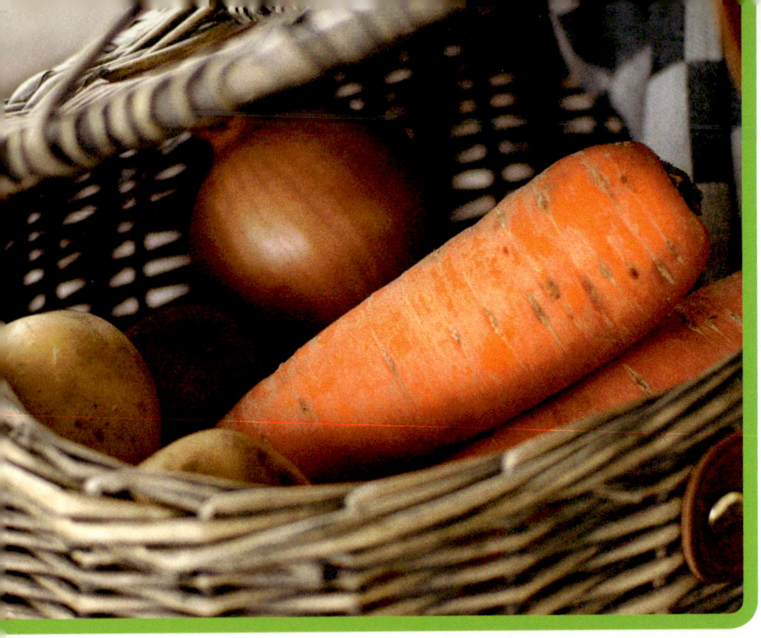

vegetarisch

Hoofdgerecht

Groenteschotel met paddestoelen

voor 4 personen

ingrediënten

400 gram voorgekookte krieltjes
400 gram winterwortel
400 gram knolselderie
1 bakje champignons
1 bakje kastanjechampignons of oesterzwammen
5 eetlepels olijfolie
5 eetlepels Bak & Braad
zout en peper naar smaak

bereiding

Snijd de winterwortel en knolselderij in stukjes. Verhit in een wok de olijfolie en voeg hier de krieltjes, wortel en knolselderie toe. Bak dit op middelhoog vuur ongeveer 15 tot 20 minuten onder regelmatig omscheppen. Voeg nu de verschillende soorten champignons toe en bak verder onder nog steeds omscheppen en voeg de Bak & Braad toe. Breng op smaak met zout en peper.

Tip
Heel erg lekker, is erg machtig je hoeft er verder niks bij te eten.

Bevat per portie:
circa 238 kcal.

Hoofdgerecht

Falafel met pitabroodje en frisse salade

voor 4 personen

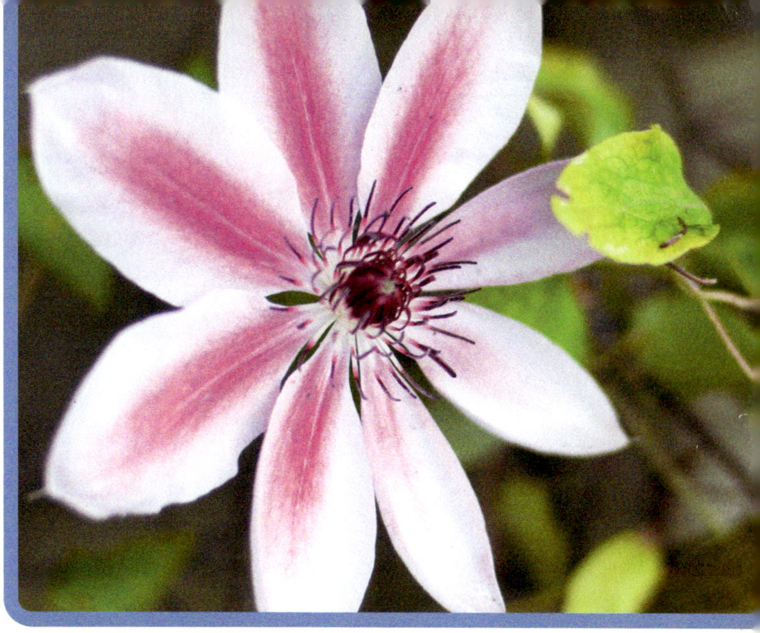

bereiding

Maak in een sauspan de olie warm en fruit hier zachtjes de uien, Provençaalse kruiden en knoflook in. Doe de tomatenpuree bij het uienmengsel. Laat sudderen tot een mooie ingedikte saus. Breng op smaak met de chilisaus.
Bak de falafel in een anti-aanbakpan in de olie om en om mooi bruin op middelhoog vuur.
Doe de pitabroodjes in een tosti-apparaat en vul ze met de falafel, sla, komkommer en tomaat.
Eet de broodjes met de zoet/pittige tomatensalsa.

Bevat per portie:
circa 235 kcal.

ingrediënten

400 gram kant-en-klare Falafel
2 uien in kleine blokjes
2 teentjes knoflook
1 blikje tomatenpuree
1 eetlepel Provençaalse kruiden
3 eetlepels chilisaus
2 eetlepels olijfolie
1/4 krop gesneden ijsbergsla
2 tomaten
1/2 komkommer
4 pitabroodjes

Extra
tosti-apparaat

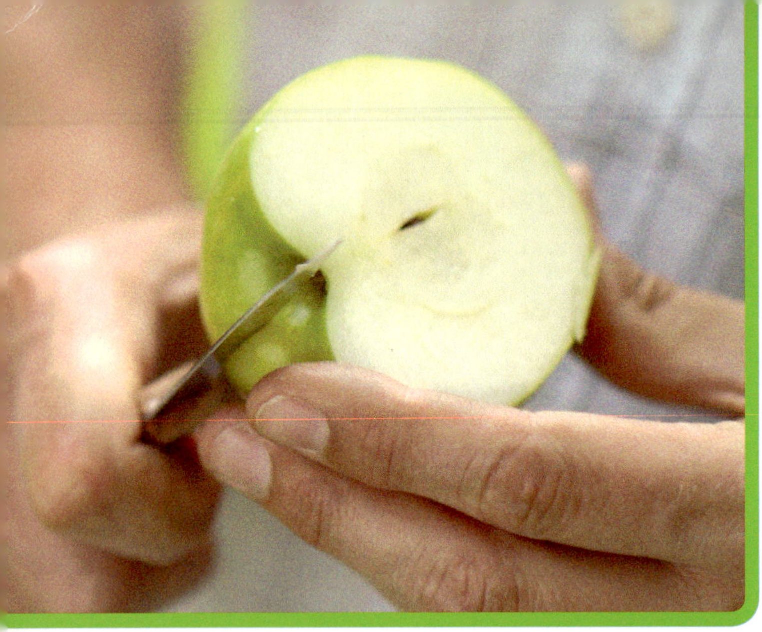

Nagerecht

Vanille-ijs met appelcompote

voor 4 personen

ingrediënten

1 pot appelcompote
60 gram rozijnen
4 koekjes kaneel van Bolletje
8 bolletjes vanille-ijs light

bereiding

Doe de appelcompote in een pan en verwarm dit. Doe de rozijnen erbij en laat nog even door verwarmen. Leg op een bord 2 bolletjes vanille-ijs light, daarnaast een koekjes en daarnaast 2 grote eetlepels van de appelcompote.

Bevat per portie:
circa 165 kcal.

Nagerecht

Sonja's vlaflip

voor 4 personen

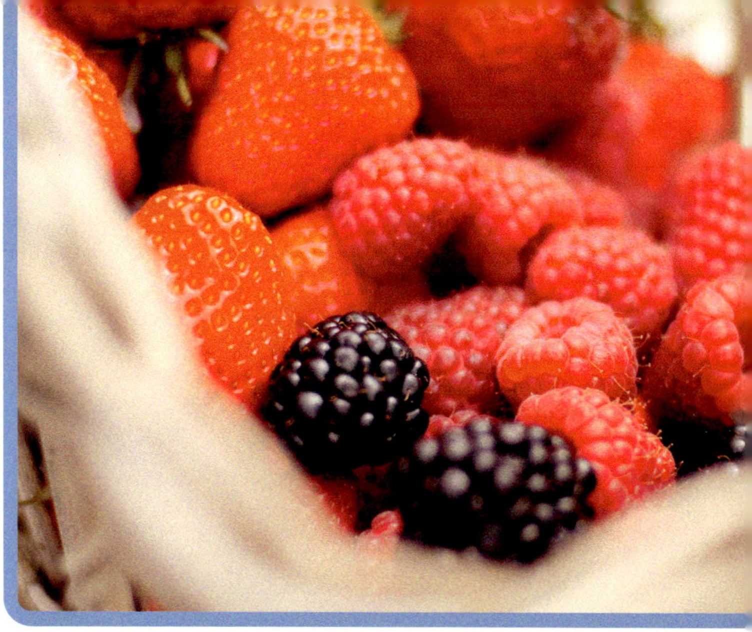

bereiding

Pureer de frambozen met een staafmixer. Schenk in 4 hoge glazen een laagje frambozenpuree, dan een laagje Optimel yoghurt, en vervolgens een laagje vruchtenkwark. Leg twee dunne plakjes kiwi en herhaal de laagjes nogmaals. Garneer tot slot met een paar frambozen.

Tip
Lekker op een zomerse dag.

Bevat per portie:
circa 74 kcal.

ingrediënten

200 gram verse frambozen of uit de vriezer
200 gram vruchtenkwark van rood fruit
200 gram Optimel yoghurt
2 kiwi's

Extra
staafmixer

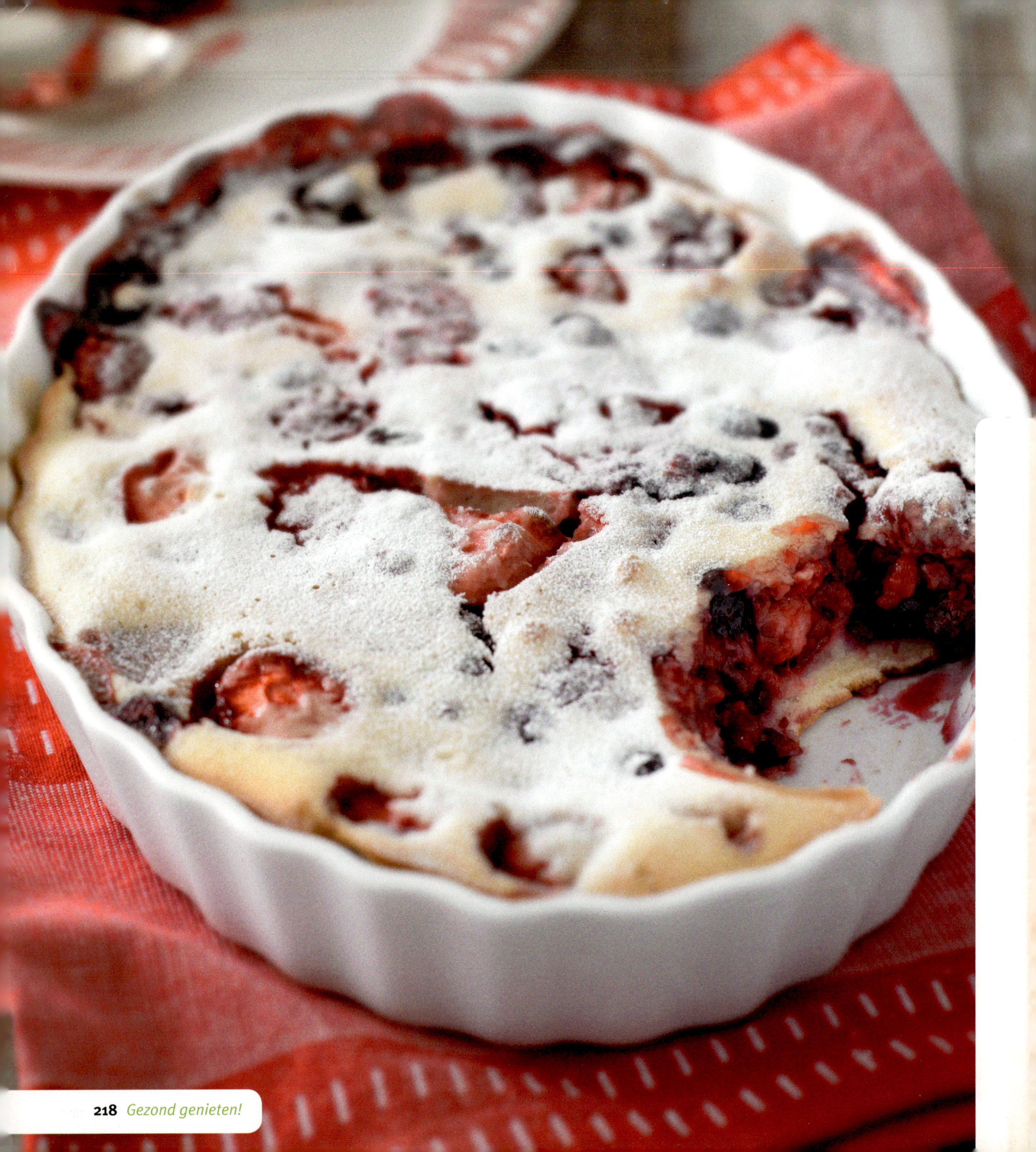

Nagerecht

Fruittaart à la minute

voor 10 personen

ingrediënten

50 gram suiker
3 eieren
100 gram zelfrijzend bakmeel
25 gram custardpoeder
1 dl halfvolle melk
2 eetlepels poedersuiker
250 gram zoet fruit zoals kersen, frambozen, aardbeien en bramen

Extra
taartvorm
mixer

bereiding

Verwarm de oven voor op 175 °C. Mix de eieren en de suiker tot schuimig geheel. Klop daarna de zelfrijzend bakmeel en de custardpoeder erdoor en als laatste maak je het met melk tot een glad beslag. Neem een taartvorm en giet het beslag erin. Leg tot slot het fruit eroverheen en bak het geheel 40 tot 45 minuten in de oven gaar. Laat afkoelen en serveer met de poedersuiker.

Tip
Dit is verrukkelijk met een bolletje slagroomijs light bestrooid met een beetje kaneel.

Bevat per portie:
100 kcal.

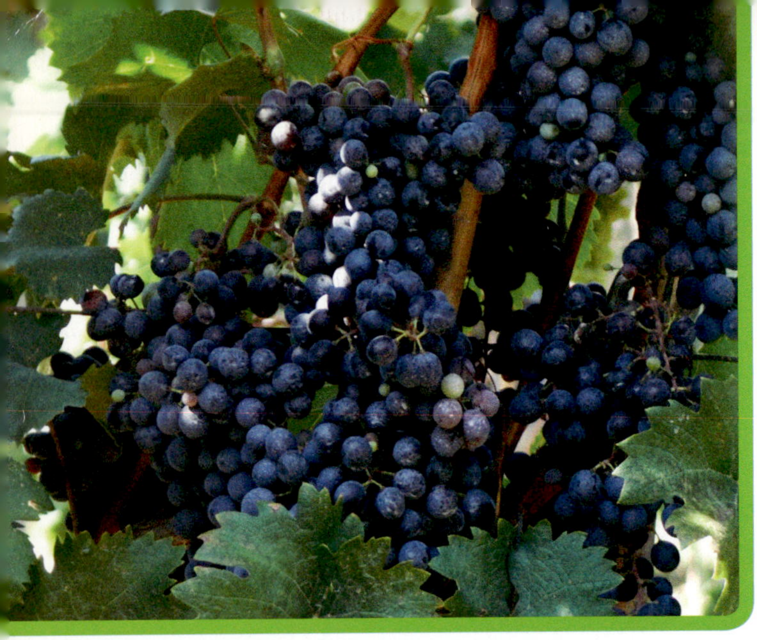

Nagerecht

Kwark druiven dessert

voor 4 personen

ingrediënten

250 gram blauwe en/of witte pitloze druiven
400 gram vruchten kwark (van Optimel)
1 dl slankroom
1 theelepel Canderel
1 theelepel vanillesuiker
2 theelepels cacao

bereiding

Klop de slankroom met de Canderel stijf en schep er voorzichtig de kwark doorheen. Laat het goed hard worden in de koelkast. Was de druiven en snijd ze doormidden. Verdeel over 4 schaaltjes de druiven en schep hier de koude kwark overheen. Een klein toefje light slagroom en tot slot de overgebleven druiven en een beetje cacao.

Bevat per portie:
circa 135 kcal.

Nagerecht

Appelflensjes

voor 4 personen

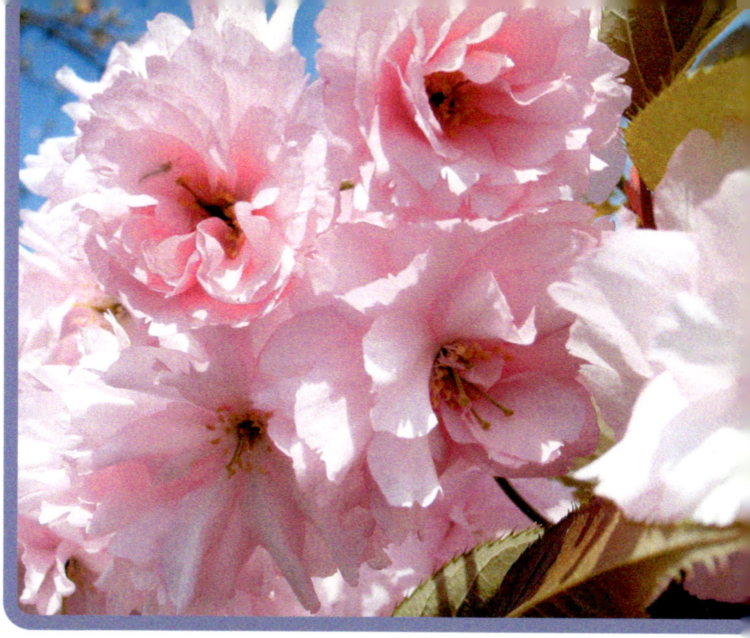

bereiding

De bloem, Canderel, zout en custardpoeder in een kom met de helft van de melk glad roeren. Als het glad is de resterende melk, de Bak & Braad en het ei toevoegen. De appels schillen, klokhuis uitboren en in dunne schijfjes snijden.
In een flensjespan of een gewone koekenpan de flensjes dun bakken en de schijfjes appel in het nog vloeibare beslag drukken. Flensjes voorzichtig omdraaien. Voor het serveren klein beetje poedersuiker en kaneel erover.

Tip

In plaats van appel kun je ook ananas op lichte siroop gebruiken.

Bevat per portie:

circa 145 kcal.

ingrediënten

125 gram bloem
10 gram custardpoeder
2,5 dl magere melk
1 ei
50 gram vloeibare Bak & Braad
5 gram Canderel
een snufje zout
2 goudrenetten
een beetje poedersuiker voor de garnering
een beetje kaneel voor de garnering
2 eetlepels Bak & Braad om in te bakken

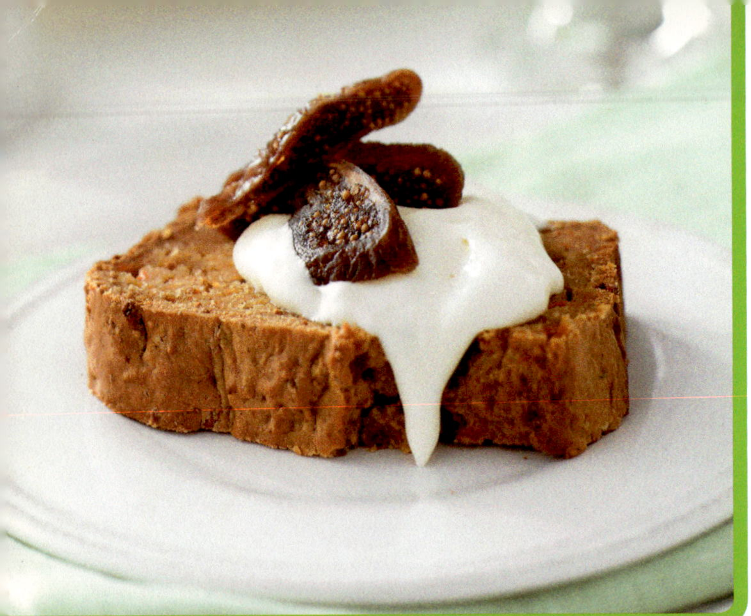

Nagerecht

Wortelcake met vijgen en honing

voor 12 personen

ingrediënten

200 gram gedroogde vijgen
2,5 dl water
1 theelepel bakpoeder
50 gram Bak & Braad
1 ei
20 gram Canderel
250 gram fijngeraspte wortel
200 gram zelfrijzend bakmeel
1 theelepel kaneel

Eventueel
demi slagroom

Extra
kleine cakevorm of 10 muffin vormpjes
keukenmachine

bereiding

Verwarm de oven voor op 170 °C. De vijgen met 2,5 dl water fijnmalen (de vijgen in de keukenmachine helemaal fijn draaien met het water tot een dikke pulp en dit in een pan aan de kook brengen. Als het kookt de pan van het vuur halen en 1 theelepel bakpoeder toevoegen. In een beslagkom de boter, suiker, kaneelpoeder en ei mengen met de mixer. Voeg het zelfrijzend bakmeel toe en als laatste de geraspte wortel. Als dit gemengd is de vijgenpuree toevoegen. Doe alles in de cakevorm of muffinvormpjes en bak af in de oven van 170 °C in 30 minuten. (In muffin vormpjes ongeveer 20 minuten).

Presentatie
Leg een plakje cake op een bordje en leg hier eventueel een toefje demi slagroom naast.

Bevat per portie:
circa 118 kcal.

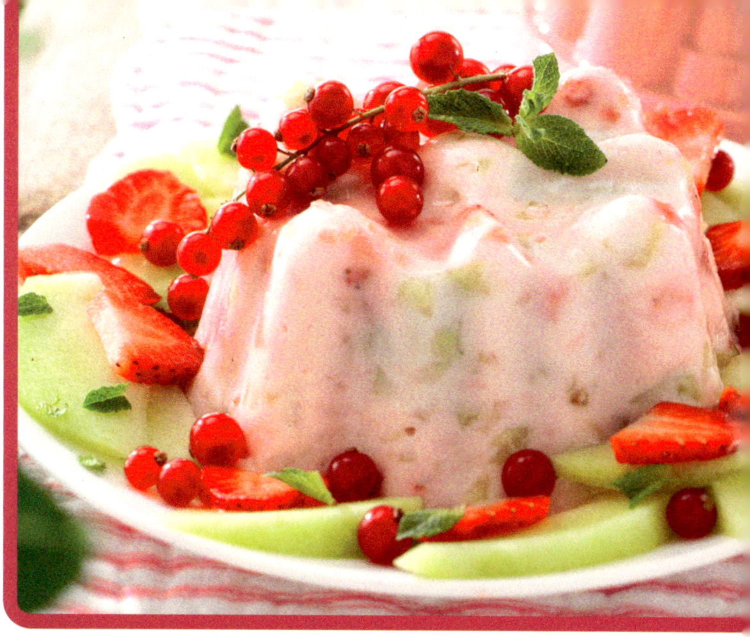

Nagerecht

Dessert van fruit en yoghurt

voor 4 personen

bereiding

Laat de gelatine 5 minuten weken in een schaal koud water. Maak de meloen en het rode fruit schoon en pureer het in een keukenmachine. Giet dan langzaam de Optimel yoghurt erbij. Pers de citroen uit en breng dit met 1/2 dl water aan de kook. Haal van het vuur af en knijp de gelatine uit en vermeng dit met het water. Schep dan het yoghurtmengsel er doorheen en schenk het in de siliconenvorm. Laat het in de koelkast 4 uur opstijven. Serveer het op een mooie schaal opgemaakt met het overgebleven rode fruit.

Bevat per portie:
circa 60 kcal.

ingrediënten

1/2 galiameloen
100 gram rood fruit naar keuze
250 ml Optimel yoghurt
10 blaadjes witte gelatine
1/2 citroen
10 stuks aardbeien, bessen of ander rood fruit om te garneren

Extra
keukenmachine
siliconen puddingvorm

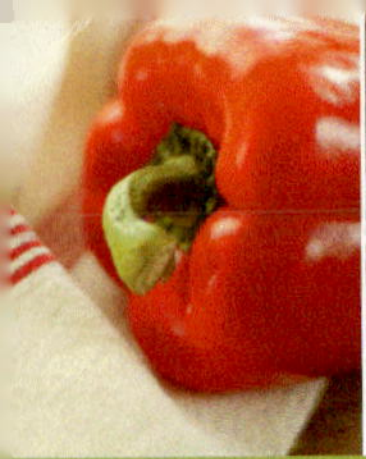
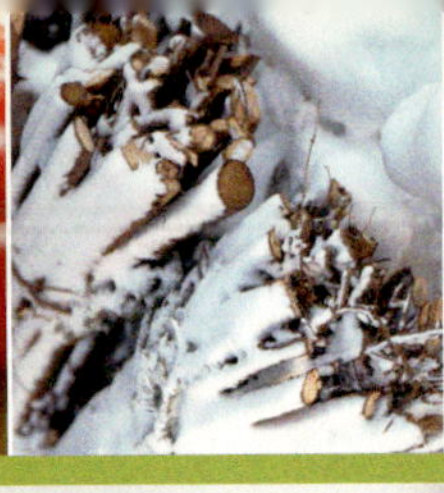
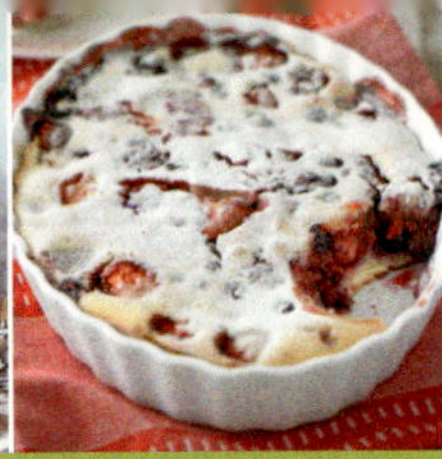
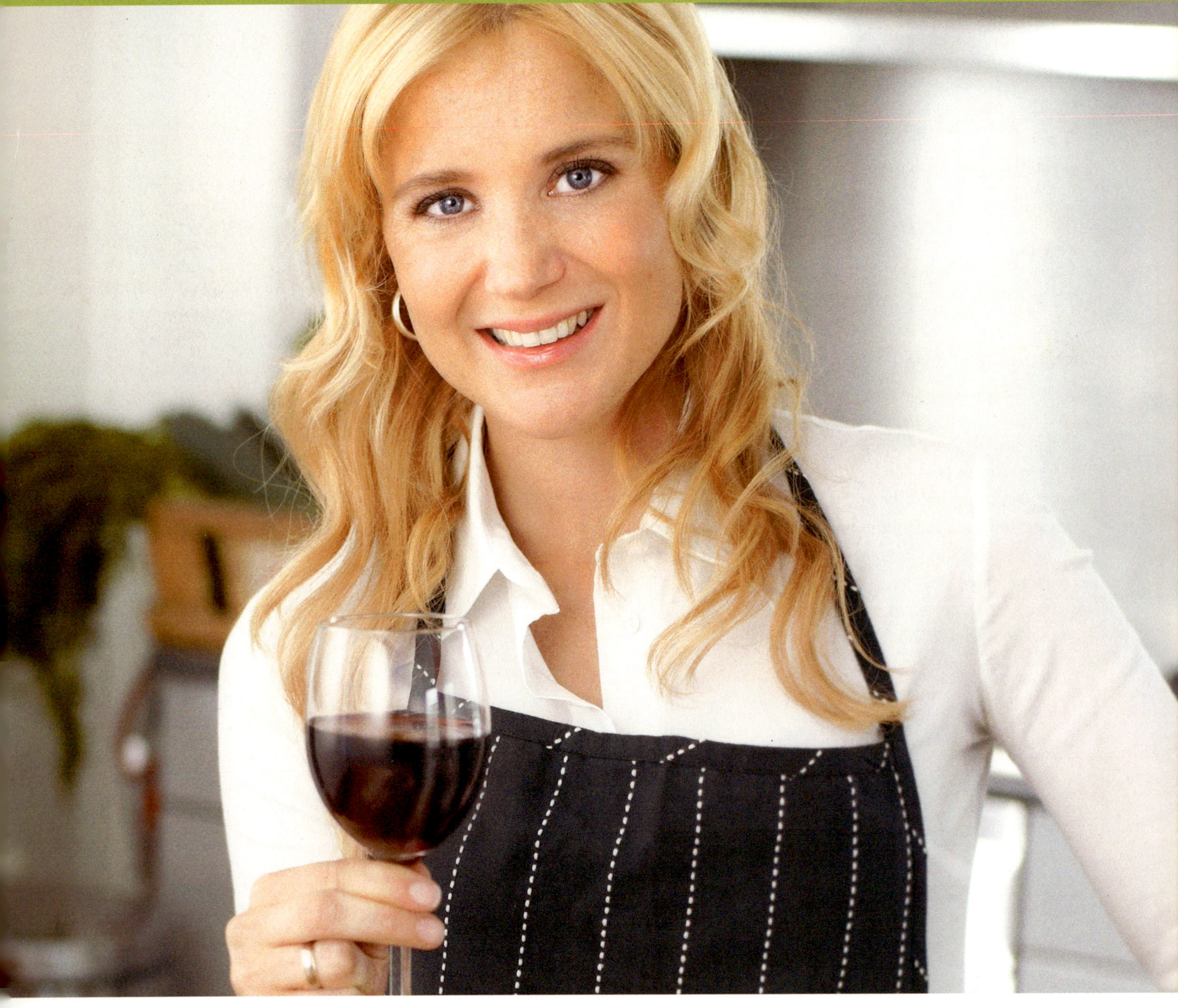

Nawoord

Schrijven is net het fietsen van de Tour de France. De eerste dagen van de tour kun je vergelijken met de eerste weken werken aan mijn boek. De ideeën, de fotoshoots, de ruwe versies, heerlijk!

In de bergetappes wordt alles zwaarder en soms zit alles tegen. Teksten die te lang bleken, andere foto's moesten worden gezocht of mijn recepten wilden niet lukken.

Dan komt het op karakter aan. De gedachte aan de finish houdt me in de race, ondanks zweet, tranen en slapeloze nachten.

De eindstreep in Parijs is voor mij het moment dat het boek in de winkel ligt en ik de enthousiaste reacties van de lezers terug krijg. Dat is voor mij telkens weer een stimulans en het geeft mij nieuwe energie voor een volgend project.

Ik ben heel erg trots op mijn nieuwe boek. En ik bedank iedereen die heeft meegeholpen dit boek tot stand te laten komen. Zonder jullie had ik het niet gered. En natuurlijk mijn speciale dank aan Koen, mijn man, voor zijn aanmoedigingen en het vertrouwen dat hij altijd in me heeft gehad.

Sonja.

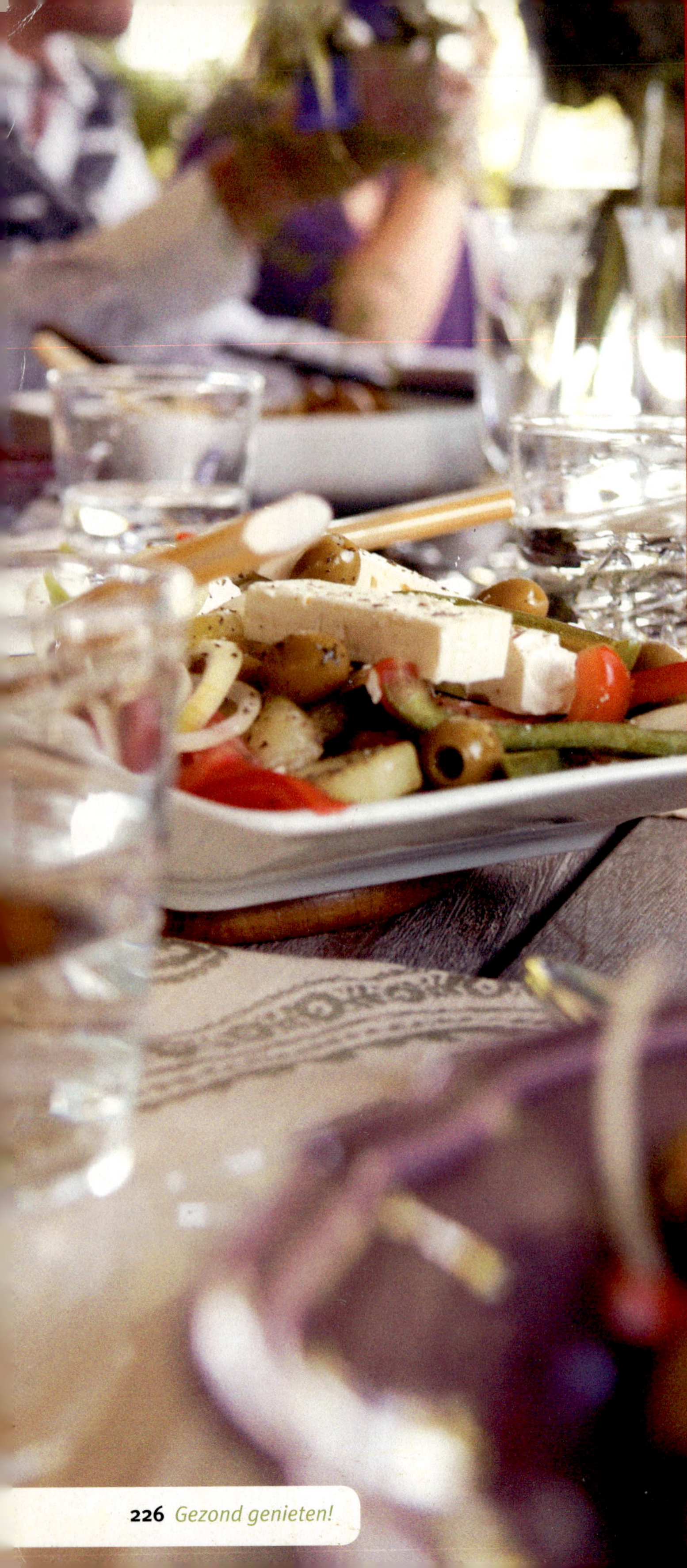

Colofon

Gewichtsconsulente Sonja Bakker
www.sonjabakker.nl

Tekst: Sonja Bakker
Redactie: Jeroen Mei en Jolanda Groot
Eindredactie en coördinatie: Hans Vos
Testpanel: Elke Groot, Marjolein Roodenburg, Carla Nijveld, Ellie Rumping, Danielle Kool, Constanze Kappelman en Katja Kranenburg
Vormgeving: Studio Brouwer, Hoorn
Fotografie: Lieke Heijn en Pim Janswaard - Cameron-studio
Foodstyling: Jacqueline Pietrowski en Sander de Ponti
Visagie: Annelieke Minnee - beautified en Bert Richter
Culinaire bijdrage: Donny Smeets
Drukwerk: Tatra Media
Uitgeverij: uitgeverij De Zonnestraal
www.uitgeverijdezonnestraal.nl

Met speciale dank aan:
De Tuin van Middenmeer
De Best Wijnkopers BV
Niels Meijer voor de bewegingsadviezen
Alle mensen die hun succesverhaal kwijt wilden in mijn boek.

ISBN 978-90-78211-10-5
1e druk
november 2007